LA

LITHOTRITIE

ET LA TAILLE

GUIDE PRATIQUE

POUR LE TRAITEMENT

DE

LA PIERRE

PAR

LE Dr J. CIVIALE

Membre de l'Institut et de l'Académie de Médecine

OUVRAGE ORNÉ DE NOMBREUSES GRAVURES SUR BOIS

PREMIÈRE PARTIE. — LITHOTRITIE.

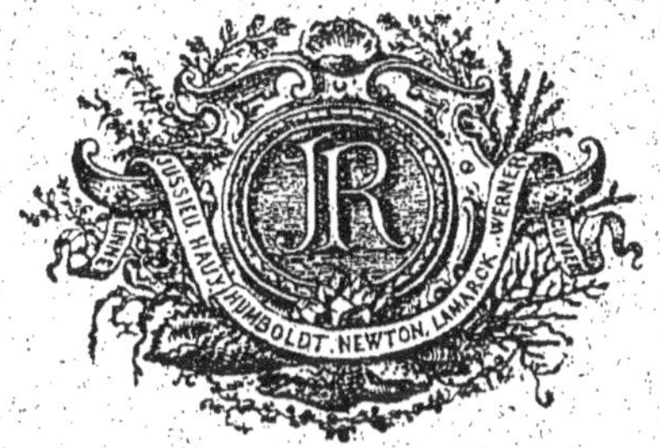

PARIS

J. ROTHSCHILD, ÉDITEUR

Libraire de la Société botanique de France

43, RUE SAINT-ANDRÉ-DES-ARTS, 43

1870

☞ La deuxième Partie (**La Taille**), formant la fin du présent ouvrage, paraîtra en octobre prochain.

LA LITHOTRITIE

ET

LA TAILLE

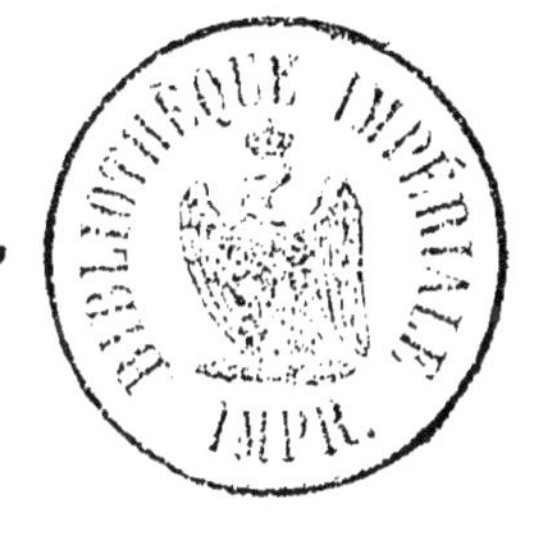

EN VENTE A LA MÊME LIBRAIRIE

LA

LITHOTRITIE

ET LA TAILLE

GUIDE PRATIQUE

POUR LE TRAITEMENT

DE

LA PIERRE

PAR

LE Dr J. CIVIALE

Membre de l'Institut et de l'Académie de Médecine

OUVRAGE ORNÉ DE NOMBREUSES GRAVURES SUR BOIS

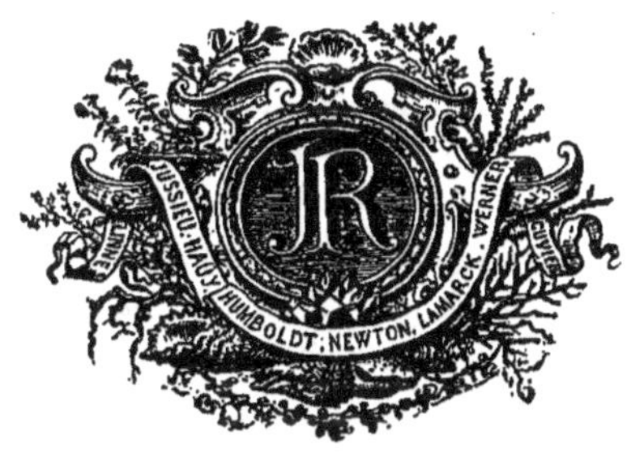

PARIS

J. ROTHSCHILD, ÉDITEUR

Libraire de la Société botanique de France

43, RUE SAINT-ANDRÉ-DES-ARTS, 43

1870

INTRODUCTION

L'étendue de cette introduction se justifie par l'importance des matières qui y sont traitées. En voici le sommaire :

1° Création, dans les hôpitaux de Paris, d'un service spécial pour les maladies des organes urinaires ;

2° Parallèle entre la lithotritie, telle qu'elle est enseignée et appliquée dans le service spécial de l'hôpital Necker, et la même opération, telle qu'on l'enseigne et la pratique dans les cliniques officielles de la Faculté ;

3° Résultats pratiques de la lithotritie dans les cliniques officielles et dans le service spécial ;

4° Exposé succinct des conditions requises pour les opérations qui intéressent les organes génito-urinaires ;

5° Observations sur la spécialité dans l'art de guérir (1).

(1) Les idées fondamentales de cette introduction se trouvent en partie dans le discours par lequel j'ai inauguré mon enseignement clinique à l'hôpital Necker, en prenant possession des nouvelles salles destinées aux calculeux. Paris, 1864. Cet opuscule était précédé de la lettre suivante :

A M. Husson, membre de l'Institut et de l'Académie de médecine, directeur général de l'Assistance publique.

« Monsieur le Directeur,

« En prenant possession des nouvelles salles de l'hôpital Necker, destinées aux maladies des organes urinaires, j'ai examiné, dans une première conférence, les procédés généralement suivis dans les hôpitaux pour le traitement des calculeux par la lithotritie.

« Dans cette appréciation sommaire, quelques chirurgiens ont cru

I

CRÉATION D'UN SERVICE SPÉCIAL POUR LES MALADIES DES ORGANES URINAIRES DANS LES HÔPITAUX DE PARIS.

Personne n'ignore que c'est dans ma pratique particulière que l'art de broyer la pierre dans la vessie fut appliqué pour la pre-

apercevoir des allusions désobligeantes. Un professeur de clinique chirurgicale a même protesté dans une leçon publique.

« De très-courtes explications de ma part ont suffi pour calmer des susceptibilités trop irritables, et j'ai profité de l'occasion qui m'était offerte pour reprendre avec de nouveaux développements des questions importantes sur les divers modes d'application de l'art de broyer la pierre.

« Il en est résulté ce travail que je vous présente, monsieur le directeur, avec la conviction d'avoir fidèlement observé les règles de la discussion scientifique. Vous en jugerez par vous-même et vous apprécierez la portée de mes observations, d'autant plus sûrement que les faits pratiques de la lithotritie, par leur évidence, sont de ceux que l'on peut constater sans avoir des connaissances spéciales.

« Un calculeux est soumis à l'opération de la lithotritie, la pierre est broyée, les débris sont expulsés, les souffrances cessent, la santé revient : autant d'effets que chacun peut voir et apprécier.

« Les suites du traitement diffèrent-elles dans une grande proportion, il est à peu près certain que la pratique n'a pas été de tout point conforme aux préceptes dérivés de l'expérience. Or, ce sont les faits d'expérience qui jugent en définitive les questions de thérapeutique. Vous êtes mieux que tout autre, monsieur le directeur, en position de connaître exactement les résultats de la lithotritie dans les hôpitaux de Paris depuis 1826, époque des premiers essais de la nouvelle méthode dans ces établissements.

« Ces faits, recueillis, analysés, classés, soumis à la loi des grands nombres, pourraient servir utilement à l'appréciation exacte des instruments et des procédés divers qui ont successivement été en usage. En publiant ces faits, monsieur le directeur, vous combleriez une lacune regrettable dans l'histoire de la lithotritie, en même temps que vous fourniriez des éléments de comparaison à la critique impartiale.

« Mais si vous croyez prudent de ne pas les livrer à la publicité, ils suffiront du moins pour éclairer votre conscience. Vous apprécierez alors en toute connaissance la justesse de mes remarques et les raisons qui m'ont fait solliciter l'appui de votre administration, afin d'assurer l'existence du service spécial des calculeux au profit de l'enseignement clinique et de la propagation de la saine méthode. »

mière fois au traitement des calculeux. C'est de la même source que proviennent les principaux faits qui ont assuré à cet art nouveau la place qu'il occupe en chirurgie.

L'administration de l'Assistance publique, toujours préoccupée du soulagement des pauvres et pénétrée de plus en plus de l'utilité de ma méthode, décida, en 1829, que douze lits d'un hôpital seraient mis à ma disposition, dans le but de faire participer les malades indigents aux bienfaits de la lithotritie et de propager la connaissance pratique de cette méthode.

En créant ce nouveau service, l'administration n'a pas eu, ainsi qu'on l'a prétendu depuis, la pensée de faire expérimenter la lithotritie. Cette méthode n'était plus pour moi à la période des essais; mes instruments et mes procédés avaient atteint toute la sûreté et la précision désirables (1); j'avais déjà opéré et guéri 115 malades, parmi lesquels se trouvait le célèbre professeur A. Dubois, une des grandes illustrations de la chirurgie contemporaine.

M. Baffos, chirurgien de l'hôpital Necker, voulut bien céder les douze lits dont l'administration avait besoin pour installer le nouveau service, et j'entrai immédiatement en fonctions.

Depuis 1829, j'ai fait tous mes efforts pour atteindre le but de cette institution tout à la fois chirurgicale et philanthropique; mais j'ai eu souvent à lutter contre plusieurs chirurgiens qui se se sont succédé à l'hôpital Necker et qui, se disant encyclopédistes, ont toujours été, à ce titre, les ennemis nés des spécialités.

Il en est même qui auraient voulu réduire mon service à une application manuelle de la lithotritie. Tout ce qui dans le traitement des calculeux se trouvait en dehors de cette limite semblait devoir leur appartenir. Aller au delà de l'acte mécanique,

(1) Voyez le rapport de Percy et Chaussier en 1824; *Note sur le procédé mis en usage par le docteur Civiale pour extraire la pierre de la vessie sans recourir à l'opération de la taille*, par M. Heurteloup (*Archives générales de médecine*, t. V, p. 150), et le compte rendu de mon ouvrage *De la lithotritie, ou broiement de la pierre dans la vessie*, par M. Velpeau (*Archives générales de médecine*, t. XV, p. 156-160).

c'était enfreindre les règlements; les plaintes à ce sujet se multiplièrent à l'infini (1).

On comprend que je n'aie pas tenu compte de ces exorbitantes prétentions qui auraient mis les malades, l'opération et l'opérateur à la merci de chirurgiens très-persuadés que l'art et l'humanité sont leur bien propre et n'existent que pour eux exclusivement.

Ces prétentions rappelaient celles des médecins du siècle dernier contre les chirurgiens. J'ai dû maintenir intacte mon indépendance d'action, sans me préoccuper du bruit qui se faisait autour de moi. J'ai fait à l'hôpital comme dans la pratique civile; c'est-à-dire que j'ai assumé sur moi toute la responsabilité du traitement, en employant, suivant que je le jugeais opportun, tous les procédés en usage contre les maladies des organes génito-urinaires et tous les moyens propres à en assurer le succès.

Cette ligne de conduite, la seule, à mon sens, compatible avec la dignité d'un chef de service, fut bien jugée par l'administration, qui me continua son bienveillant appui et écarta, toutes les fois qu'elles se produisirent, les plaintes formulées par le mauvais vouloir et la rivalité professionnelle.

C'est donc à travers mille entraves et des tracasseries de tout genre que le service des calculeux a persisté depuis 1830. Plusieurs fois même on a demandé, mais toujours vainement, qu'il fût supprimé (2).

Lors de la catastrophe de février, le premier soin de ceux qui se trouvaient à la tête de l'administration fut d'abolir tous les services spéciaux qui existaient alors dans les hôpitaux de Paris. La plupart tombèrent; mais le premier magistrat de la cité voulut qu'on respectât celui des calculeux.

Après le retour de l'ordre dans le pays, je m'adressai à l'ad-

(1) Voyez mon *Traité pratique et historique de la lithotritie*, Paris, 1847, p. 561 et suiv.

Ce n'est pas seulement à l'administration hospitalière et aux journaux de médecine qu'on s'adressa pour attaquer les services spéciaux; plusieurs chirurgiens des hôpitaux se réunirent pour signer en commun une protestation dans le journal politique *le Siècle* du 6 août 1843. J'ai conservé cette pièce qui est fort curieuse.

(2) Voy. *Traité pratique et historique de la lithotritie*, Paris, 1847, p. 561.

ministration hospitalière afin d'obtenir une nouvelle organisation du service. Ma lettre à M. le directeur général se terminait de la manière suivante :

« Si ces vues, si cette combinaison, ou toute autre que vous jugerez propre à atteindre le but, parviennent, monsieur le directeur, à fixer sérieusement votre attention; si vous attachez, comme personne n'a le droit d'en douter, une grande importance à conserver, à perfectionner une institution créée par vos devanciers, et qui a produit d'heureux résultats, même dans les conditions les plus défavorables; d'un autre côté, si vous tenez compte du mouvement qui se produit, à l'avantage de tous et malgré toutes les résistances, vers le fractionnement et la spécialisation de la pratique chirurgicale, vous n'aurez certainement pas égard à des prétentions et à des réclamations fondées uniquement sur des intérêts individuels; et le service des maladies calculeuses recevra, sous votre bienveillant et philanthropique patronage, le complément d'organisation qui lui manque.

« En résumé, disais-je, il s'agit, monsieur le directeur, de décider si une méthode chirurgicale dont les résultats ont fixé l'attention et obtenu les suffrages de toute l'Europe, sera exposée, faute des moyens de l'enseigner et de l'appliquer, à périr, au grand préjudice de l'art et de l'humanité, dans le pays qui la vit naître; ou si elle recevra de l'administration compétente les moyens qui lui sont indispensables pour se continuer et se perfectionner. C'est à vous, monsieur le directeur, à prendre cette décision.

« De mon côté, vous me trouverez entièrement disposé à consacrer, pendant les quelques années qui peuvent me rester, tous mes soins à remplir vos intentions, à vous aider des lumières de mon expérience, et à transmettre au chirurgien appelé à me succéder tout ce que m'a appris une longue pratique.

« Vous savez, monsieur le directeur, que c'est à titre gratuit que je fais mon service. Mais, d'un côté, ceux qui viendront après moi pourront fort bien ne pas pouvoir suivre mon exemple; d'un autre côté, ne voulant pas léguer à l'administration des hôpitaux une charge, quelque minime qu'elle soit, je vous offre d'établir, avec mes deniers, une rente perpétuelle pour les honoraires du chirurgien chargé du nouveau service; ce sera le complément de mes efforts pour mener à bonne fin la mission qui m'a été confiée.

« Telles sont, monsieur le directeur, les observations qu'il m'a paru utile de placer sous vos yeux; puissent-elles vous convaincre de l'importance que j'attache au succès d'une institution d'utilité publique, destinée à propager dans les temps à venir une découverte que l'Institut de France a déclarée glorieuse pour la chirurgie française et consolante pour l'humanité.

« Agréez, etc. (1). »

Mon projet, favorablement accueilli par la direction de l'Assistance publique, fut présenté d'abord à la commission de surveillance des hôpitaux, puis au conseil municipal de Paris et adopté par ces deux assemblées. Soumis ensuite au ministère de l'intérieur et au conseil d'État, il a reçu leur approbation. Enfin il a obtenu la sanction suprême de l'Empereur. Ces formalités étaient nécessaires par suite de la donation que j'avais faite (2).

(1) Je reproduis ici les conclusions du rapport dont quelques personnes me paraissent avoir oublié les termes :

« De ce qui précède, disait la commission académique, le 22 mars « 1824, et voulant tenir un juste milieu entre l'enthousiasme qui exa-« gère tout, et la prévention contraire qui cherche à tout rabaisser, « nous estimons que la méthode nouvelle proposée par M. le docteur « Civiale, pour détruire la pierre dans la vessie, sans le secours de l'o-« pération de la taille, est également glorieuse pour la chirurgie fran-« çaise, honorable pour son auteur, et consolante pour l'humanité; que « nonobstant l'insuffisance dont elle peut être dans quelques cas, et la « difficulté de l'appliquer dans quelques autres, elle ne peut manquer « de faire époque dans l'art de guérir, qui la regardera comme une « de ses ressources les plus ingénieuses et les plus salutaires; enfin, que « M. Civiale, qui a bien mérité de sa noble profession et de ses sem-« blables, a aussi acquis des droits à l'estime et à la bienveillance de « l'Académie, dans le sein de laquelle la philanthropie a son culte, comme « les sciences y ont leur autel. »

(2) Dans la commission de surveillance se trouvaient quatre médecins et chirurgiens, dont trois, hostiles à la proposition, s'élevèrent contre elle, mais sans succès; elle fut votée à une grande majorité.

Au conseil municipal de la ville de Paris, siégeaient alors deux médecins. C'est à l'examen préalable de ces deux conseillers que fut soumis mon projet. On ne pouvait pas choisir deux commissaires plus compétents; ils étaient médecins tous les deux et tous les deux spécialistes, l'un par succession et l'autre par choix.

Mais, au lieu de soutenir la spécialité et en particulier le service des

Ainsi, grâce au zèle éclairé et aux vues philanthropiques de l'administration des hôpitaux, au concours unanime des hommes éminents qui composent la commission de surveillance et le conseil municipal, grâce à l'intervention de M. le baron Haussmann, préfet de la Seine, qui a donné son puissant appui à l'administration hospitalière contre une opposition systématique, une lacune considérable de l'enseignement et de la pratique de l'art chirurgical se trouve définitivement comblée.

Quelques remarques sur le nouvel établissement et sur la lithotritie pour l'application de laquelle il a été fondé doivent trouver ici leur place.

C'est le 13 janvier 1824 que je fis ma première opération de lithotritie, en présence d'une commission de l'Académie des sciences et de plusieurs chirurgiens de Paris. J'avais déjà consacré six années à l'établissement et au perfectionnement de l'appareil instrumental, à la création du procédé opératoire suivant cette méthode et à un grand nombre d'expériences propres à la rendre applicable à l'homme. Ce qui a surtout prolongé la

calculeux, nos judicieux confrères l'attaquèrent sans ménagement (*), et ils eurent le déplaisir d'être seuls de leur opinion. Ma proposition fut acceptée, et la réorganisation du service des calculeux fut votée.

On a vu se reproduire, au sujet de cette organisation, ce qu'on avait observé à l'Académie des sciences à l'égard de la lithotritie et de son auteur.

Le rapport de 1824, dont je viens de reproduire les conclusions, constate que l'Académie avait favorablement accueilli mes travaux.

Par un revirement d'opinion, Magendie et Dupuytren se séparèrent de leurs collègues et devinrent les adversaires de la lithotritie et de son auteur.

Mais l'art de broyer la pierre, abandonné de ses défenseurs naturels, fut bientôt placé sous le patronage de l'élite de nos savants : Arago, Biot, Cuvier, Dulong, Fourrier, Gay-Lussac, Poisson, Prony, Thenard, etc., émus par le sentiment d'une injuste aggression, prirent notre défense, ils firent ressortir les bienfaits de la nouvelle méthode, et l'Académie entière, s'associant à leurs vœux, nous rendit pleine justice, malgré les efforts de nos adversaires (**).

(*) *Voyez* le rapport de M. Thierry (*Moniteur des hôpitaux,* 30 mars 1858).

(**) *Voyez* sur ce point très-instructif mes *Lettres sur la lithotritie,* de 1827 à 1848, et mon *Traité pratique et historique de la lithotritie*, Paris, 1847, in-8°, avec planches, p. 480 et suiv.

durée de cette période d'essais, ç'a été l'obligation de procéder toujours dans l'inconnu; car tout était à faire. A ce sujet, j'ai publié des détails intéressants pour ceux qui font des découvertes (1).

Ensuite, durant une période pratique de quarante années, le nouvel art a parcouru les phases diverses d'application, d'opposition, de perfectionnement et de succès final que toute découverte doit subir.

Grâce à l'appui qu'il a trouvé, notamment à l'Académie des sciences, et à l'immense amélioration qu'il apportait au traitement de l'affection calculeuse, cet art s'est développé avec une rapidité d'autant plus extraordinaire, qu'en chirurgie les opinions nouvelles s'établissent avec beaucoup de difficulté; chaque résultat tendant à modifier, à agrandir les idées admises étant pour ainsi dire étouffé par les discussions que soulèvent la rivalité, la prévention et la jalousie professionnelle.

Les débats que la lithotritie a fait naître ont eu tout particulièrement ce caractère (2).

(1) *Traité pratique de la lithotritie*, Paris, 1847.

(2) Toute découverte dans les sciences a généralement à souffrir (sans compter les prétentions rivales) de la part de ceux qui ne croient point, parce que leur esprit n'est pas préparé par l'observation du passé, au progrès qui s'effectue, et surtout de ceux qui ne refusent pas de croire parce que l'évidence les y contraint, mais qui ont intérêt à repousser tout projet qui se réalise. Les premiers qui ne savent pas, qui prennent souvent l'inconnu pour l'absurde, ne font en général qu'une opposition passive et silencieuse, et plus ou moins dissimulée; mais les derniers se font remarquer surtout par leur activité dévorante, et, pénétrés de ce principe que l'union fait la force, ils réunissent leurs efforts lorsque chacun en particulier se méfie de ses propres ressources.

La lithotritie, par son apparition soudaine, et surtout à raison de son importance, devait plus que toute autre invention subir de fortes épreuves; elles ne lui ont pas fait défaut.

L'opposition qu'on lui a faite en France s'est produite sous toutes les formes, même sous celle de l'éloge : on y remarque trois périodes, dans chacune desquelles on a procédé d'une manière différente.

Période des insinuations. — Dans la première période (1826), l'opposition s'en prit à la lithotritie et à son auteur; il se forma une coalition active, passionnée, cherchant à ruiner les travaux qui avaient constitué l'art de broyer la pierre, afin de leur en substituer d'autres. On ne s'arrêta pas là.

Croirait-on que des chirurgiens français, oubliant ce sentiment patrio-

Cependant l'innovation est sortie victorieuse des luttes les plus acharnées dont les annales de la science aient conservé le souvenir.

On n'a plus à s'occuper aujourd'hui des préventions rivales ; chacun de ceux qui les élevaient a trouvé sa place.

D'autre part, les discussions bruyantes de l'opposition, de 1835 à 1847, ne paraissent pas devoir se reproduire. Reste la période de mutisme, qui est venue ensuite et dans laquelle l'action remplace la parole. Elle doit seule nous occuper, avec d'autant plus de raison qu'il s'agit de l'application même de la méthode.

tique désigné par Corneille sous le nom de *libéralité envers le pays natal*, ont cherché, dans un intérêt privé, à *dénationaliser* la lithotritie et à faire les honneurs de cette découverte à un pays voisin? Hâtons-nous de dire, toutefois, que plusieurs voix parmi nous se sont élevées avec force contre cette audace incroyable. Et l'une des gloires scientifiques les mieux établies reste acquise à la France. (Voyez mon *Traité pratique de la lithotritie* et mes *Lettres* sur le même sujet, Paris, 1827-1848.)

Je ferai remarquer qu'à l'égard de la méthode elle-même, l'opposition fut d'abord assez modérée. Dupuytren la dirigea avec un art infini ; il ne contestait pas nos succès, mais il cherchait à les amoindrir ; il insistait principalement sur l'impossibilité probable d'extraire de la vessie tous les débris pierreux, argument qu'on a reproduit sous toutes les formes et auquel on a fini par renoncer.

Période d'agitation. — Aux manœuvres habiles de Dupuytren succédèrent les attaques brutales, les manifestations bruyantes qu'il nous suffit d'indiquer ici, les ayant fait connaître dans la *Sixième Lettre sur la lithotritie*. (Voyez aussi les *Comptes rendus de l'Académie de médecine* pour 1847, et le *Journal des progrès*, t. III, p. 60 et suiv. 1835.)

Dans ces débats qui ont affligé tous les hommes sérieux, et que sir Philippe Crampton a justement qualifiés, on ne voulait rien moins que démolir les travaux qui ont édifié l'art de broyer la pierre, et, à défaut de bonnes raisons, on eut recours à la menace contre ceux qui avaient la hardiesse de s'y opposer. La campagne ne fut pas heureuse pour les adversaires de la lithotritie. (Voyez notre *Sixième lettre*.)

Troisième période. — Le but de la troisième période, qu'on peut appeler la période du *mutisme*, n'est pas clairement défini : on ne parle plus depuis 1847, mais on agit. On peut la résumer en disant que c'est une entente cordiale entre quelques chirurgiens encyclopédistes, qui appliquent la nouvelle méthode d'une manière de plus en plus vicieuse, et qui ne paraissent pas s'apercevoir qu'ils finiront par la rendre de plus en plus inacceptable. Il est évident, en effet, que toute opération chirurgicale qu'on fait mal et avec des instruments défec-

On sait qu'en 1824 plusieurs chirurgiens alors en exercice dans les hôpitaux se montrèrent hostiles à a lithotritie; ils voulurent, dit M. Thierry, lui fermer les portes de la science.

Contre des adversaires tout-puissants on ne pouvait rien attendre des protestations de la lithotritie naissante. Il fallait employer des moyens plus propres à mettre la vérité en lumière; je les trouvai dans les résultats pratiques qui ont ici d'autant plus de portée que chacun peut les apprécier. Ainsi les instruments lithotriteurs sont devenus dans mes mains ce qu'est la parole pour d'autres hommes, un moyen de défense.

tueux, ne peut produire que des résultats désastreux, propres à la discréditer.

Nous avons eu notre large part dans les attaques dont on a été si prodigue à l'égard de la nouvelle méthode. C'est ainsi, du reste, que la jalousie et la rivalité professionnelles récompensent les travaux sérieux. Ce procédé, très-sévèrement qualifié par des hommes graves, paraît avoir sa raison d'être dans les dispositions de l'esprit humain.

On a observé, en effet, que, lorsqu'un jeune chirurgien arrive subitement à une réputation solide, qui s'étend et se soutient, ses maîtres de la veille et ses collègues du jour éprouvent un sentiment de déplaisir qui dégénère souvent en passion. La réputation naissante de Vacca empêchait, dit-on, Scarpa de dormir. Or, sous l'influence de ce sentiment, on découvre partout des torts; on n'accepte pas franchement le succès, on exclut le talent et l'on ne voit que le hasard et le bonheur dans les résultats obtenus. Remarque-t-on de la sûreté, de la facilité, de la précision dans les mouvements, on dit que l'homme est ainsi fait, et que c'est son organisation, et l'on ne se doute même pas de tout ce qu'il a fallu de temps, d'exercices et d'expériences pour atteindre le but.

Quant à la lithotritie, elle a moins souffert de ces luttes violentes qu'on n'aurait pu le penser. Ainsi, en 1826, les combinaisons hostiles les plus habiles n'ont pas détourné l'Académie des sciences de lui décerner la récompense réservée aux grandes découvertes. (Voy. *De la lithotritie, ou broiement de la pierre dans la vessie*, 1827, mes *Lettres* sur le même sujet, et le *Parallèle*, 1836.)

En 1832 et 1835 il s'était formé une coalition formidable dans le but de transformer notre pratique et de dénaturer nos faits cliniques. L'opposition dépassa la mesure, et l'art de broyer la pierre n'en fut pas ébranlé. C'est principalement contre les opérations pratiquées à l'hôpital que les adversaires de la lithotritie se soulevèrent avec une extrême violence. (Voyez plus loin l'article *Faits cliniques*.) Ils disaient la méthode et le service entièrement ruinés. Eh bien! le service reçoit aujourd'hui la sanction publique et le complément d'organisation qui lui manquait; les succès de la méthode croissent de jour en jour.

Cependant, témoins des succès toujours croissants que j'obtenais par la nouvelle méthode, les chirurgiens des hôpitaux se décidèrent à l'appliquer dans leur service, mais sans prendre la peine de l'étudier. Habitués à réussir en tout et vite, ils furent très-surpris d'être arrêtés dans cette circonstance; la plupart renoncèrent au projet d'opérer eux-mêmes, et ils prirent le parti de faire appliquer la méthode sous leurs yeux par de jeunes chirurgiens du dehors.

Ces tentatives d'opération, souvent répétées, dans lesquelles on employa toujours des instruments et des procédés autres que les miens, ne furent pas heureuses, et l'on y renonça trop tard pour les malades et pour la méthode (1).

Les premiers essais de ce genre furent faits à l'Hôtel-Dieu en 1826. Dupuytren, voulant expérimenter quelques instruments nouveaux et les perfectionnements qu'on disait avoir faits à mes appareils, appela à sa clinique les auteurs de ces modifications.

Dans ce concours, on s'occupa de *mécanique* plutôt que de *chirurgie*. Les nouveaux instruments furent examinés et adoptés avec un empressement et une confiance dont on ne se rend pas compte. Dupuytren les fit valoir dans les commissions Montyon, il fit accorder des récompenses aux auteurs, et, ce qui est plus extraordinaire, il s'en servit lui-même.

Est-il nécessaire de rappeler que ces nouveaux appareils qui devaient, suivant leurs auteurs, nous faire connaître toute la puissance de l'art pour la destruction des calculs vésicaux, n'ont pas été appliqués utilement et qu'ils sont abandonnés ?

Dans ces *exhibitions* d'apparat, avec le caractère imposant que le grand chirurgien de l'Hôtel-Dieu savait donner à ses actes publics, je vis un danger pour la lithotritie et je le signalai à l'Académie des sciences à la suite du rapport des commissions Montyon pour 1828, 1831, et plus tard dans ma *Quatrième Lettre sur la lithotritie*.

Je regrette d'avoir à dire que Dupuytren ne quitta pas la voie aventureuse dans laquelle il s'était engagé, sans s'apercevoir qu'en encourageant des travaux inutiles et qu'en présentant aux élèves et aux jeunes chirurgiens des moyens autres que ceux dont

(1) Voyez mon premier ouvrage (1827), et mon *Traité pratique et historique de la lithotritie*. Paris, 1847.

la pratique avait prouvé l'utilité, il contribuait à égarer l'opinion publique sur le broiement de la pierre, et qu'en même temps il plaçait dans les mains des jeunes praticiens des instruments par l'emploi desquels il n'ont réussi ni à éviter les désordres, ni à terminer une opération.

Ainsi le célèbre chirurgien de l'Hôtel-Dieu, véritable type du professeur de clinique et plein de génie dans l'exercice de son art, s'est manifestement mépris au sujet de la lithotritie, et ses leçons ont introduit dans l'enseignement et dans la pratique de cette partie de la chirurgie les opinions les plus erronées.

Lorsque les professeurs de clinique chirurgicale actuellement en exercice entrèrent en fonctions, ils suivirent naturellement les traditions de l'école et l'exemple de leur maître. Ils ont continué, depuis, d'exposer aux élèves et d'appliquer aux malades les premiers instruments dont je viens de parler, ou d'autres encore non moins défectueux, auxquels manque surtout l'élément chirurgical, qui sont même imparfaits au point de vue de la construction, et partant impropres à l'opération. Faut-il ajouter que ces mêmes chirurgiens ont adopté l'opinion erronée de ceux qui prétendent que la question capitale de la lithotritie est dans l'élément mécanique, et qu'ils ont mis entièrement de côté les caractères tout particuliers et distinctifs de l'opération elle-même ?

Ces faits sont fâcheux ; mais je devais les rappeler parce qu'ils sont les points de départ et les principales sources tant des fausses doctrines qu'on a répandues sur l'art de broyer la pierre, que d'une suite de méprises de pratique, acceptées sans méfiance, et qui, fidèlement transmises par la tradition, ont conduit un trop grand nombre de chirurgiens distingués, et même des plus haut placés dans l'enseignement et l'exercice de l'art, à confondre les instruments et les procédés utiles avec ceux qui ne le sont pas, et à se persuader que les applications de la nouvelle méthode sont effectuées partout de la même manière. Erreur grave dont les malades et la méthode subissent encore les fâcheuses conséquences.

Il y a plusieurs manières de traiter les calculeux par la lithotritie. Je dois, dans le double intérêt de l'enseignement et de la pratique de cette opération, mettre en lumière les principaux traits qui les différencient.

II

DE LA LITHOTRITIE TELLE QU'ON LA PRATIQUE DANS LE SERVICE DES CALCULEUX, COMPARÉE A CELLE QU'ON ENSEIGNE A LA FACULTÉ ET QU'ON APPLIQUE DANS LES HÔPITAUX DE PARIS.

Un professeur de la Faculté de médecine ayant déclaré à l'Académie « *que la chirurgie est une république où chacun est libre de penser et d'agir comme il l'entend* », quelques personnes ont paru croire qu'on n'avait pas le droit d'examiner l'exercice de son voisin. Il y a toutefois une distinction à établir.

Lorsqu'un chirurgien, pressé par l'intérêt qu'excite toujours une découverte chirurgicale, s'en occupe pour lui-même et pour les besoins de sa clientèle particulière, c'est un acte de la vie privée ; il n'y a pas lieu d'intervenir.

Telle n'est pas la position que mes confrères ont prise vis-à-vis de la lithotritie. Ils ont des services publics ; ils instruisent des élèves oralement et par écrit ; ils parlent de leur pratique ; ils se posent en juges souverains dans les questions relatives à l'art de broyer la pierre; quelques-uns vont même jusqu'à dénier aux chirurgiens spécialistes le droit de régler leurs propres affaires. Eh bien, dans ces circonstances, l'examen est un droit et même un devoir.

J'ai, comme chacun sait, acquis une certaine expérience dans le traitement des calculeux. Sans aller au delà de ce qu'ont fait dans tous les temps les hommes les plus réfléchis dans les sciences appliquées, je puis me servir des données de cette expérience pour apprécier tel ou tel point de théorie ou de pratique chirurgicale, et en particulier pour examiner si les instruments dont on se sert dans les cliniques officielles, si les règles qu'on y enseigne, si les applications qu'on y fait de la méthode au traitement des malades, sont toujours conformes à ce que nous savons sur l'art de broyer la pierre. C'est la même que j'ai faite à l'Académie de médecine, en 1847 (1), et ce que je me propose de continuer dans mes conférences cliniques, avec d'autant plus de raison qu'il s'agit spécialement aujourd'hui des applications de la méthode. Toute-

(1) Voy. *Sixième Lettre sur la lithotritie.*

fois, je me bornerai pour le moment à présenter quelques remarques sommaires (1).

Moyens d'action.

Tous les chirurgiens savent qu'on a proposé de nombreux instruments pour briser les calculs dans la vessie, et qu'il en reste encore dans la pratique plusieurs dont l'utilité est contestable. Cette question d'instrument est pleine d'intérêt, et comme elle est devenue la source de tant d'erreurs et de commentaires inexacts, il me paraît nécessaire de la remettre à l'étude (2).

(1) En combattant les fausses doctrines, je n'ai garde de mal penser de ceux dont je discute les opinions, et moins encore de leur garder rancune. Tout compte fait, ils ont droit à ma reconnaissance. En réalité, ils ont contribué au succès de ma cause. En contestant mes travaux, ils ont contribué à les faire miens; en contestant mes succès, ils m'ont obligé de les défendre, et finalement mes succès ont reçu de la consistance et de l'éclat; mes contradicteurs ont fait ma force en me fournissant l'occasion d'assurer mes droits.

Si j'ai repoussé quelques attaques personnelles, c'est uniquement parce qu'elles pouvaient atteindre la lithotritie. (Voyez l'Introduction à mon *Traité pratique sur les maladies des organes génito-urinaires*, 3e édition.)

(2) Je m'empresse de faire remarquer qu'au début de la lithotritie il n'était pas aussi facile qu'on pourrait le croire d'être fixé sur la valeur réelle des instruments lithotriteurs. Rappelons que nos chirurgiens les plus éminents, Boyer, Dupuytren, Larrey, Roux, etc., furent chargés successivement d'apprécier les principaux moyens présentés à l'Académie des sciences pour le prix Montyon. Eh bien, ces grands praticiens, avec une mission spéciale de l'Académie, ayant tout vu par eux-mêmes, expérimenté ou fait expérimenter sous leur habile direction les instruments qu'on proposait et qu'ils avaient sous les yeux, se sont trompés au point de prendre sous leur patronage et de recommander aux praticiens, sous le couvert de l'Académie, des appareils et des procédés tellement imparfaits, en réalité, qu'aucun n'est resté dans la pratique. Plusieurs circonstances ont concouru à produire l'erreur. D'abord les instruments et les procédés étaient présentés comme des perfectionnements de ceux qui existaient déjà, et l'on eut recours à toute sorte d'expédients afin de dissimuler les difficultés de la manœuvre et l'imperfection des moyens.

D'autre part, les juges n'avaient pour eux que des notions théoriques insuffisantes, et ils purent croire que l'art tout entier était constitué par les instruments qu'ils avaient sous les yeux.

Après ces regrettables méprises, qui ont eu la plus funeste influence sur le développement de la lithotritie, on comprend que les premiers

Grâce aux nombreuses opérations que j'ai faites et aux améliorations successives que l'expérience m'a suggérées, je me suis trouvé en position de donner aux instruments dont je me sers toute la précision et la sûreté désirables. J'a même été assez heureux, dans un grand nombre de cas graves et exceptionnels, pour donner à ces instruments des dispositions particulières qui ont permis de les appliquer plus utilement.

Mes principaux instruments sont : le trilabe et ses accessoires ; le lithoclaste à mors plats et à écrou brisé ; le lithoclaste explora-

chirurgiens qui sont venus après ces grands maîtres aient pu se méprendre à leur tour, et il fallait que la méprise fût inévitable, puisqu'elle a été commise par les praticiens les plus éclairés, ce que constatent les dernières décisions des commissions Montyon. (Voyez la *Gazette médicale*, 1859.) Il suffit d'ailleurs de jeter les yeux sur les traités élémentaires de chirurgie et de médecine opératoire les plus répandus dans l'enseignement professionnel. On y trouve une exposition confuse des instruments et des procédés de la lithotritie, sans critique, sans distinction de ce qui est utile et de ce qui ne l'est pas. Pour paraître complets, les auteurs ont ramassé tout ce qui a passé par l'esprit de quelques théoriciens aventureux ; ils ont arrangé, coordonné, classé tout cela en méthodes, procédés, appareils, auxquels ils ont accolé des noms propres. Avec ces éléments hétérogènes, les plus habiles sont parvenus à faire un tout plus ou moins régulier, quant à la forme ; mais au fond, ce n'est qu'un amas confus, incohérent, dans lequel les auteurs se sont placés en dehors des usages établis pour l'étude et l'exposition des procédés chirurgicaux. Ce sont ces exposés qu'on place sous les yeux des élèves.

On a suivi la même voie à l'égard des documents historiques. Les actes officiels eux-mêmes sont reproduits dans les ouvrages, non tels qu'ils sont en réalité, mais tels que la rivalité professionnelle les a arrangés pour le besoin de sa cause. On ne trouverait certainement pas un semblable pêle-mêle dans les anciens traités de chirurgie. (Voy. ma *Cinquième lettre.*)

Ce sont ces erreurs, très-involontaires, assurément, que je me suis attaché à combattre, sans me dissimuler qu'il est toujours difficile de détruire des habitudes de longue date et des préjugés enracinés.

J'ai longtemps espéré qu'on tiendrait à la fin compte de mes observations pratiques exposées à plusieurs reprises dans le *Parallèle des divers moyens de traiter les calculeux*, Paris, 1836 ; le *Traité pratique et historique de la lithotritie*, Paris, 1847 ; et pendant la discussion de l'Académie, en 1847, sur l'imperfection des moyens et des procédés adoptés dans la pratique générale. (*Bulletin de l'Académie de médecine*, 1846-1847, t. XII ; 1847-1848, t. XIII.) Je pensais, d'ailleurs, que les auteurs principaux, chefs de service dans les hôpitaux, n'étant plus disposés à apprendre, ainsi que le disait l'un d'eux à l'Académie de mé-

teur et, accidentellement, le forceps fenêtré. Je les ai fait connaître, je les démontre chaque année aux chirurgiens et aux élèves qui assistent à mes conférences, et je m'en sers tous les jours dans mes opérations.

Je viens de dire que ces moyens ne sont pas ceux qu'on emploie communément dans les hôpitaux de Paris. J'ai suivi avec soin, depuis 1824, ce qui s'est passé dans les services publics au sujet du broiement de la pierre, et je n'ai pas appris qu'une seule opération de lithotritie y ait été pratiquée, sans qu'au préalable on

decine, inspireraient à leurs successeurs le soin d'étudier avec plus d'utilité, d'appliquer avec plus de régularité et, partant, plus de succès, une méthode dont, à leur insu, ils ont failli compromettre les destinées.

Dès lors on se serait borné à substituer, dans les traités élémentaires de chirurgie, les résultats de ces études sérieuses aux théories erronées qui s'y trouvent, et à adopter dans la pratique générale les instruments et les procédés dont l'expérience a prouvé l'utilité. Or, qu'on le remarque bien, je demandais cette substitution dans l'intérêt de l'enseignement et de la pratique de l'art, des malades comme des chirurgiens, et dans le but tout particulier de vulgariser la lithotritie.

Je ne saurais trop le répéter, il s'agit ici de questions qui intéressent les opérateurs eux-mêmes. Le plus grand malheur qui puisse atteindre un chirurgien dont les opinions font autorité, c'est de répandre par la voie de l'enseignement des doctrines et des préceptes erronés, dont les malades doivent payer de leur vie, après avoir payé de leur bourse, les fausses applications qu'on en fait à la thérapeutique.

A mon grand regret, cet espoir ne s'est pas réalisé; au lieu de tenir note de mes observations, de reconnaître franchement qu'ils s'étaient trompés, ces savants professeurs se sont contentés de reproduire quelques phrases explicatives, sans portée, et dont l'urbanité et le bon goût n'ont pas toujours dicté les termes.

En de telles circonstances, et par suite de la persistance avec laquelle on reproduit des erreurs cent fois signalées, je ne puis me dispenser de rappeler le triste spectacle que donne à tous les yeux l'élite des chirurgiens d'un grand pays dans la pratique d'une opération chirurgicale aussi importante. Ils repoussent systématiquement les instruments et les procédés dont je me sers, par l'emploi desquels cette opération a été établie et se soutient; tandis qu'ils continuent, depuis bientôt quarante années, d'exposer aux élèves et d'appliquer aux malades d'autres moyens et d'autres procédés qui n'ont pas l'expérience pour eux, dont l'emploi n'a réussi que par exception, et qui produisent d'ordinaire des désordres tellement graves que les opérés et les opérateurs en sont effrayés. Il y a là quelque chose d'inouï. Il faut que la lumière se fasse.

D'autre part, ces mêmes chirurgiens tiennent essentiellement à passer

ait changé quelque chose soit aux instruments, soit à la manière de les appliquer.

Ces changements ont pu paraître utiles parce qu'on a isolé la mécanique de la chirurgie et la théorie de la pratique ; mais ils n'ont pu supporter l'épreuve de l'expérience, et ils sont devenus les principaux éléments de la manière irrégulière d'opérer adoptée par nos confrères (1).

Préliminaires de l'opération.

Chacun comprend qu'un chirurgien qui se propose de broyer la pierre doit, avant d'agir sur l'homme, se livrer à des études spéciales, à des expériences répétées sur le cadavre et les animaux vivants, afin de se préparer, d'exercer ses sens, de se familiariser avec les divers temps de la manœuvre. Je reviendrai sur ce sujet. Relativement au volume, au nombre, à la dureté des pierres, aux dispositions de la vessie et de ses annexes, à la manière dont elle supportera le contact des instruments et à l'état général du malade, on arrive, par des observations suivies et des exercices préliminaires, à apprendre tout ce qu'il faut savoir

pour bien faire la lithotritie. Ils déclarent eux-mêmes (voy. *Sixième Lettre*) qu'ils se sont instruits par la théorie et par l'expérience, qu'ils protégent cette méthode et qu'ils ont concouru à *la défendre*.

Lorsque mon projet de réorganiser le service des calculeux fut connu à la Faculté, on s'imagina que cette mesure ferait supposer au public que la lithotritie n'était pas familière aux chirurgiens chargés de l'enseignement. On se révolta contre cette idée, au point qu'il y eut une petite émeute dans l'enceinte de l'école. Plus tard, l'un des professeurs de la Faculté déclarait à l'Académie que la nouvelle méthode de traiter les calculeux était *connue et appliquée dans tous les hôpitaux, à l'instar des autres opérations de la chirurgie*. Ce sont ses expressions.

Dans cette position exceptionnelle, ces chirurgiens auraient mieux fait assurément de s'abstenir, comme praticiens et comme professeurs, et d'imiter, en tout ce qui concerne l'art de broyer la pierre, la prudente réserve de Boyer, de Dubois, de Lisfranc et de beaucoup d'autres, qui ont apprécié la lithotritie, mais sans l'enseigner et sans l'appliquer. Les malades, les élèves, la méthode et les opérateurs eux-mêmes, tout le monde y aurait gagné, et je ne serais pas aujourd'hui dans la pénible nécessité de rappeler des faits regrettables pour l'humanité et pour la profession.

(1) Voy. *Traité pratique et historique de la lithotritie*, Paris, 1847, et *Parallèle des divers moyens de traiter les calculeux*, Paris, 1836.

pour pratiquer la lithotritie avec régularité, et sans faire subir aux premiers calculeux qu'on traite d'atroces douleurs qui sont inévitables lorsque le chirurgien fait l'opération sans s'y être préparé.

D'autre part, je ne saurais aller trop loin en disant que, grâce au traitement préparatoire qui est institué et qui rend la manœuvre très-supportable, grâce aux explorations préalables qui assurent le diagnostic, et à la distinction des cas, le chirurgien procède avec aisance et sûreté, et conformément aux exigences de la pratique, à l'introduction des instruments, à la préhension et au morcellement de la pierre, à l'extraction des débris. Faut-il répéter que sur tous ces points l'art est en possession de moyens éprouvés et de règles nettement tracées ? Il suffit d'opérer avec lenteur et ménagement, d'abréger et d'éloigner les séances, et de bannir de la pratique tout mouvement empreint de violence, pour écarter les accidents et assurer le succès de l'opération. Ce sont là des faits acquis.

Pourquoi faut-il que cette manière de procéder, qui a pour elle la théorie, l'assentiment des grands praticiens et une longue expérience, ne se soit pas généralisée ?

Pourquoi tant de chirurgiens habiles, chefs de service dans nos hôpitaux, se croient-ils dispensés, au sujet de la lithotritie, de ces soins préliminaires qui sont de la plus grande importance, et des précautions dont ils font eux-mêmes un précepte pour les autres opérations chirurgicales ? Ne dirait-on pas qu'ils ont voulu se créer une pratique tout exceptionnelle pour le broiement des pierres dans la vessie !

Ainsi toutes les fois qu'ils traitent un calculeux, ils ne se font pas scrupule de prendre le premier instrument qui leur tombe sous la main, et ils mettent ostensiblement de côté tout ce qui peut faciliter l'opération et en assurer le résultat (1).

Tous les praticiens savent qu'il est prescrit en chirurgie de préparer le malade, d'étudier les indications et les contre-indications de l'opération, d'établir un diagnostic complet, de distinguer les cas et d'être fixé d'avance sur les points principaux de la manœuvre opératoire. Or, ces règles sont méconnues par beaucoup de ceux qui appliquent la lithotritie dans les hôpitaux.

(1) Voy. ma *Sixième Lettre.*

On en voit qui opèrent d'emblée, aussitôt qu'ils ont reconnu le calcul, et avec les seuls indices, toujours insuffisants, que fournit le cathétérisme ordinaire ; par conséquent, sans connaître le volume, la dureté de la pierre, les dispositions accidentelles de la surface vésicale, sans savoir comment cette surface supportera le contact des instruments. Je n'exagère point, j'expose ce que chacun a vu et peut voir dans les hôpitaux (1).

Les mêmes remarques s'appliquent aux divers temps de la manœuvre.

Introduction des instruments.

Pour introduire un instrument courbe dans la vessie, c'est une loi de tenir la partie courbe ou coudée de cet instrument dans la direction de l'urèthre et de le pousser lentement et sans secousses. Avec ces précautions, un chirurgien prudent et exercé réussit toujours à pénétrer dans la vessie sans produire de froissement, de tiraillements douloureux à la surface du canal ; aussi n'observe-t-on pas de réaction à la suite de ces introductions régulières, qui sont généralement faciles.

Presque tous les chirurgiens de l'école encyclopédique qui s'occupent de lithotritie procèdent d'une manière différente : ils prennent un forceps comme on prend une sonde, et l'introduisent dans la vessie d'*après les règles du cathétérisme ordinaire.*

La façon de procéder et le précepte peuvent paraître incroyables, eu égard aux prétentions qu'on affiche de savoir parfaitement et d'enseigner méthodiquement l'art de broyer la pierre. Cette règle est pourtant extraite littéralement des traités élémentaires et classiques de pathologie, de chirurgie, de médecine opératoire. Or, on ne doit point perdre de vue qu'en opérant conformément aux enseignements de nos confrères, on violente l'urèthre, on le meurtrit, on le lacère même, pour peu qu'on ait recours à la force, ce qui n'est pas rare. N'est-ce pas là la cause

(1) Ce n'est pas seulement dans les hôpitaux qu'on procède de cette manière à l'application de la lithotritie. Les doctrines erronées sorties de l'école de Paris se sont propagées en province et à l'étranger, et l'on connaît un grand nombre de chirurgiens qui emploient des instruments défectueux et opèrent sans traitement préalable et sans s'être préparés eux-mêmes à la manœuvre. Ils comptent sur le *flambeau de l'anatomie* et sur l'*action des anesthésiques*.

de la sensation de déchirure très-pénible qu'éprouvent les calculeux soumis à ces opérations ? N'est-ce pas là la principale cause des désordres constatés par les nécropsies?

En restant dans les limites que la prudence prescrit, un chirurgien, même très-habile, peut ne pas réussir, ainsi qu'on l'a vu dernièrement à l'Hôtel-Dieu, à pénétrer dans la vessie, lorsque le canal de l'urèthre et le col de la vessie ont été violentés par de fausses manœuvres.

Toutes choses égales d'ailleurs, les instruments coudés sont ceux qui pénètrent avec le plus de difficulté et qui provoquent le plus d'accidents, chose facile à comprendre. Il n'en est pas moins avéré que des chirurgiens distingués donnent la préférence à ces instruments.

Préhension de la pierre.

Tous les chirurgiens qui ont pratiqué la lithotritie savent que la manœuvre pour saisir la pierre dans la vessie est la partie la plus difficile et la plus douloureuse de l'opération, celle qui provoque le plus d'accidents et expose aux plus graves méprises. Aussi, c'est sur cette partie de la manœuvre que s'est surtout portée l'attention de ceux qui s'occupent sérieusement de la nouvelle méthode au double point de vue de la pratique et de l'enseignement.

Eh bien, les chirurgiens dont je combats les doctrines l'ont à peine indiquée dans les traités élémentaires. Je citerai, notamment, celui de MM. Nélaton et Jamain, qui n'a paru qu'en 1858, par conséquent à une époque où la lithotritie était constituée depuis longtemps. Il n'était plus permis alors d'ignorer un point fondamental de son application ; cependant ces chirurgiens distingués se sont bornés à un petit nombre d'indications très-générales, qui ne sont pas toujours exactes, et d'ailleurs toutes impropres à diriger le jeune praticien.

Durée des séances.

Depuis quarante ans je recommande d'abréger les séances de lithotritie et de les séparer par des intervalles convenables.

Il est rare que je tienne le malade plus de cinq minutes sur le lit de douleur. Dans les cas graves, je retire le lithoclaste au bout de deux ou trois minutes : c'est à cette limite que j'ai été conduit définitivement par ma longue pratique. Ce procédé des courtes séances, dont on a fait honneur à l'un de nos confrères, a été blâmé par les uns et adopté par le plus grand nombre de ceux qui pratiquent la lithotritie. S. B. Brodie déclare que les longues séances ne sont applicables que sur le cadavre. Et, de fait, c'est en abrégeant les séances qu'on prévient cette suite de réactions et de désordres qu'on observe dans la pratique générale.

Cependant quelques praticiens n'ont tenu compte ni de mes nombreuses observations, ni des résultats de l'expérience, et l'on revient de nos jours aux longues séances de lithotritie. M. le professeur Velpeau présentait récemment à l'Académie, en termes très-élogieux, un ouvrage dans lequel on considère comme un perfectionnement de l'art la possibilité de terminer l'opération en une fois. M. le professeur Jobert prescrit de prolonger les séances.

Le cas suivant, récemment observé, est digne d'attention.

Un calculeux adulte s'adresse à un chirurgien habile qui a adopté mes principes. Il fait choix de la lithotritie. La première séance est courte, satisfaisante quant au résultat, et bien supportée. A la deuxième séance, les choses se passent toujours bien, et si bien que l'opérateur croit pouvoir s'écarter de la règle et faire une chose utile en prolongeant la manœuvre dans la troisième séance. Mais il se manifeste quelques heures après une réaction qu'on ne parvient point à maîtriser. Pendant quelques jours les souffrances et les angoisses sont telles, qu'on juge la taille nécessaire : mais on ne réussit pas à sauver le malade. Et voilà à quoi tient la vie d'un homme !

Ce qu'on a observé ici se produit d'ordinaire avec quelques variantes toutes les fois qu'on procède de même ; on espère abréger la durée du traitement, et l'on en compromet le résultat ; on croit perfectionner l'art, et l'on augmente les chances de danger.

Les praticiens qui suivent cette mauvaise méthode sont uniquement responsables des résultats qu'ils obtiennent.

Injection à la fin de la séance.

Presque toujours, à la fin de la séance, je fais une ou plusieurs injections au moyen d'une sonde volumineuse et à grands yeux ;

c'est un procédé que j'emploie utilement depuis le début de ma pratique, et qui a été adopté par un grand nombre d'autres chirurgiens. En général, ces injections produisent peu de douleur; on y a utilement recours dans les cas de contractilité exagérée de la vessie, surtout lorsqu'on a pulvérisé une portion considérable du calcul. Les débris sont expulsés en partie avec l'injection, et l'on a moins à craindre leur accumulation dans le canal.

Lorsque la vessie est paralysée, ou simplement inerte, c'est par les injections réitérées qu'on entraîne la poudre et les gros détritus de la pierre. Dans ce cas, le malade se tient debout pour les injections.

On ne croirait pas à la possibilité de commettre des méprises en procédant à ces injections, et cependant des erreurs graves ont été souvent commises.

Pour empêcher que le rebord des yeux de la sonde ne fatigue le canal, il est prescrit de placer dans cette sonde une grosse bougie molle ou un gros stylet de baleine, qu'on retire ensuite. Après l'injection, de grandes précautions doivent être prises : d'abord replacer la bougie ou le stylet, et, au moment où la sonde franchit le col vésical, tirer dessus avec lenteur, s'arrêter à la moindre résistance, et consulter les sensations du malade. Si la sonde est retenue, et surtout s'il y a de la douleur, on doit craindre qu'un fragment ne fasse saillie hors des yeux ; sans aller plus loin, on retire alors la bougie ou le stylet, on pousse avec force une petite injection d'eau dans la vessie, et en introduisant le stylet on s'assure, par une marque placée sur la tige, qu'il arrive jusqu'au bout de la sonde ; on retire ensuite celle-ci, et l'opération est terminée.

Ces règles de la pratique usuelle n'ont pas été observées par la plupart de ceux qui enseignent l'art de broyer la pierre ; ils en parlent à peine. Il en est même qui, ne tenant compte ni de la résistance, ni de la douleur du malade, tirent hardiment sur la sonde évacuative. S'ils rencontrent des obstacles, ils proportionnent la force de traction au degré de la résistance, et finalement la sonde est retirée. Des fragments de pierre faisant saillie au dehors ont labouré, déchiré l'urèthre, et la réaction est si grande, que la mort du malade en est souvent la suite.

Il y a là une grossière faute.

Exploration finale.

Les explorations par lesquelles on constate la guérison, différentes de celles qui précèdent l'opération, constituent une partie essentielle du traitement ; et je puis dire, relativement à ces explorations, que les moyens dont l'art dispose et la manière de les appliquer ont atteint une grande perfection. Il suffit de rappeler les succès obtenus dans la recherche et l'extraction des corps étrangers accidentellement introduits dans la vessie. Elle est tombée enfin cette accusation banale contre la lithotritie, de laisser des fragments pierreux dans la cavité vésicale.

Ce n'est pas sans un sentiment pénible qu'on voit cette partie essentielle de la lithotritie entièrement négligée dans les cliniques officielles. Quelques-uns, il est vrai, explorent avec la sonde, comme le faisait Dupuytren ; d'autres ont recours au forceps fermé. Mais tous ont laissé des fragments dans la vessie. En procédant comme on le fait, et par les moyens généralement adoptés, cela doit être.

Tous les ans je reçois dans mon service des malades dans la vessie desquels on avait laissé des portions de pierre.

Dans un voyage que j'ai fait à Londres, j'ai terminé dans la pratique d'un confrère trois opérations qu'il n'avait pu parachever avec son *lithotrity-forceps*. Eh bien, à Londres comme à Paris, au moyen du trilabe, ou du lithoclaste explorateur, je procède à ces explorations avec autant de facilité que de promptitude.

Citons maintenant quelques faits empruntés aux cliniques officielles.

I. — LA LITHOTRITIE A L'HÔTEL-DIEU.

Le cas suivant, dont un professeur de clinique chirurgicale a fait publier les détails dans la *Gazette des hôpitaux*, donnera une idée du procédé généralement suivi dans son service.

Un homme de cinquante-trois ans, admis à l'Hôtel-Dieu le 9 décembre 1857, fut sondé le lendemain et lithotritié le jour suivant. Il s'agissait d'un calcul peu volumineux dans une vessie peu irritable, bien qu'il y eût un peu de catarrhe. La pierre était friable, le cas était simple : la manœuvre devait être facile. La pierre fut morcelée avec un instrument fenêtré et à pignon.

Le lendemain, le catarrhe vésical avait empiré : les urines, légèrement foncées, étaient plus chargées de mucus, de muco-pus. Le malade rendit quelques fragments dont l'expulsion occasionna de vives douleurs.

Le 19, on pense que le malade est en état d'être opéré de nouveau. On procède à la deuxième séance ; mais le forceps ne peut pénétrer jusque dans l'intérieur de la vessie. On ne découvre cependant rien d'anomal dans la vessie ni dans la partie profonde de l'urèthre ; le malade est dans une agitation très-manifeste ; les muscles de l'urèthre sont visiblement contractés.

L'opérateur reconnaît alors qu'il est en présence d'un spasme de l'urèthre ; il s'arrête, et, au bout de quelques minutes, il fait une injection narcotico-émolliente, et bientôt après le malade peut supporter l'opération.

La cuvette du lithotriteur fut retirée complétement chargée de débris pierreux ; il survint de vives douleurs aux lombes et à l'hypogastre ; on les calma au moyen des opiacés.

Le 24, nouvelle séance, mêmes difficultés pour introduire le lithotriteur, qui ne put pénétrer complétement. Cette fois, le doigt introduit dans le rectum fait reconnaître la présence d'un fragment à l'entrée du col de la vessie. A cet endroit, l'instrument produit un bruit qui résulte évidemment du choc d'un objet solide sur un autre objet de la même espèce.

La pression qu'on exerce en cet endroit avec l'instrument est très-douloureuse, et le malade éprouve une sensation de déchirement très-pénible.

Après des tentavives diverses, on finit par repousser le calcul dans le bas-fond de la vessie, et l'opération fut heureusement terminée.

Remarques sur cette observation.

Le cas est simple, l'opérateur le reconnaît, et ce qui le prouve, d'ailleurs, c'est que tout s'est passé dans la première séance, comme à l'ordinaire chez les malades favorablement placés ; par conséquent l'opération devait être facile et sans accidents.

Cependant il survint tout aussitôt, et par le fait même de la première manœuvre, la série de désordres énumérés ci-dessus, et dont il importe de rechercher la cause, d'autant plus qu'ils ne se présentent que dans les cas graves et compliqués.

1° Rappelons que le malade, entré le 9 décembre dans le service, fut sondé le 10 et opéré le 11 ; il n'y eut donc pas, contre la règle, de préparation locale. Le chirurgien s'étant décidé à opérer sur les seuls indices que lui fournissait la sonde, indices toujours insuffisants, s'est trouvé dans l'impossibilité d'établir un diagnostic complet, de sorte qu'il a manœuvré pour ainsi dire à l'aventure.

2° L'urèthre et la vessie n'étant pas préparés au contact des instruments, ce contact, bien qu'effectué régulièrement, a été péniblement supporté, comme il arrive lorsqu'on procède d'emblée à l'opération. De là ces phénomènes de réaction et d'agitation violente, l'augmentation de la phlegmasie vésicale et l'expulsion douloureuse des fragments.

De là aussi la série de désordres observés qui paraissent avoir inquiété le célèbre chirurgien de l'Hôtel-Dieu, et qui ont exigé l'emploi des opiacés et fait ajourner la deuxième séance.

3° Dans ce cas et dans quelques autres dont on a publié les détails, on voit que le professeur de clinique emploie de préférence le forceps fenêtré et à pignon; mais il est reconnu que l'emploi de cet instrument à longues branches rend la manœuvre toujours difficile. L'espace manquant dans la cavité vésicale, il y a inévitablement des frottements douloureux; en brisant la pierre, on n'obtient que des éclats aplatis, anguleux, dont la sortie par l'urèthre est très-difficile; enfin, il est souvent impossible de saisir les derniers débris du calcul, et par suite d'achever la guérison.

4° Il est dit dans l'observation citée que la pression exercée avec l'instrument dans la partie profonde de l'urèthre était très-douloureuse, que le malade éprouvait une *sensation de déchirement très-pénible*, et qu'il ressentait, en outre, de vives douleurs aux lombes et à l'hypogastre.

Il me sera permis de demander pourquoi l'instrument a été poussé avec force, ce qui est contre tous les principes? La règle est, au contraire, de le faire cheminer lentement, sans efforts, et de laisser au canal le temps d'*avaler l'instrument*.

5° L'application de la lithotritie présente une particularité très-remarquable que j'ai indiquée cent fois, et dont, néanmoins, il n'est pas tenu compte.

Presque toujours la première séance de broiement est la plus pénible et la plus douloureuse, alors même qu'on procède régulièrement. Les séances suivantes sont de mieux en mieux supportées : les surfaces sur lesquelles on agit s'accoutument graduellement au contact des instruments, et lorsque le traitement se prolonge, le malade souffre à peine pendant l'opération. Cet inappréciable résultat est acquis à la pratique de la lithotritie, et, toutes choses égales d'ailleurs, il est d'autant plus complet et plus assuré que le cas est simple, qu'on opère avec plus de précautions et qu'on limite la durée des séances de trois à cinq minutes.

On sait, d'autre part, qu'en négligeant le traitement préparatoire, en faisant de longues séances, et pour peu que la manœuvre soit brusque, saccadée, les surfaces des organes sur lesquels on agit, au lieu de supporter de mieux en mieux le contact des instruments, s'irritent, s'enflamment, au point que la mort peut s'ensuivre.

Si le malade résiste au premier choc, les organes urinaires restent, après la première séance, dans cet état d'agacement, de surexcitation, de contraction qui étonne notre confrère et ses collègues, rend la suite du traitement pénible, de plus en plus douloureuse, et oblige même de renoncer à la lithotritie. Je reviendrai sur ce sujet.

Faut-il répéter que les phénomènes observés dans ce temps de l'opération, et qui varient suivant le procédé opératoire, constituent l'une des principales différences entre notre méthode et celle qu'on enseigne dans les cliniques officielles?

L'opérateur de l'Hôtel-Dieu, qui se sert aussi du lithotriteur à cuvette, indique, mais en passant, que cette *cuvette fut retirée complétement chargée de débris pierreux.* Fait notable qui, bien considéré, explique l'origine des désordres observés chez le malade. Cent fois j'ai signalé le dangereux emploi de l'instrument dit *lithotriteur à cuvette,* instrument qu'il ne faut pas confondre avec mon lithoclaste à mors plats et à écrou brisé, ainsi que le fait un habile professeur. D'autres chirurgiens, qui ne dissimulent rien de ce qu'ils observent dans leur pratique, notamment

S. B. Brodie, ont fait connaître les graves désordres que cet instrument avait déterminés entre leurs mains; et cependant il est encore employé par quelques praticiens en retard, et l'on s'en sert habituellement dans les cliniques. Tout récemment encore, dans un grand service chirurgical, l'application de cet instrument a provoqué des accidents qui ont amené la mort.

Afin de mettre les élèves et les jeunes chirurgiens qui fréquentent les hôpitaux en garde contre les procédés qu'on leur enseigne et qu'on applique sous leurs yeux, il m'a paru nécessaire d'insister sur les remarques qui précèdent.

Autre observation.

M. le professeur Jobert s'est occupé spécialement de la lithotritie appliquée aux enfants.

Je reproduirai par extrait l'observation d'un enfant opéré par lui, qu'il a communiquée à l'Académie des sciences, et à l'occasion de laquelle il a traité de quelques règles touchant l'application de la lithotritie aux malades de cette classe (1). D'abord il emploie le chloroforme, afin, dit-il, d'éviter à l'enfant « les *crises nerveuses* » et les spasmes génitaux, très-fréquents, paraît-il, dans sa pratique; on a compté près de quatre cents crises chez le petit malade qui fait le sujet de son observation, dont voici le résumé :

Le 27 octobre, un enfant de six ans fut opéré par M. Jobert au moyen d'un lithotriteur fenêtré et à pignon. Le calcul fut saisi et broyé à plusieurs reprises; mais bientôt de vives douleurs se développent, et pendant quatre jours l'enfant a des crises nombreuses, provoquées par des fragments engagés dans l'urèthre.

1er novembre, deuxième séance. — Extraction de plusieurs fragments contenus dans la vessie. Ce jour et le lendemain il y a vingt-neuf crises de douleurs; l'enfant pousse des cris chaque fois qu'il se sent uriner.

Les trois jours suivants il y eut trente-six crises.

6 novembre. — Un fragment de pierre est extrait du canal.

(1) *Comptes rendus des séances de l'Académie des sciences*, 28 juillet 1862.

Les deux jours suivants soixante et dix crises, dont quelques-unes très-fortes.

10 novembre, troisième séance. — On emploie un lithotriteur à cuvette; soixante-douze crises durant les six jours qui suivirent.

16 novembre, quatrième séance. — Vingt-sept crises très-fortes en deux jours.

18 novembre, cinquième séance. — Vingt-six crises.

19 novembre, sixième séance. — Seize crises; le lendemain vingt-trois.

21 novembre, septième séance. — Quarante-neuf crises en trois jours.

24 novembre, huitième séance. — Trente-quatre crises en deux jours.

26 novembre, neuvième séance avec le chloroforme. — Douze crises.

28 novembre, dixième séance. — On ne trouve plus de petits fragments entre les branches.

La fin des crises, qui ne sont en réalité que des contractions vésicales, est attribuée au chloroforme. Il est évident que les crises ont cessé parce qu'il n'y avait plus de pierre dans la vessie.

Remarques de M. Jobert au sujet des anesthésiques.

« C'est en ayant recours à l'anesthésie qu'on évite les crises et qu'on *opère sûrement*...

« C'est à l'action des anesthésiques qu'il faut en appeler lorsque des fragments parvenus dans l'urèthre occasionnent de violentes douleurs... Si ces douleurs ne sont pas trop vives, si des spasmes se manifestent, j'administre le chloroforme, et je fais usage du lithotriteur.

« Vainement on chercherait un moyen plus sûr, plus efficace, pour *rendre l'opération rapide et exempte de douleurs,* car il procure l'insensibilité sans nuire à l'organisme.

« Lorsqu'on commence l'opération sans employer cet agent, il est rare que l'irritabilité ne se développe pas à un haut degré; mais à peine soumis à l'influence du chloroforme, le malade redevient calme, *les tissus se relâchent, et tout aspect de souffrance disparaît de la physionomie* (1). »

Je cite textuellement.

M. Alph. Robert, autre chirurgien de l'Hôtel-Dieu, s'exprime à peu près de même à l'égard des anesthésiques, dans l'emploi desquels il voit surtout l'avantage de prolonger la séance de lithotritie, ce qui est une faute.

Les jeunes chirurgiens qui suivront ces exemples n'entendront pas, à la vérité, les cris du patient; ils exécuteront avec confiance des mouvements plus ou moins réguliers dans la vessie; leur inexpérience pourra même y trouver son compte aux yeux du public; mais le malade n'y trouvera pas le sien, ainsi que le prouvent les faits déjà cités.

Quant à la plus grande facilité de manœuvrer dans l'urèthre d'un malade soumis aux vapeurs du chloroforme, ces chirurgiens paraissent avoir oublié un fait de la pratique journalière qui rend parfaitement compte de cette particularité.

Chez un malade non soumis au chloroforme, introduisez dans la vessie un instrument lithotriteur dont le volume remplisse l'urèthre sans le distendre; il y aura un peu de résistance et un peu de douleur.

Retirez cet instrument, réintroduisez-le encore plusieurs fois de suite, et vous trouverez constamment le canal plus souple que la première fois; le malade n'éprouvera pas les douleurs qu'il avait ressenties à la première introduction. Le même effet se produit aussi par l'emploi des bougies, des sondes ou de tout autre instrument.

Je fais rarement usage du chloroforme chez mes malades. Dans l'uréthrotomie aussi bien que dans la lithotritie, les douleurs ne sont pas assez vives pour en justifier l'emploi. Ce n'est donc que très-exceptionnellement que j'y ai recours.

Mais j'ai vu un grand nombre de malades qui avaient été soumis à l'action des anesthésiques, et dont quelques-uns ont présenté des particularités de nature à rendre circonspect sur l'usage de ce moyen. Je citerai, entre autres, le cas suivant :

M. H..., de Hambourg, avait une grosse pierre qu'on essaya,

(1) *Loc. cit.*, p. 158 et suiv.

mais inutilement, de briser. On avait fait trois tentatives, les deux premières très-douloureuses; pour la troisième, on eut recours au chloroforme, sans plus de succès. Le malade n'eut pas conscience de ce qu'on lui faisait, mais à la suite de l'opération, il resta dans une sorte de stupeur, avec délire; il semblait entendre ce qu'on lui disait, mais il ne répondait pas; cet état inquiétant se prolongea pendant trente-six heures.

M. H... vint à Paris. A la première exploration je reconnus qu'il fallait recourir à la taille; elle fut pratiquée le 4 février 1862.

On se borna à faire respirer quelques vapeurs de chloroforme, sans en prolonger l'action. L'opération fut des plus difficiles. Le malade éprouva de vives douleurs, mais il les supporta avec un courage extraordinaire, et malgré sa longue fatigue, l'état général ne fut pas troublé; le rétablissement s'effectua avec régularité.

Plusieurs chirurgiens croient pouvoir remplacer par le chloroforme et d'autres moyens sédatifs le traitement préparatoire que j'ai institué pour la lithotritie.

Il me suffira, pour démontrer qu'on se trompe, de reproduire par extrait des remarques que je présentais à l'Académie des sciences le 23 octobre 1858 (1).

Pour comprendre toute l'importance de ce traitement, il faut avoir assisté à une série d'opérations pratiquées sur des malades préparés et non préparés.

Les premiers, déjà familiarisés avec l'introduction des bougies, se soumettent tout d'abord et sans difficultés à ce qu'on leur propose; et qu'il s'agisse d'exploration ou d'opération dans la vessie ou dans l'urèthre, la manœuvre, prudemment conduite, est toujours facilement supportée.

La sensibilité des surfaces muqueuses étant diminuée, la contractilité des tissus sous-jacents n'est pas activement mise en jeu; les instruments glissent mieux, les frottements sont plus légers, les mouvements toujours faciles n'exigent aucun effort, et les sensations arrivent au chirurgien avec toute la netteté désirable.

(1) Voy. *Comptes rendus*, etc.

Les seconds, au contraire, préoccupés et inquiets, ne se décident qu'à la dernière extrémité, vaincus en quelque sorte par la force des exhortations; mais à peine l'instrument a-t-il pénétré quelque peu, que les douleurs commencent, s'accroissent et deviennent d'autant plus fortes que la sensibilité excitée provoque la contraction des tissus sous-jacents. L'instrument, serré dans l'urèthre et au col vésical, ne peut être mû sans effort et sans occasionner des frottements pénibles que le chirurgien le plus habile ne parvient pas à éviter, et qui s'opposent à la perception des sensations tactiles, dont il a tant besoin, ou les rendent confuses en les compliquant.

Mais c'est par leurs suites surtout que se manifestent les principales différences entre des opérations pratiquées dans des conditions si dissemblables. Qu'il s'agisse d'une coarctation uréthrale, de calculs ou de fongus dans la vessie, chez le malade convenablement préparé et opéré suivant les préceptes de l'art, il ne se manifeste aucun des accidents qui provoquent les réactions violentes; et s'il en survient, l'art est rarement obligé d'intervenir, l'équilibre des fonctions se rétablissant presque toujours de lui-même.

Dans la grande majorité des cas, au contraire, lorsqu'on a opéré sans préparation, et alors même que la manœuvre a été la plus régulière, il survient une réaction plus ou moins vive, déterminant des troubles fonctionnels intenses, des mouvements fébriles ou nerveux parfois très-graves. Ces accidents sont si communs que j'ai vu plusieurs praticiens éclairés les considérer comme inévitables, et rester inactifs, dans des cas accessibles aux procédés de l'art, par la crainte de les voir survenir.

Autres sont les effets du traitement préparatoire que je viens d'indiquer, autres les résultats recherchés et obtenus par les opiacés et les anesthésiques. Dans les deux cas, les indications, les procédés, les actions organiques diffèrent essentiellement. Dans le premier, on se propose directement une diminution lente et progressive de la sensibilité d'un organe déterminé, afin de le disposer à supporter l'opération; l'action est exclusivement locale, et ne change en rien les conditions générales de l'organisme.

En usant des opiacés et des anesthésiques, le praticien laisse de côté l'organe sur lequel il veut agir; c'est au système nerveux, au centre de la vie et de la perception, et par suite à l'ensemble de l'économie, qu'il s'attaque.

Par mon traitement préparatoire, on diminue effectivement l'irritabilité de l'organe; par les autres, on la déguise, on la suspend : le premier laisse au malade le plein exercice de ses facultés, l'appréciation de l'action exercée sur lui, la possibilité de commander à ce qui l'entoure; les autres le plongent dans un anéantissement intellectuel et moral absolu, et le soustraient momentanément à la vie de relation.

Les inconvénients des opiacés sont bien connus, et je n'ai pas à discuter ici l'utilité des anesthésiques dans la pratique générale de la chirurgie. Mais je ne saurais trop m'élever contre l'abus qu'on en fait dans le traitement des maladies des organes urinaires. A l'exception de la cystotomie, de l'uréthrotomie externe, et de quelques autres opérations assez rares, l'emploi du chloroforme est non-seulement inutile, mais dangereux, parce qu'il peut entraîner de graves méprises et causer de grands malheurs.

Pour opérer, par exemple, la destruction d'un calcul vésical dans certains cas compliqués, lier ou extirper une tumeur de la vessie, etc., le chirurgien le plus éclairé et le plus habile a besoin, non-seulement de l'action exercée de ses sens, mais encore de toutes les circonstances qui peuvent lui venir en aide, le guider dans sa marche et ses recherches, l'avertir, s'il s'égare, et même l'arrêter, au besoin, dans ses mouvements. Or, tout est inerte et silencieux chez le malade chloroformisé, et l'opérateur se trouve absolument réduit à sa main et à son expérience. Supposez un chirurgien non encore mûri par la pratique, mais hardi et entreprenant, ce qui n'est pas rare, en face d'un malheureux patient, privé de sensibilité et de mouvement : quelles seront les conséquences possibles des manœuvres qu'il exécutera à tâtons, pour ainsi dire, dans ce corps devenu presque cadavre? Les faits de ce genre ne sont pas de ceux dont on entretient le public; mais le peu qu'on en sait suffit pour intimider les plus intrépides.

Encore un mot sur la doctrine du chirurgien de l'Hôtel-Dieu. M. Jobert veut qu'on applique aux enfants le procédé par lequel on retire de la vessie, après la séance, la partie du calcul qui a été broyée ; mais il ne faut pas perdre de vue que l'urèthre de ces petits malades n'admet qu'un très-petit instrument, et que la moindre distension forcée de la partie pénienne du canal peut entraîner des désordres. Les jeunes chirurgiens s'abstiendront sagement de cette pratique.

Lorsqu'on a morcelé une grosse pierre friable chez un adulte, il en résulte une masse de débris pierreux qui ne sont pas toujours expulsés avec l'urine ; il y a des précautions qu'on ne saurait négliger.

Ainsi, immédiatement après la séance, on fait des injections qui entraînent la partie la plus fine ; puis on recommande au malade de n'uriner que dans la position horizontale, et sur le dos, et de ne pas pousser en finissant d'uriner. Au besoin, nous plaçons une grosse sonde flexible dans le canal, et tout cela dans le but de modérer, de ralentir, de régler en quelque sorte l'expulsion des débris pierreux.

Par ce moyen, on réussit presque toujours à empêcher l'accumulation de ces débris dans le canal, l'un des accidents les plus graves qui puissent se présenter à la suite de la lithotritie. Mais ce moyen ne réussit pas également chez les enfants.

M. Jobert conseille aussi de prolonger la séance dans le but de réduire le calcul en poudre.

Outre les inconvénients de cette pratique dans la généralité des cas, il faut songer aux dangers que présente une masse de débris pierreux dans la vessie d'un enfant, qu'on ne peut gouverner comme un adulte, et qui ne se prête pas facilement aux manœuvres et aux efforts que nécessite l'expulsion de ces débris.

II. — LA LITHOTRITIE A L'HOPITAL DES CLINIQUES.

Des circonstances particulières m'obligent d'entrer à l'égard du service chirurgical de l'hôpital des Cliniques dans des détails plus étendus.

Un chirurgien que l'opinion publique place au premier rang, a dit, à l'Académie des sciences, qu'il était inutile de créer un

service spécial pour l'application de la lithotritie, prétendant que cette méthode est régulièrement appliquée dans tous les hôpitaux de Paris.

Après une déclaration aussi formelle, je devais renoncer au projet de réorganiser mon service, ou essayer de démontrer que la pratique de la lithotritie dans les cliniques officielles laisse quelque chose à désirer. C'est ce dernier parti que j'ai dû prendre dans ma position, malgré les difficultés de la tâche.

Pour établir ma démonstration, j'ai fait usage de quelques faits connus et d'un petit nombre de cas dont on a publié les détails; mais, en tirant de ces faits les conclusions qui en découlent, je me suis tenu dans les limites qu'on ne saurait dépasser sans manquer aux convenances.

Le lecteur jugera, par ce qui précède, si j'ai su garder la réserve que je m'étais imposée. M. Nélaton prétend que j'y ai manqué.

Le chirurgien des Cliniques a, comme tout autre, le droit de réfuter mes opinions, de discuter mes doctrines, sans que je m'en offense. Chacun doit être reçu à dire honnêtement sa pensée, à proclamer librement ce qu'il croit vrai, à rejeter de même ce qu'il croit faux.

La discussion scientifique, soutenue dans la seule intention d'épurer et de fortifier les vérités acquises, attire l'intérêt de tous et fait concourir au progrès de la science et de l'art les connaissances spéciales de chacun. Ainsi se propagent les vérités pratiques après avoir subi l'épreuve de la discussion.

En discutant à mon tour les opinions de mon célèbre confrère sur l'art de broyer la pierre, je rétablirai les faits dans toute leur réalité, ainsi que la vérité historique, que le savant professeur n'a pas toujours respectée à mon endroit (1).

(1) Dans le tome V des *Eléments de pathologie*, publié en 1858, on trouve sur la lithotritie un article vraiment curieux.

C'est d'abord l'histoire de la lithotritie que les auteurs abordent d'une manière que je ne veux pas qualifier; j'aime mieux citer le passage suivant du compte rendu de cet ouvrage par M. le docteur Béraud (*Gazette des hôpitaux*, 18 septembre 1858) :

« On sait, dit l'auteur de cet article, combien les spécialistes se sont « disputés et se disputent encore sur la priorité de l'invention de la « lithotritie. Nous sommes encore tout assourdis, et vraiment nous en- « tendions crier si fort autour de nous, qu'au milieu de ce vacarme de

Par suite de la réserve qui m'était imposée à l'égard de la pratique de mes confrères dans les hôpitaux, je n'avais peut-être pas fait ressortir suffisamment les différences entre les procédés appliqués dans le service de l'hôpital Necker et ceux qui sont en usage dans les autres hôpitaux de Paris. Le chirurgien de l'hôpital des Cliniques en a du moins fait la remarque, et je m'en félicite, car c'est me fournir l'occasion de compléter mon travail par un parallèle complet.

Dans le parallèle que je vais faire entre l'enseignement de la pratique de l'hôpital Necker et la pratique et l'enseignement de la clinique de la Faculté, *j'aborderai de front,* suivant le désir de mon éminent confrère, *toutes les difficultés du sujet, je les soumettrai à une discussion sérieuse;* trop heureux s'il trouve dans ce débat, que je n'ai point soulevé, sujet de *réformer sa pratique et son enseignement,* comme il paraît disposé à le faire.

Quelques mots sur les instruments lithotriteurs.

Il y a, pour la lithotritie, deux instruments principaux au moyen desquels on a opéré jusqu'à ce jour le plus grand nombre des calculeux : le trilabe et le lithoclaste. Je me suis servi du premier, exclusivement, de 1824 à 1835. Depuis cette dernière époque, j'emploie le second dans un grand nombre de cas que j'ai déterminés, en faisant connaître les motifs de ce changement dans ma pratique.

Instruments droits (hôpital Necker).

Depuis 1829, nous n'avons pas cessé d'exposer ces instruments, que nous employons dans le service spécial de l'hôpital

« réclamations et de récriminations, nous ne pouvions plus reconnaître « où était la vérité. Mais MM. Nélaton et Jamain ont porté la lumière « dans ce *chaos;* ils ont prononcé le fameux *quos ego,* et pour long- « temps, sans doute, nous serons débarrassés des cris un peu trop tu- « multueux des prétentions rivales. »

On nous dit que MM. Nélaton et Jamain ont porté la lumière dans le *chaos;* mais nous verrons dans la suite de cette exposition que, bien loin d'avoir répandu de vives clartés sur l'histoire de la lithotritie, nos auteurs y ont introduit de nouveaux éléments de confusion.

Necker, en nous attachant surtout à faire connaître leur mode d'action et leur efficacité :

1° Pour diminuer la force de cohésion des calculs durs et volumineux, par des perforations préalables, en vue de faciliter le broiement ;

2° Pour découvrir, briser et extraire les petits calculs et certains fragments qu'il n'est pas facile de saisir avec le lithoclaste ;

3° Pour compléter les explorations finales avec un petit trilabe qui est l'explorateur le plus parfait de la vessie, et extraire soit les fragments de calcul, soit les corps étrangers ;

4° Enfin, pour le traitement chirurgical des fongus de la vessie.

Instruments droits (hôpital des Cliniques).

Dans l'enseignement de l'hôpital des Cliniques, on présente mon trilabe aux élèves sous une forme grotesque et dérisoire ; on prétend qu'il est inusité, incommode, plus propre à pincer, à déchirer la vessie, qu'à détruire la pierre, et qu'il ne se trouve plus que dans les musées historiques.

Évidemment, le savant professeur se persuade que toutes les pinces à trois branches se ressemblent : il les confond toutes en un seul instrument, et, par suite de cette confusion, il prend *mon trilabe,* — moyen essentiel dans l'opération de la lithotritie, — pour une pince à trois branches, dont il attribue l'invention à M. Leroy (1). Il y avait pourtant bien peu à faire pour savoir que mon trilabe, avec ses accessoires, est l'instrument avec lequel j'ai fait ma première opération de lithotritie, en 1824. J'ai traité ensuite plus de trois cents malades, presque toujours heureusement, en continuant de m'en servir ; et le même instrument a également été employé avec succès par divers chirurgiens, en Angleterre, en Amérique, en Italie, en Allemagne et en Russie.

(1) Les pinces à trois branches sont fort anciennes (voy. ma *Première Lettre sur la lithotritie,* in-8, 1827, planches). Celle dont il s'agit et qu'on nomme *lithotribe,* n'a servi qu'à pincer la vessie d'une femme. Comment a-t-on pu supposer que j'aie fait mes premières opérations au moyen de cette pince qui n'a jamais été appliquée utilement ?

Ce sont là des faits dont un homme sérieux ne contestera ni l'authenticité ni l'exactitude, et qu'un professeur de clinique surtout doit connaître en vue de son enseignement.

Si l'habile chirurgien avait suivi l'histoire réelle de cet instrument, il aurait vu que l'Académie des sciences de l'Institut de France, que l'Académie des sciences de Goettingue, que S. Astley Cooper, Scarpa, Ch. de Graefe, Randolph, Pacini, et tous les chirurgiens en général, ont reconnu l'utilité de cet instrument et des travaux dont il a été l'objet, et il ne se trouverait pas aujourd'hui aussi loin de la vérité.

Sans prendre la peine de faire des recherches, il pouvait consulter là-dessus les traités de Bégin (1) et de Vidal de Cassis (2), et surtout M. Velpeau, lequel s'exprimait ainsi en 1827 : « Il est « certain que tous les temps de l'opération (de M. Civiale) sont « plus simples et plus faciles qu'on ne le pense généralement... « L'appareil est tellement disposé que, quand on le voudrait, il « est presque impossible de pincer la vessie ; et la pierre est si « facile à saisir, que *j'ai vu* M. Civiale la lâcher et la reprendre, « en tourner et retourner les différents morceaux avec autant de « facilité que s'il eût opéré dans un vase à découvert.

« Voilà, ajoutait M. Velpeau, ce que je puis affirmer, parce que « je l'ai vu, parce que je l'ai essayé sur le cadavre, parce que je « le ferais sur le vivant si j'en trouvais l'occasion. Ce sont des « faits qu'aucun argument, qu'aucun raisonnement, qu'aucune « objection ne peuvent détruire.

« Il est évident que la lithotritie bien faite n'entraîne ni plus « de danger, ni plus de souffrances que le simple cathétérisme. « J'ai vu M. Civiale la pratiquer chez un jeune enfant, à l'hôpital de la Faculté, et sur trois sujets adultes, en ville, et toujours avec la plus grande facilité ; je suis convaincu, ajoutait-il, « qu'avec les *instruments qu'il emploie*, l'intelligence la plus « commune parviendra aisément à terminer cette opération sans « danger. »

Du reste, le professeur de l'hôpital des Cliniques ne paraît pas

(1) *Nouveaux Eléments de chirurgie*, 2e édition, Paris, 1838.

(2) *Traité de pathologie externe*.

mieux fixé sur la manœuvre opératoire que sur l'instrument lui-même (1).

Quelques chirurgiens avaient pensé que je détruisais les calculs vésicaux exclusivement au moyen des perforations répétées. C'est une erreur que j'ai signalée cent fois, et que la plupart des chirurgiens ont fini par reconnaître (2). Mais quelques-uns persistent dans cette erreur, et ils font de la perforation de la pierre une méthode particulière, qu'ils décrivent de la manière suivante :

« Elle consiste à perforer le calcul dans plusieurs sens, de ma-« nière à le réduire en fragments, qui sont saisis et perforés à « leur tour, jusqu'à ce que leur volume puisse être réduit assez « pour traverser l'urèthre avec le jet d'urine, ou permettre « l'extraction à l'aide d'un instrument approprié (3). »

La méthode ainsi décrite est complétement inusitée, sinon inapplicable, et je n'ai pas appris qu'on ait entièrement détruit une seule pierre dans la vessie par ce procédé.

Tout le monde sait d'ailleurs que les perforations faites à la pierre ne sont destinées qu'à diminuer sa force de cohésion et à rendre l'écrasement possible; et que c'est par le procédé de l'écrasement, de la trituration du calcul entier ou préalablement perforé, que j'ai opéré tous mes malades, ce dont mes écrits font foi, et ce qui a été constaté d'ailleurs par tous les chirurgiens. Sur ce point aussi le savant professeur se trompe, en imprimant (4) que l'écrasement des calculs ne s'effectue qu'avec les instruments courbes, par conséquent depuis 1833.

(1) Mon célèbre confrère me saura gré de lui rappeler, à cette occasion, que je ne connais pas d'explorateur de la vessie plus précis ni plus sûr que le trilabe. Cet instrument est aussi d'un grand secours pour extraire certains corps étrangers de la vessie. Il y a quelque temps je retirais un de ces corps en présence de plusieurs chirurgiens, dont un anglais, qui fut si enthousiasmé du résultat, qu'il courut immédiatement chez M. Charrière pour lui commander un trilabe.

(2) Voy. les traités de Begin et de Vidal (de Cassis).

(3) *Nouveaux Eléments de pathologie externe*, par MM. Nélaton et Jamain, t. V, p. 208.

(4) *Loc. cit.*, p. 209.

Instruments lithotriteurs courbes (hôpital Necker).

Il y a trente ans que nous avons fait l'essai du percuteur et de ses anologues, en observant, comme on le pense bien, la réserve qui est de rigueur, lorsque le contrôle de l'expérience fait défaut.

N'ayant pas obtenu de ces premiers essais les résultats que nous en attendions, nous eûmes recours à d'autres combinaisons plus en rapport avec les besoins de la pratique, et nous fîmes fabriquer par M. Charrière, en 1836, l'instrument connu sous le nom de *lithoclaste*, à faible courbure, à mors plats et larges, dont les bords sont lisses, arrondis, et ne se touchent pas lorsqu'on ferme l'instrument, ayant pour moteur un écrou brisé. Au double point de vue de la combinaison et de l'exécution, le succès fut complet. C'est ce même instrument, modifié suivant les cas divers, qui nous sert dans la plupart de nos opérations. Ce n'est que par exception que nous employons le forceps fenêtré ; et c'est plus rarement encore que nous usons du percuteur. Mais, dans tous les cas de notre pratique, nous attachons un soin particulier à bien déterminer les indications qui se présentent, et à faire connaître les dispositions particulières de l'appareil que chaque cas exige.

Faut-il ajouter que nous avons surveillé avec un soin minutieux la fabrication de cet instrument, et que cent fois nous avons convoqué les fabricants à nos conférences cliniques, afin d'appeler leur attention sur des vices que la routine avait introduits dans nos appareils ? C'est au moyen de ces précautions que nous avons conservé à notre lithoclaste son utilité bien reconnue dans la pratique de chaque jour.

Instruments lithotriteurs courbes (hôpital des Cliniques).

Après avoir relégué le trilabe dans les musées historiques, et sans s'arrêter à mes travaux, le chirurgien des Cliniques trouve sous sa main un instrument courbe qu'il appelle *brise-pierre à cuiller*, et il le recommande aux élèves comme l'instrument le plus parfait.

Cet instrument, devant lequel notre confrère s'extasie, est imité de celui qui fut construit pour moi, et d'après mes indications, en 1836, par notre habile fabricant M. Charrière.

Dans son traité classique aussi bien que dans ses leçons, le professeur de la Faculté a mis le chirurgien de côté; il a fait du lithoclaste une invention du mécanicien (1).

On se rend difficilement compte des opinions professées à l'hôpital des Cliniques, au sujet des instruments lithotriteurs courbes. On parle d'abord du percuteur qui aurait *révolutionné*

(1) On sait que pour fabriquer un instrument de chirurgie en vue d'une opération importante, il faut le concours d'un chirurgien et d'un mécanicien.

L'un imagine le moyen, en combine les éléments, l'étudie au point de vue de son art et en calcule les applications.

L'autre examine mécaniquement le projet qu'on lui soumet; il l'ébauche, l'exécute de manière que l'instrument puisse servir pour faire quelques expériences qui dévoilent parfois des difficultés imprévues et conduisent le chirurgien aux combinaisons de l'ordre le plus pratique.

C'est alors que le mécanicien reprend son œuvre et l'exécute en tenant compte de ce que les expériences ont appris. C'est par ce travail concerté, et recommencé plusieurs fois, qu'on arrive à construire un instrument qui réunit, dans la mesure de l'utile, le double élément de la mécanique et de la chirurgie.

C'est ainsi qu'ont fait nos maîtres et que nous faisons nous-même toutes les fois qu'il s'agit d'introduire un appareil nouveau dans la pratique chirurgicale.

La position de chacun est nettement définie : l'un invente, modifie, perfectionne son invention, et l'autre exécute. Le chirurgien serait aussi éloigné du vrai en s'attribuant le mérite de la fabrication, que le mécanicien en réclamant pour lui le mérite de l'invention et du perfectionnement.

Tel est le principe que le célèbre Lawrence a fait prévaloir, lors de la première exposition de Londres, au sujet des instruments de chirurgie. Et je n'ai pas appris qu'on s'en soit écarté à la seconde exposition, quoique M. Nélaton s'y trouvât. Pourquoi faut-il que ce professeur ait adopté une voie différente, qui conduit fatalement à priver la chirurgie de l'un de ses attributs et à livrer à la pratique de l'art des instruments défectueux?

Par une de ces anomalies qui ne sont pas rares dans l'histoire de la lithotritie, le professeur Nélaton, en refusant d'attribuer à qui de droit l'invention des instruments lithotriteurs, en a fait les honneurs au mécanicien en son traité (voy. p. 212 et suiv.).

Nous bornons ici nos remarques sur la fabrication des instruments lithotriteurs.

la pratique de la lithotritie; puis vient le *brise-pierre à cuiller*, l'instrument le plus usité dans cet hôpital; enfin le professeur indique le *brise-pierre à mors pleins*, le *brise-pierre à mors plats*, sans s'expliquer autrement au sujet de ces appareils.

Or il faut savoir qu'aujourd'hui le percuteur est à peu près abandonné;

Que le brise-pierre à cuiller est d'un emploi dangereux. Nul autre instrument lithotriteur n'a occasionné autant de désordres ni de plus graves.

Par les expressions de *brise-pierre à mors pleins* et de *brise-pierre à mors plat*, le professeur paraît avoir voulu désigner mon lithoclaste, non tel que je l'ai décrit et qu'il est réellement, mais tel qu'il l'imagine. Il disait en 1858 (1) : « Le brise-pierre de M. Civiale a le mors de la branche mâle plat; celui de la branche femelle *est concave* et reçoit le mors de la branche mâle. » Ailleurs (2) il dit : « Si la pierre était brisée, on prendrait un *brise-pierre à cuiller*, celui de M. Civiale, par exemple, afin de pulvériser les débris. »

Ce sont là des erreurs. Dans mon lithoclaste le mors de la branche femelle est plat, comme celui de la branche mâle ; c'est même ce qui le différencie du brise-pierre à cuiller ; point essentiel, car les débris pierreux glissent sur la surface plane, et se tassent dans l'excavation en forme de cuiller. Il y a entre ces instruments une autre différence dont le professeur ne parle pas, et qui n'est pas moins importante.

Les bords des branches de mon lithoclaste ne se correspondent pas, ils ne se touchent pas lorsqu'on ferme l'instrument, comme on le voit dans le brise-pierre à cuiller, et, par suite de cette autre différence, les débris pierreux peuvent être expulsés dans le premier, au lieu qu'ils sont retenus dans le second.

C'est sans doute pour avoir négligé ces différences et autres semblables, toujours importantes lorsqu'il s'agit d'un instrument de précision, que le célèbre professeur de l'hôpital de la Faculté a pu croire que tous les brise-pierres courbes se ressemblent et ne font qu'un seul et même instrument. Cette conviction est chez lui tellement forte, qu'il a consacré une partie de ses leçons à per-

(1) *Loc. cit.*, t. V, p. 214.
(2) *Ibid.*, p. 213.

suader aux élèves que M. Civiale emploie dans ses opérations des instruments en tout semblables à ceux dont on se sert dans les autres hôpitaux.

Encore une fois, c'est là une erreur que les professeurs de l'école encyclopédique ne cessent de reproduire, et que je ne dois pas cesser de réfuter. Il suffit de voir, et de bien voir, pour la reconnaître. Ce qui paraît avoir augmenté la confusion à l'hôpital des Cliniques, c'est que l'honorable professeur, en parlant de mes instruments aux élèves, ne les désigne jamais sous leur véritable nom; pour lui il n'y a que des brise-pierres.

Sur tous ces points, d'ailleurs, M. Nélaton ne paraît pas avoir une opinion arrêtée.

En 1864, il fait un *erratum* pour faire savoir qu'il ne se sert jamais du *forceps fenêtré*, et en 1858 il disait « que si la pierre est dure, le bec du brise-pierre sera dentelé sur la branche mâle, et le bec de la branche femelle largement fenêtré. »

L'écrou brisé et le pignon sont deux moteurs très-différents, ainsi que je le dirai plus loin. L'auteur des *Éléments* (t. V, p. 215) dit qu'il se sert indistinctement de l'un et de l'autre, et que cette disposition est indifférente.

Encore un mot sur les instruments. Ce n'est pas, d'après M. Nélaton, sans une grande résistance que M. Civiale aurait accepté les instruments courbes dont il se sert aujourd'hui « avec tant de bonheur. »

L'instrument courbe auquel il est fait allusion est le percuteur. Je me suis élevé, en effet, avec Dupuytren et d'autres chirurgiens, contre l'emploi généralisé de cet instrument, parce qu'il me paraît inutile. Quant à l'instrument courbe, qu'on a nommé *brise-pierre*, et dont je me sers aujourd'hui *avec tant de bonheur*, cet instrument est le même lithoclaste, légèrement courbe, à mors plats, à bords lisses, à écrou brisé, que M. Charrière fabriqua pour moi et d'après mes indications en 1836, et que je n'ai cessé de perfectionner depuis, de façon à le rendre d'une application plus facile et plus sûre dans la pratique.

Que cet instrument soit appelé *lithoclaste* ou *brise-pierre*, on ne saurait, sans enfreindre les principes élémentaires de l'équité, attribuer à un autre qu'à moi l'introduction de cet instrument dans la pratique.

APPLICATION DE LA LITHOTRITIE A L'HOPITAL NECKER ET A L'HOPITAL DES CLINIQUES.

Si de l'appareil instrumental de la lithotritie nous passons à la manière de l'appliquer au traitement des calculeux, nous retrouvons encore dans la clinique de la Faculté le même parti pris de présenter sous un faux jour et mes procédés et ma méthode opératoire, tels que je les ai exposés cent fois, au point de les rendre vulgaires, et au moyen desquels j'ai obtenu les résultats pratiques indiqués dans mon discours et consignés dans mes écrits.

J'avoue d'abord qu'en écrivant mes remarques sur la manière dont on applique la lithotritie dans les cliniques officielles, je m'étais trompé. Il ne m'était pas venu à la pensée que le mal dont je m'étais préoccupé et que je cherchais à atteindre pût être aussi grave et aussi étendu que l'ont révélé les deux premières leçons du professeur de clinique.

Assurément si mes remarques, qu'on trouve sévères, pouvaient avoir besoin d'être motivées, justifiées, ce qui se passe à l'hôpital des Cliniques serait plus que suffisant pour en faire comprendre l'opportunité et la nécessité urgente.

Le moment est donc venu de prouver derechef, par un consciencieux examen des doctrines et de l'observation clinique en vigueur dans cet hôpital, que les applications qu'on y fait de la lithotritie méritent toutes les sévérités de la critique.

Opération de lithotritie à l'hôpital des Cliniques.

Le 5 janvier 1864, à l'hôpital des Cliniques, autrefois de perfectionnement, en présence d'un grand nombre d'élèves, et pour leur instruction, une opération de lithotritie a été pratiquée avec les moyens, d'après les préceptes et les règles que je viens d'indiquer, et suivant la méthode que le professeur de clinique chirurgicale veut substituer à la nôtre (1).

(1) Partant de là, le célèbre professeur se propose de faire connaître aux élèves l'art de broyer la pierre à son point de vue; d'exposer les conditions d'application de cet art, ses difficultés, ses dangers et tout ce qu'il faut savoir pour tirer, dit-il, de cette invention précieuse tous les

Je reproduirai les particularités principales de cette observation.

Le sujet est un homme de soixante-quatre ans, nommé Vallon, calculeux depuis deux ans, soumis pour la première fois à la lithotritie par le docteur Delcroix, vers le commencement de novembre 1862. Depuis cette époque jusqu'à la fin de janvier 1863, on a fait cinq séances de lithotritie, au moyen d'instruments divers; le malade a rendu ou l'on a retiré de sa vessie par les procédés de l'art beaucoup de détritus pierreux. Des accidents étant survenus, le traitement fut suspendu pendant cinq mois. Le 15 juin 1863, le malade fut admis à l'hôpital des Cliniques; cinq jours après, le chef de service commença le traitement. « A cinq jours d'intervalle, dit ce chirurgien, j'ai fait quatre applications du brise-pierre; je l'introduisais deux fois dans chaque séance, et je ramenais toujours une grande quantité de graviers écrasés; la dernière fois j'ai extrait des fragments; l'instrument avait été introduit à trois reprises.

« Deux fois le malade a été pris de frissons légers, mais qui n'ont en rien compromis la santé générale. Les douleurs consécutives aux introductions du brise-pierre n'ont été un peu vives qu'après la dernière séance de lithotritie où j'avais trois fois passé le brise-pierre à cuiller. »

Pendant les vacances, le chef de service s'étant absenté, son remplaçant M. Houel, et M. Gauljac, interne, ont répété successivement l'opération; les urines commençaient à contenir des mucosités filantes.

Le malade se croyant guéri de la pierre, sortit de l'hôpital et ne tarda pas à y rentrer.

Au commencement de novembre, on reconnut que la vessie contenait plusieurs fragments de calcul, et *qu'ils s'étaient compliqués de leur lésion consécutive habituelle : la cystite chronique.*

« Je songeai de nouveau, dit le chirurgien, après huit jours de

fruits qu'on est en droit d'en attendre; et il promet de circonscrire nettement les limites que cette opération peut atteindre et qu'elle ne peut dépasser. Telles sont les *graves et difficiles questions* que le professeur se propose de traiter à l'occasion d'un malade qui se trouve dans son service et qu'il signale à l'attention des élèves, comme un sujet d'études des plus importants.

repos, à briser et à extraire les dernières portions de pierre qui avaient échappé et n'avaient pu être rejetées. La première opération qui a été faite a permis de ramener un petit fragment qui fut engagé dans l'œil de la sonde que j'avais introduite préalablement pour m'assurer de la position du calcul; je suis allé ensuite à la recherche du fragment qui restait.

« Une pierre saisie avec le brise-pierre à *mors pleins* a été écrasée et ramenée dans les mors de l'instrument, et, comme à la suite des séances précédentes de lithotritie, des graviers ont été rendus dans la journée de l'opération et le lendemain.

« Huit jours après, poursuit le professeur, j'ai renouvelé les introductions du brise-pierre en redoublant de précaution, et en suivant les mêmes indications que précédemment, nous n'avons eu aucune complication (le professeur ne dit pas s'il a extrait des débris) et tout nous engage à achever de débarrasser le malade. »

M. le professeur ajoute : « Aujourd'hui (5 janvier 1864), il reste encore des graviers, et je me propose de les extraire devant vous; mais il est bon que vous sachiez dans quel état se trouve actuellement le malade. Sa santé générale est bonne; mais il a, en achevant d'uriner, des douleurs dont l'intensité va croissant, et atteint son maximum après que les dernières gouttes d'urine ont été rendues; il y a du ténesme vésical, et vous reconnaissez là un des principaux caractères de la cystite chronique. L'urine qui a séjourné dans le vase dépose des mucosités filantes, glaireuses et mêlées de pus. »

Remarques à propos de cette observation.

A l'hôpital Necker, nous attachons la plus grande importance à déterminer, avant l'opération, les conditions que présente chaque malade; en d'autres termes, nous établissons avec soin la distinction des cas divers, distinction qui est le point de départ et la base du traitement; car c'est par elle que le chirurgien acquiert les notions indispensables pour le choix des moyens et du procédé opératoire.

Dans notre traité, comme dans nos conférences, cette question est étudiée avec un soin particulier, parce que nous sommes convaincus que, sans la distinction préalable des cas, la lithotritie, dans ses applications, ne reconnaît d'autre règle que le hasard.

On procède autrement à l'hôpital des Cliniques.

Je ferai observer qu'en reproduisant à sa clinique, au sujet de la préparation du malade et des premiers temps du traitement, un extrait de ce que j'ai exposé (1), le professeur l'a tellement écourté, et présenté d'ailleurs d'une manière si peu exacte, qu'en définitive sa leçon est tout à fait impropre à apprendre ce qu'il convient de faire.

Quant à l'opération proprement dite, je me bornerai à examiner quelques-uns des procédés employés par notre confrère.

1° En adoptant mon lithoclaste pour ses opérations, l'habile opérateur dit : « Nous nous servons du brise-pierre courbe dont l'armature est à pignon ou à écrou brisé. Cette disposition est indifférente. »

C'est là une erreur. J'ai démontré qu'en se servant du pignon il y a des temps de perdus : la pierre peut s'échapper, et l'on réussit plus difficilement à se débarrasser des débris calculeux. J'appelle l'attention de mon confrère sur ce point. Ce qu'il présente comme indifférent ne l'est point du tout.

2° M. Nélaton, avant de commencer la séance de lithotritie, introduit une sonde dans la vessie, afin de s'assurer de la position du calcul dans ce viscère.

Pourquoi cette introduction de la sonde? N'est-ce pas là une manœuvre inutile? Elle augmente les souffrances du malade. On a vu aussi des accidents se produire à la suite de ces introductions.

3° Tous les praticiens savent qu'en retirant une sonde d'une vessie qui contient des fragments calculeux, il est prescrit de s'assurer d'abord si quelques fragments ne seraient pas engagés dans les yeux de la sonde.

M. le professeur ne prend pas cette précaution, et il retire la sonde sans se douter même qu'il ramène quelques débris pierreux. Cette pratique peut donner lieu à des accidents graves, qui sont malheureusement trop communs. Un des collègues de M. le professeur en a observé récemment un des plus formidables, et l'on en connaît beaucoup d'autres; presque toujours la mort s'en est suivie.

(1) *Traité pratique et historique de la lithotritie*, Paris, 1847, — et *Gazette des hôpitaux*, avril et mai 1863.

4° Ici s résente une question importante de pratique. Elle doit fixer sérieusement l'attention de l'éminent chirurgien.

En général, le malade soumis à la lithotritie expulse naturellement avec l'urine, et très-rarement avec douleur, les débris de la pierre suffisamment broyée, et cela sans l'intervention du chirurgien.

Il y a un certain nombre de cas dans lesquels il faut extraire, par les procédés de l'art, les débris pierreux même les plus ténus. C'est ce procédé qu'on adopte généralement à l'hôpital des Cliniques, et qu'on applique, alors même qu'il est constaté qu'à la suite des séances, et le lendemain, des débris pierreux sont expulsés naturellement.

Est-ce que le professeur ne se serait pas aperçu que le procédé qu'il emploie est d'une application incertaine et quelquefois dangereuse ? Il connaît sans doute les faits malheureux de Dupuytren, de Brodie et autres, et les remarques pleines de justesse que le chirurgien anglais a faites à ce sujet, qui est l'un des plus intéressants du traitement des calculeux par la lithotritie.

Pourquoi conseiller aux jeunes chirurgiens des procédés difficiles et dangereux, puisqu'une longue expérience a confirmé l'utilité d'une autre pratique ?

5° Tous ceux qui pratiquent régulièrement la lithotritie savent que la première séance de broiement est toujours la plus douloureuse; les suivantes le sont de moins en moins, et lorsque le traitement se prolonge, le malade souffre à peine du contact des instruments, si l'on procède selon les règles à l'opération. Ce résultat, depuis longtemps acquis à la pratique de la nouvelle méthode, est d'autant plus certain que les séances sont moins longues et qu'on observe plus exactement les règles prescrites. En faisant connaître l'importance de ce fait, depuis longtemps et à diverses reprises, j'ai signalé une particularité qui paraît avoir échappé à la sagacité de l'habile opérateur.

Ce fait de l'insensibilité progressive des surfaces sur lesquelles on agit ne se produit que lorsqu'on procède à l'opération suivant les règles. Si l'opérateur violente les organes, ou s'il les fatigue par des introductions répétées ou des contacts prolongés, ou des manœuvres irrégulières, etc., au lieu de diminuer, la sensibilité des surfaces touchées augmente, et, sous cette influence, la contractilité des tissus sous-jacents s'accroît, les troubles fonctionnels de la vessie deviennent de plus en plus graves, la miction est douloureuse et la cystite se manifeste avec ses conséquences.

Eh bien, on remarque quelque chose de tout cela chez le malade opéré à l'hôpital des Cliniques. On reconnaît que les premières séances furent bien supportées. En a-t-il été de même des suivantes? Le chirurgien nous dit que vers le milieu du traitement, ayant retiré après chaque séance et à deux ou trois reprises une grande quantité de débris pierreux, le malade éprouva des douleurs; il eut deux accès de fièvre. Plus tard les désordres locaux furent plus graves encore. Cet effet n'ayant pas lieu en général, on est autorisé à dire que la manœuvre opératoire n'a pas été régulière (1).

M. le professeur a fait remarquer aux élèves que l'urèthre de son malade n'a pas saigné pendant l'opération et qu'il a compté,

(1) M. Nélaton a déjà observé cette réaction des organes sur lesquels il avait agi sans les précautions nécessaires, chez un malade dont il parle dans sa deuxième leçon comme *d'un cas insolite* et dont le traitement dut être interrompu. C'est à ce moment que je fus appelé.

Le malade, me disait-on, avait très-bien supporté cinq séances de lithotritie; il ne restait plus dans la vessie qu'*un seul fragment* qu'on se proposait d'extraire, lorsque survinrent les obstacles qui m'étaient signalés.

Je crus reconnaître là les suites ordinaires des violences exercées sur le col vésical. Ce qui confirme cette opinion, c'est que l'opération est redevenue possible lorsque les effets de la violence ont cessé. C'est, du reste, ce que j'ai observé chez un grand nombre de calculeux qui se sont présentés dans mon service à l'hôpital Necker, après avoir été soumis à des tentatives d'opération par d'autres chirurgiens. Sous l'influence du repos et d'un traitement médical approprié, l'irritabilité et la contractilité exagérées du col vésical ont cessé et l'opération a été reprise avec succès. Ces cas ne sont pas insolites, comme on semble le croire à l'hôpital des Cliniques.

Si l'habile chirurgien de l'hôpital des Cliniques rapproche ce cas de ceux qu'a publiés son collègue de l'Hôtel-Dieu et qui ont été indiqués plus haut, il remarquera une grande analogie dans les effets produits, et en particulier la difficulté d'introduire les instruments lithotriteurs à la suite de violences exercées sur le col vésical, surtout pendant l'extraction des débris pierreux. En général, les chirurgiens ne parlent pas des efforts qu'ils ont faits pour retirer l'instrument, mais ils reconnaissent que la cuiller était remplie de débris pierreux : il y a eu donc distension des parois du canal, et la réaction qui est survenue en était la conséquence.

pour obtenir ce résultat, sur la lenteur et les ménagements dans l'introduction des instruments lithotriteurs.

Mais cette manière de procéder ne vient pas de l'hôpital des Cliniques. Il y a près de quarante ans que je l'ai établie, et je n'ai cessé de la propager, toujours pour lutter contre les habitudes de la pratique générale, où c'est un précepte d'aller vite et brusquement. Faut-il rappeler au célèbre professeur que l'urèthre de certains calculeux ne saigne pas, même dans les cas compliqués? En général, d'ailleurs, l'urine n'est teinte de sang qu'aux premières séances. Or, le malade dont il est question était fait aux manœuvres opératoires lorsqu'il entra dans le service de l'hôpital des Cliniques.

Je ne puis me dispenser d'ajouter quelques mots au sujet de ce malade, d'autant moins que c'est de ce cas tout particulièrement que M. le professeur prend occasion d'exposer dogmatiquement ses idées sur la lithotritie, que cette observation résume les procédés de sa pratique, et que lui-même nous donne ce malade comme un sujet d'études des plus importants, sans toutefois paraître fixé sur le genre d'intérêt qu'il présente.

C'est un de ces hommes qui semblent faits pour les expériences à exécuter dans la vessie. On pourrait le comparer à ceux dont parle M. Tanchou, qui lui louaient leur vessie à 3 francs la séance, pour des exercices de lithotritie. C'est un de ces hommes qu'on ne parvient pas à tuer, aurait dit sir Astley Cooper.

On peut encore le comparer au malade Jacob Balthazar qui fit un certain bruit en 1839 (1). Cet homme, âgé de trente-quatre ans, avait la pierre. M. Laugier essaya de la briser au moyen du percuteur. Après les accidents survenus à la suite de la première séance, ce chirurgien renonça à l'opération, et l'on songea à expérimenter l'action des eaux de Vichy.

L'administration accueillit le projet, mais l'état du malade dut être constaté préalablement par une commission médicale, avant son départ pour Vichy et après son retour.

Membre de cette commission, je fus chargé par mes confrères Blandin et Bérard de l'exploration. Au moyen d'un instrument lithotriteur porté dans la vessie, la pierre fut saisie et mesurée

(1) Voy. mon ouvrage : *Du traitement médical et préservatif de la pierre et de la gravelle.* Paris, 1840, p. 398.

onze fois dans la même séance. La vessie, d'une capacité ordinaire et d'une contractilité modérée, supporta très-bien cette manœuvre facile d'ailleurs, et le malade, après l'exploration, put se rendre à pied, du parvis Notre-Dame à son hôpital (Beaujon).

La même série d'expériences recommença au retour du malade, et l'année suivante au départ et au retour. En tout quarante-quatre manœuvres pour saisir et mesurer la pierre, sans qu'il soit survenu le moindre accident (1).

Depuis plus d'un an, le malade de l'hôpital des Cliniques est en traitement pour la pierre.

Depuis plus de huit mois on travaille dans sa vessie, toujours pour le débarrasser de la pierre.

A cette fin, on a introduit par l'urèthre un grand nombre d'instruments coup sur coup ou à des intervalles éloignés. On a manœuvré dans sa vessie de toutes les manières pour saisir et morceler la pierre, pour chercher à extraire ses débris, etc. Le patient a tout supporté sans que la santé générale se soit dérangée, et l'on n'a observé que de petits accès de fièvre, et, à la fin, une cystite.

Il ne viendra assurément à l'esprit d'aucun praticien de considérer un tel sujet comme un modèle à proposer dans les applications de la lithotritie, et les élèves de la Faculté doivent être bien persuadés qu'ils n'auront probablement pas de malades analogues dans leur pratique. Ils ne sauraient donc trop se tenir

(1) On ne saurait adopter la doctrine dn professeur des Cliniques qui indique le volume du calcul contenu dans la vessie, comme s'il s'agissait d'une sphère qu'on aurait sous les yeux.

Le célèbre professeur ne peut pas avoir perdu de vue que les calculs vésicaux ont des formes très-variées, et qu'on peut les saisir de différentes manières. Or, selon que le calcul est long, ovoïde, aplati, et suivant qu'il a été saisi par le centre, par ses extrémités, suivant le grand ou le petit diamètre, on obtient pour le même calcul des mesures très-différentes. Faut-il ajouter qu'à l'exception des cas que j'ai fait connaître, le chirurgien qui pratique la lithotritie ne mesure en réalité que le diamètre de la portion saisie de la pierre?

Indiquer aux élèves le nombre de centimètres qu'on attribue à un calcul dans la vessie, c'est avancer ce qu'on ne peut pas savoir, et par suite s'exposer à être induit en erreur dans les applications de la nouvelle méthode.

en garde contre les inductions pratiques qu'on paraît vouloir tirer de ce fait.

En effet, l'habile professeur dit à ses auditeurs : « Voyons « maintenant quelles indications nous avons à remplir, et com- « ment doit être pratiquée la lithotritie. Vous allez retrouver les « préceptes que je vous ai enseignés, à l'occasion de ce même « malade, et que je ne saurais trop vous répéter, pour vous en « graver dans la mémoire toute l'importance. »

Ce serait fait de l'art de broyer la pierre, si les préceptes dont le professeur veut graver toute l'importance dans la mémoire de ses auditeurs venaient à être adoptés.

Encore une fois, le calculeux de l'hôpital des Cliniques paraît être fait pour servir de sujet d'expérimentation dans les exercices de lithotritie, tant il se montre insensible et réfractaire à toutes les manœuvres, régulières ou irrégulières. Mais, à cause précisément des conditions qu'il présente, on doit se garder de le proposer comme un exemple à ceux qui veulent s'instruire dans l'art de broyer la pierre. Avant d'entrer à l'hôpital des Cliniques, ce malade avait pendant six mois été traité par un autre chirurgien. Depuis plus de huit mois, il subit un nouveau traitement, et l'on ne peut encore prévoir quelle sera l'issue de ces opérations. Quant à la première époque du traitement, on n'en sait que ce que le malade a bien voulu dire. Ce n'est par conséquent que sur la période intermédiaire que le professeur de la Faculté peut raisonner pour justifier ses préceptes. Ajoutons, pour achever de démontrer combien ce malade est mal choisi pour servir de texte à l'enseignement clinique de la lithotritie, que la réaction consécutive à l'introduction des instruments n'a guère lieu qu'aux premières séances ; de sorte que cette réaction n'était plus à craindre lorsque, après son entrée à l'hôpital, le malade a subi la première opération, qui était en réalité la cinquième ou la sixième depuis le commencement du traitement. Ce n'est point un cas de ce genre qui permet d'apprécier pratiquement la valeur de la méthode, à l'égard de laquelle notre savant confrère ne paraît pas encore fixé.

Il dit en 1864 que la lithotritie est une conquête des plus précieuses.

Il disait en 1858 « qu'il ne saurait répondre d'une manière

« exacte à la question de savoir si la guérison est plus fréquente « à la suite de la lithotritie que de la taille (1). »

Sans doute le savant professeur apportera en faveur de l'opinion qu'il exprime aujourd'hui des preuves autres que celles que peut fournir le malade de son hôpital.

Heureusement cette méthode a des bases solides; et comme elle a résisté aux attaques antérieures, elle ne s'est point émue du bruit qu'on a fait à l'hôpital des Cliniques.

Pendant qu'on s'efforce dans cet hôpital de répandre de fausses doctrines, de propager, par la voie de la presse et de l'enseignement, des procédés défectueux, des manières vicieuses d'opérer (toutes choses qu'on ferait si l'on avait l'intention de renverser la lithotritie), à l'hôpital Necker on applique cette méthode toujours avec le même succès.

Encore un trait distinctif entre l'enseignement de l'hôpital Necker et celui des Cliniques.

Dans les conférences que je fais habituellement, depuis 1829, j'ai exposé avec les développements nécessaires tout ce qui se rattache aux maladies des voies urinaires. Maintes fois j'ai réfuté des doctrines qui ne s'accordaient pas avec les données de l'expérience; mais jamais un seul mot n'a été prononcé qui pût blesser un autre praticien. Dans mon enseignement clinique, aussi bien que dans mes rapports particuliers avec les premiers chirurgiens de notre époque, dont j'ai quelquefois combattu les opinions, j'ai toujours concilié les devoirs professionnels et les intérêts scientifiques avec les égards qu'on se doit entre confrères (2).

(1) *Éléments de pathologie*, t. V, p. 246.

(2) En 1842, S. B. Brodie, qui s'était occupé de la lithotritie avec beaucoup de zèle, voyant échouer ses tentatives d'opération, déclarait le succès problématique et allait renoncer aux applications de la nouvelle méthode. A la suite d'une discussion, dans laquelle j'osai combattre, non sans vivacité, des opinions préconçues, le célèbre baronnet renouvela ses essais, entra dans une meilleure voie, et ne fit pas moins de cent quinze opérations. Devenu depuis lors un des plus fermes soutiens de la lithotritie, il me conserva jusqu'à la fin son amitié.

Scarpa avait conçu de tels préjugés contre l'art de broyer la pierre, qu'il se refusait à admettre la possibilité de l'opération. N'ayant que peu de temps à passer à Pavie, où j'avais été pour le voir, quelques

Il en est tout autrement à l'hôpital des Cliniques (1).

Après avoir fait bon marché de nos réflexions sur la pratique générale de la lithotritie, le professeur avait promis d'examiner en détail les questions graves et difficiles qui se rattachent à l'art de broyer la pierre.

courtes explications et la vue de mes instruments suffirent pour le ramener : peu de jours après notre entrevue, il m'adressait ses remercîments dans le journal d'Omodei.

Vincent de Kern, premier chirurgien de l'empereur d'Autriche, avait attaqué publiquement ma méthode, et j'avais répondu à son attaque par les organes de la publicité. Peu de temps après ma réplique, Vincent de Kern m'écrivit pour me remercier d'avoir éclairé sa conscience, et me témoigna son estime en m'adressant une médaille d'honneur de la part de son auguste souverain.

Gibson, en opposition avec son compatriote Randolph, partisan déclaré de la nouvelle méthode, était ouvertement hostile à la lithotritie. Étant venu en France, il hésitait à se présenter chez moi. Il y vint cependant, et m'ayant vu opérer, il changea complétement d'opinion. Dans la relation de son voyage en Europe, il a témoigné non-seulement de ses convictions profondes à l'endroit de l'utilité de la lithotritie, mais encore de sa reconnaissance pour les observations que j'avais cru devoir lui présenter.

Voilà donc, sans compter tous les autres, quatre grands chirurgiens que j'ai réussi à convaincre et dont j'ai mérité l'estime ou l'amitié. Je dois ajouter que jusqu'ici je ne m'étais attiré aucune espèce de récrimination de la part de mes adversaires et contradicteurs.

(1) Depuis vingt ans je n'ai eu avec M. Nélaton que des rapports agréables : je l'ai aidé de mes conseils lorsqu'il lui a plu de les réclamer, et, dans mon discours à l'hôpital Necker, je n'ai fait allusion à ce professeur que pour constater qu'il m'avait fait l'honneur d'adopter mes instruments de lithotritie.

Tout à coup, M. Nélaton prend dans une fraction de mon discours quelques phrases détachées, les encadre avec art et il insinue que l'auteur de ce discours a manqué aux égards qu'il doit à ses confrères, et porté atteinte à leur considération. (Voyez *Gazette des hôpitaux*, 5 janvier 1864.)

Cette imputation n'est même pas vraisemblable. Comment M. Nélaton a-t-il pu supposer que j'aie eu la pensée d'attaquer mes confrères, qui tous (moins un, peut-être) me rendent pleine justice?

De quoi s'agissait-il, en effet, dans mon travail? Uniquement de l'application de la lithotritie et des moyens de la perfectionner.

J'ai fait appel à mes confrères, et dans une question d'humanité et de pratique, j'ai cru pouvoir compter sur leur bienveillant concours. J'ai indiqué en passant les points à élucider.

Mais on ne trouve dans le compte rendu de ses leçons que des considérations très-générales, telles qu'on pourrait les présenter dans un cours élémentaire. Quant aux questions pratiques et aux *règles qui doivent servir de guide* dans ces opérations délicates, les principales ont été mises de côté, et le petit nombre de celles qu'on a touchées l'ont été avec un esprit et dans des vues que caractérisent suffisamment les remarques précédentes.

En procédant ainsi, M. le professeur m'a mis dans l'obligation, non de me défendre, mais de rectifier certaines assertions douteuses.

M. Nélaton paraît se féliciter de n'avoir pas vu le service des calculeux à l'hôpital Necker, et il ajoute que M. Civiale de son côté n'a pas vu sans doute les autres chirurgiens dans leurs services respectifs. Est-ce que M. le professeur considérerait cet échange de visites entre chefs de service comme une des grandes questions pratiques qu'il s'est proposé de traiter? Quoi qu'il en soit, comme ce qu'il avance ne peut manquer d'avoir un sens, je m'empresse de dire que :

J'ai été appelé à pratiquer la lithotritie au Val-de-Grâce, à l'hôpital de la rue des Postes, à celui de la rue Blanche, à l'hôpital Cochin, à Saint-Antoine, à la Pitié, et même à l'hôpital des Cliniques.

M. Nélaton, aujourd'hui chirurgien de ce dernier hôpital, ne sait peut-être pas que les doctrines qu'il y professe, et les appréciations qu'il présente avec tant de confiance en 1864, sont en opposition formelle avec l'enseignement qu'on donnait à ce même hôpital, lorsqu'il conservait son véritable caractère de *clinique de perfectionnement*, sous la direction du célèbre Antoine Dubois.

En 1829, A. Dubois me confiait la mission délicate de le délivrer de la pierre. J'opérai heureusement ce grand chirurgien par les mêmes procédés, avec les mêmes instruments dont le chef actuel de l'hôpital des Cliniques fait aujourd'hui le tableau le plus grotesque.

III

RÉSULTATS PRATIQUES DE LA LITHOTRITIE DANS LES CLINIQUES OFFICIELLES ET DANS LE SERVICE SPÉCIAL.

Tant de différences essentielles dans la manière de pratiquer la lithotritie par les chirurgiens des cliniques officielles et à l'hôpital Necker doivent nécessairement apporter des différences notables dans les résultats de l'opération. Ce sont ces résultats que je me propose d'examiner.

Plusieurs professeurs de clinique chirurgicale, notamment celui de la Faculté, se tiennent, en ce qui concerne les faits pratiques de la lithotritie, en dehors de la voie suivie par les chirurgiens les plus éminents de tous les pays et de tous les temps. Ils gardent pour eux les faits cliniques.

En cherchant à prendre place dans la pratique de la nouvelle méthode à côté des Swalin, des Randolph, des Crampton, des Brodie, nos habiles professeurs auraient-ils oublié que ces grands maîtres se sont imposé le devoir de faire connaître leurs observations, et qu'ils ont insisté tout particulièrement sur les cas graves et compliqués au sujet desquels la pratique est moins avancée et où les conseils de l'expérience sont plus nécessaires?

Sans doute M. Nélaton ne fait qu'imiter ses maîtres et ses collègues de la clinique chirurgicale. Mais, en faisant comme eux, il les a dépassés, et il pousse la prudence jusqu'à l'excès. Ainsi, M. Jobert publie de temps en temps quelques rares observations, et M. Velpeau nous donne au moins une excuse : il dit qu'il ne parle pas de sa pratique parce qu'on pourrait trouver à y reprendre. Ce silence obstiné, de la part de professeurs chargés de services considérables et préposés à l'enseignement clinique, est contraire aux traditions de la grande chirurgie, et d'autant plus regrettable, dans cette circonstance, qu'il s'agit d'une opération nouvelle, au perfectionnement et à la propagation de laquelle chacun doit concourir en publiant sans réserve les observations qu'il a recueillies (1).

(1) Dans un relevé fait par mes soins de 111 cas, on a trouvé la lithotritie applicable à 38 d'entre eux, et les 38 opérations ont donné 22 guérisons, 11 morts; dans deux cas le résultat n'est pas indiqué, et

En procédant comme ils font, nos confrères laissent penser qu'ils n'ont pas songé aux progrès de l'art; aussi n'a-t-il reçu aucune amélioration de leur part depuis plus de trente ans qu'ils s'en occupent. Toujours, au contraire, ils ont fait obstacle à son développement, ainsi que le constatent les remarques qui précèdent, et comme je le démontrerai encore. Faut-il ajouter que ces habiles chirurgiens, n'ayant pas réussi dans leurs tentatives de broiement, ont eu la regrettable pensée de mettre leurs revers sur le compte de la méthode? Elle est devenue si périlleuse entre leurs mains, tellement effrayante pour le public et pour eux-mêmes, que MM. Velpeau et Nélaton se sont demandé *s'il y a moins de danger à se faire lithotritier qu'à se faire tailler, et quels services la lithotritie a rendus à la science et à l'humanité?*

Où en serait maintenant l'art de broyer la pierre, si nous avions nous-même agi comme on le fait dans les cliniques officielles?

Qu'aurait-on pensé de notre probité scientifique, si nous avions vanté les succès d'une méthode sans produire des preuves à l'appui? Le dogmatisme peut-il quelque chose pour étendre les res-

dans trois autres on a dû recourir à la taille. Des 73 opérés par la taille, 43 ont été guéris, 23 sont morts, et dans les autres cas le résultat n'est pas indiqué.

Ainsi, à l'exception de quelques cas isolés dont on a publié les détails, voilà ce qu'on sait approximativement de la pratique de la lithotritie dans les hôpitaux autres que celui des Enfants, au moyen d'une méthode qu'on dit *perfectionnée* et qu'on assure avoir été mise à la portée de tous les chirurgiens.

Les chefs de service dans les hôpitaux publient ordinairement des relevés annuels des principales opérations qu'ils pratiquent. La lithotritie est mentionnée pour la première fois dans celui de la clinique de M. le professeur Velpeau pour 1863-1864. On y lit: « Calculs vésicaux, 4, traités par la lithotritie. » 3 ont guéri; 2 ont présenté des accidents fébriles; 1 est mort. Le malade qui a été guéri sans accidents avait été soumis à quatre séances de lithotritie. (*Gazette des hôpitaux*, 30 septembre 1864.)

Quant à l'hôpital des Enfants, on y a reçu 140 calculeux dans l'espace de vingt années. 100 ont été opérés par la taille; il en est mort 14. 35 garçons et 5 filles ont été opérés par la lithotritie; il en est mort 7. Je me borne à ces courtes indications publiées dans le *Bulletin général de thérapeutique* du 30 mai 1864. Les remarques et les appréciations de l'auteur, chef de service de cet hôpital, jointes aux chiffres, me paraissent manquer de justesse sur les points principaux.

sources de l'art, si les acquisitions nouvelles, les améliorations et les perfectionnements introduits ne reçoivent une pleine et évidente confirmation de la démonstration pratique?

Plusieurs autres chirurgiens qui s'occupent du broiement de la pierre remplissent leurs devoirs professionnels au double point de vue de l'enseignement et de la pratique de cette opération. Ne craignant pas qu'on trouve à reprendre dans leur pratique, ils n'hésitent pas à faire connaître loyalement les résultats qu'ils obtiennent, suivant en cela la voie tracée par de grands maîtres, celle qui fait progresser l'art, et la seule qui conduise à la solution des questions de thérapeutique.

Les faits de lithotritie tirés de ma pratique et que j'avais classés par catégories en 1846, étaient au nombre de 600. Ils atteignent aujourd'hui le chiffre d'environ 1400 (1).

(1) Ces faits ont été présentés à des périodes diverses (*Traité pratique et historique de la lithotritie*, Paris, 1847, p. 371-575):

Première période, de 1824 à 1835 . . .	307 cas de lithotritie.	
Deuxième période, de 1836 à 1843 . . .	332	—
Troisième période, de 1846 à 1859 . . .	560	—
Quatrième période, de 1860 à 1864 . . .	163	—

Les faits des deux premières périodes ont été classés et publiés en tableaux, avec tous les développements nécessaires. (Voy. aussi le *Traité de l'affection calculeuse*, chapitre *Statistique*, Paris, 1838; le *Parallèle des divers moyens de traiter les calculeux*, Paris, 1836; et mes *Lettres sur la lithotritie*, Paris, 1827-1848.)

Pendant la troisième période, de 1845 à 1859, les devoirs toujours croissants de la profession ne m'ont pas permis de continuer ce que j'avais fait les années précédentes. Les faits de cette période ne sont pas classés; je me suis borné à faire le relevé d'un registre sur lequel sont inscrits les noms des opérés et les circonstances principales du traitement.

En 1855, à l'époque et à l'occasion de la réorganisation du service des calculeux, je m'aperçus que la propagation de la lithotritie subissait un temps d'arrêt; quelques recherches sur ce sujet convertirent mes soupçons en certitude.

Cette idée me préoccupait. Je la communiquai à mon vieil ami, J.-B. Biot, qui connaissait si bien le mouvement qu'il faut imprimer aux sciences pour les faire progresser.

Sur son indication, je commençai une nouvelle série de relevés de ma clinique. (Voy. les *Comptes rendus de l'Acad. des sciences*, 1860, 1861, 1862.)

Chaque jour fait connaître l'utilité de ces comptes rendus qui sont encore trop rares.

Si l'on ajoute à ces faits ceux en plus grand nombre recueillis dans les diverses parties du monde par les chirurgiens qui ont étudié l'art de broyer la pierre à l'hôpital Necker, et qui suivent la méthode vraiment rationnelle, on aura une masse imposante de preuves qui mettent en toute évidence la haute utilité de la lithotritie régulièrement appliquée et les illusions regrettables de quelques chirurgiens qui paraissent ne pas savoir ce qui se passe autour d'eux et sous leurs yeux, et qui veulent cependant apprécier le service des calculeux et la lithotritie elle-même d'après ce qu'ils observent dans leurs salles, en suivant une manière défectueuse d'opérer. Des milliers de calculeux, traités utilement par la nouvelle méthode, dans toutes les parties du monde depuis quarante ans, disent assez ce que cette méthode vaut.

Si les adversaires de cette méthode préféraient à la masse de preuves qu'on leur oppose des faits isolés, il leur suffirait de prendre dans nos relevés quelques noms d'hommes connus qui se sont confiés à nos soins depuis 1824, auxquels la lithotritie a prolongé l'existence, et dont quelques-uns vivent encore.

La lithotritie a rendu de même des services aux malades de notre profession ; j'ai opéré 133 médecins ou chirurgiens.

Il m'est permis de dire aujourd'hui que, grâce à l'art de broyer la pierre, la Belgique conserve son souverain et le sénat français son illustre président.

Quoique la pierre ne soit pas une de ces maladies que l'on cache, j'avais pris mes mesures pour que les misères de ces grands personnages ne fussent pas mises sous les yeux du public. Chacun appréciera ce sentiment de haute convenance. Par une circonstance regrettable, à mon insu, et peut-être aussi au profit d'un tiers, le nom du très-honorable président, nom cher à la France, a été livré très-indiscrètement à la publicité des grands journaux (1).

(1) Dans la *Presse* du 13 octobre 1863, on lit sous la rubrique : *Nouvelles du jour*, le passage suivant :

« On annonce que M. Troplong, qui souffrait depuis quelque temps de la pierre, a dû être opéré. C'est M. Nélaton qui a fait cette opération, laquelle a parfaitement réussi. »

Il est très-vrai que l'opération a réussi. Je l'ai pratiquée en juillet 1863, et M. Nélaton n'y était pas. Une rectification de cette annonce fut promise par mon très-honorable confrère : elle n'a pas été faite.

A un autre point de vue la lithotritie rend aux calculeux un immense service.

Lorsqu'on les traite par la taille, les dangers qui sont inséparables de cette opération ont inspiré à de grands praticiens la sage pensée de la différer aussi longtemps que la vie est supportable; mais cette temporisation commandée par la prudence a aussi ses dangers.

En laissant la pierre dans la vessie, le malade est condamné à une vie de souffrances : la pierre grossit et produit dans l'organe qui la recèle des désordres par suite desquels l'opérateur doit recourir à des manœuvres difficiles, laborieuses, qui font mourir un très-grand nombre d'opérés. Un cas nouveau de cette espèce a été communiqué depuis peu à la Société de chirurgie de Paris.

Toutes les fois qu'on applique la lithotritie, au contraire, c'est un devoir pour le chirurgien d'opérer au début de la maladie. Alors l'opération est toujours facile et peu douloureuse, la guérison est prompte et certaine, et l'on atteint ainsi le but cherché, qui est d'assurer l'existence et d'éloigner la douleur. Lorsque la prévention contre la nouvelle méthode aura cessé, on trouvera rarement de grosses pierres, on n'observera plus les lésions qu'elles produisent et contre lesquelles les ressources de la chirurgie et toute la prudence humaine sont impuissantes.

Ainsi, pour le présent, la haute utilité de la lithotritie ne saurait être contestée; à l'avenir, cette utilité sera plus évidente encore, les malades seront guéris comme ils le sont aujourd'hui, et étant détournés de garder la pierre, ils seront soustraits aux désordres qu'elle cause.

Ces remarques, que l'importance du sujet ne m'a pas permis d'abréger, suffiront, je l'espère, pour mettre en toute évidence deux points importants que j'ai énoncés, savoir :

1° Que l'art de broyer la pierre, régulièrement appliqué, a réalisé toutes les espérances qu'on avait conçues; mais que trop souvent, dans les hôpitaux et la pratique générale, on n'apporte pas dans ses applications la prudence et l'opportunité désirables;

2° Que l'instruction donnée à Paris aux jeunes chirurgiens sur cette partie de la médecine opératoire est insuffisante sinon illusoire. Un professeur de l'école encyclopédique n'est pas autorisé à affirmer devant l'Académie des sciences, *qu'un service spécial pour le traitement de l'affection calculeuse est inutile*, *que la lithotritie est régulièrement appliquée dans les hôpitaux de Paris au moyen d'instruments perfectionnés qui ont concouru à populariser cette opération.*

Je regrette d'avoir à dire que l'éminent chirurgien dont je cite les paroles se trompe sur tous les points qu'il touche. N'est-il pas démontré qu'en France, et particulièrement dans les hôpitaux de Paris, on pratique rarement la lithotritie, et que les procédés auxquels on a recours ne sont pas irréprochables? (Voy. plus haut la *Lithotritie à l'Hôtel-Dieu et à l'hôpital des Cliniques.*)

Chose étrange! on commença par faire croire que mon service était sans importance, et qu'on n'y traitait que quelques malades égarés!

Plus tard, on a prétendu que ce service était pernicieux aux opérés. Aujourd'hui, on vient dire qu'il est inutile, et la raison qu'on allègue, c'est que dans les hôpitaux ordinaires, la lithotritie serait depuis longtemps dans le domaine de la chirurgie générale. Et cependant nous avons prouvé jusqu'à l'évidence que les applications de la lithotritie n'y sont pas faites régulièrement; ce qui démontre la nécessité du nouveau service.

3° En ce qui concerne les instruments et les procédés perfectionnés que l'honorable professeur mentionne dans sa note à l'Académie, il y a de l'ambiguïté.

Assurément la lithotritie s'est perfectionnée depuis 1824, et j'ai exposé les principales améliorations dont elle a été l'objet, surtout dans ses applications aux cas compliqués.

Mais si l'idée d'un perfectionnement se présente naturellement à l'esprit, surtout lorsqu'il s'agit d'une méthode nouvelle, il faut bien distinguer les perfectionnements réels qui satisfont aux lois de la théorie et aux besoins de la pratique, et ceux qui ne sont que des illusions de l'amour-propre, que j'ai appelés *perfectionnements illusoires*, et dont le nombre, en ce qui touche au broiement de la pierre, est de beaucoup supérieur à ceux de l'autre catégorie.

Eh bien! les instruments et les procédés dits perfectionnés, auxquels M. Velpeau fait allusion, qui auraient, dit-il, vulgarisé la lithotritie, l'auraient mise à la portée de tous les chirugiens, et qui réuniraient toutes les conditions de succès, sont en réalité, je le répète, tellement défectueux, que les chirurgiens les plus habiles ne réussissent pas à les appliquer utilement, comme le prouvent les résultats qu'on obtient par leur emploi dans les cliniques officielles.

Et M. Velpeau lui-même ne trouverait pas dans les instruments qu'il vante si haut en 1856, la sûreté et toutes les conditions de succès qu'il avait reconnues, en 1827, dans mes premiers instruments. (Voy. plus haut, p. 36.)

Ainsi les chirurgiens qui crurent d'abord à un perfectionnement de l'art, par les changements apportés à mes premiers procédés, et ceux qui l'ont proclamé depuis comme un fait accompli, se sont mépris.

Sans doute, les modifications du percuteur ont mis plus tard un plus grand nombre de chirurgiens dans le cas de tenter l'opération de la lithotritie; mais la plupart de ces tentatives ont été malheureuses, et au lieu d'un progrès, c'est la décadence de la méthode qu'il a fallu constater. Par suite, ses applications sont devenues de plus en plus rares, et l'on n'y a guère recours dans les hôpitaux que lorsque les malades refusent de se laisser tailler (1).

(1) Quelques malades refusent de se soumettre à la taille, et leur obstination devient quelquefois embarrassante pour les chirurgiens qui n'aiment pas la lithotritie, ou qui ne sont pas habitués à la pratiquer. Les chefs de service tiennent cependant à retenir ces malades dans leurs salles, afin qu'ils ne passent pas dans les mains des *infidèles*. S'ils ne réussissent pas à leur persuader qu'ils ont plus d'intérêt à être taillés qu'à être lithotritiés, ils prennent le parti d'essayer de la lithotritie. Par le fait de ces tentatives les malades souffrent, les douleurs persistent et augmentent, bientôt apparaissent des désordres généraux. Le malade s'effraye et il finit par demander lui-même l'opération qu'il avait d'abord refusée. C'est ce qu'on appelle la nouvelle manière de faire accepter la taille par les calculeux. On m'assure qu'elle a réussi plusieurs fois.

Un cas très-curieux a été observé il y a peu de temps :

Un calculeux se présente dans un hôpital pour être opéré par la lithotritie; mais le chirurgien est partisan déclaré de la taille. Toutefois, pour satisfaire le malade qui demandait sa sortie, il se résigna à faire quelques tentatives de broiement; elles furent bien supportées. Comme la pierre était grosse et difficile à saisir, l'opérateur se décou-

Si dès praticiens exercés aux manœuvres des grandes opérations, avec toutes les ressources dont ils disposent, sont arrêtés dans leur pratique, s'ils observent des accidents formidables qui effrayent les malades et les opérateurs les plus intrépides, quelle sera la position des jeunes chirurgiens fidèles aux doctrines de l'école et à la parole du maître, appelés à pratiquer la lithotritie et se trouvant réduits, dans une province isolée, à l'emploi de ces mêmes procédés défectueux qu'on leur a recommandés avec tant de confiance ?

Le jeune docteur s'aperçoit bientôt que l'introduction du forceps est difficile et très-douloureuse, parce que le canal n'est pas préparé à le recevoir, parce que sa courbure trop forte n'est pas en rapport avec celle de l'urèthre, et surtout parce qu'on lui a conseillé une manœuvre irrégulière en prescrivant d'introduire le forceps dans la vessie *d'après les règles du cathétérisme ordinaire.*

J'admets qu'il parvienne dans la vessie; il ne réussira à saisir la pierre que par des mouvements étendus, prolongés, douloureux; le plus souvent même la pierre ne viendra pas se placer dans l'instrument, comme on le lui a dit.

Ce n'est pas tout; à la fin de la séance il réussira plus difficilement encore à fermer l'instrument à cuiller ou à cuvette, parce

ragea et finit par déclarer au malade qu'il fallait recourir à l'ancienne méthode, parce que la nouvelle était impossible. Le malade, qui était malin, avait recueilli après chaque tentative d'opération une certaine quantité de débris pierreux dont il avait rempli une petite boîte. A la vue de ce produit, le chirurgien reconnut qu'il avait fait de la lithotritie sans le savoir; il continua le traitement de la même manière, et le malade guérit.

On parle d'un calculeux, dans un autre hôpital, qui ne voulait pas davantage être taillé; il fut d'abord soumis aux inhalations de chloroforme et l'on pratiqua ensuite l'opération qu'il redoutait tant.

Ce cas me rappelle celui du malade Azyle, dont j'ai publié les détails (*Traité pratique et historique de la lithotritie*. Paris, 1847, p. 426). Cet homme, l'un des concierges des Tuileries, demandait à être opéré par la nouvelle méthode; le chirurgien consulté promit de l'opérer par la nouvelle méthode, mais ces mots ne signifiaient pas la même chose pour le chirurgien et pour le malade. Celui-ci ne se laissa pas opérer lorsqu'il apprit qu'il allait subir la taille par un nouveau procédé. Heureusement pour lui on n'avait pas encore découvert le chloroforme.

que celle-ci est trop profonde et remplie de débris pierreux ou que l'écrou fonctionne mal.

Cette partie de l'opération, dont on ne s'occupe pas assez, est devenue très-souvent, et tout récemment encore, une source d'accidents plus graves les uns que les autres. Je ne connais pas de position aussi critique pour le malade et pour l'opérateur qui reconnaît alors, mais trop tard, qu'on ne lui a pas enseigné la bonne méthode.

M. Velpeau dit, en terminant sa communication à l'Académie, que les instruments perfectionnés dont il parle sont à peu près les seuls employés actuellement, et que M. Civiale les a adoptés dans sa pratique (1).

Cette assertion est contraire à la vérité. J'ai démontré que ces instruments sont très-imparfaits; par leur emploi, on termine rarement une opération.

Je n'ai jamais adopté, je n'emploie jamais dans mes opérations

(1) M. Leroy présenta, en 1825, des instruments pour le broiement de la pierre, et n'ayant pas réussi à s'en servir utilement (*Exposé des procédés pour guérir de la pierre*. Paris, 1825, in-8°), chercha à faire croire, afin de donner de l'importance à ce qu'il appelait *son invention*, que je me servais de ces mêmes instruments. Pour comprendre combien cette assertion est erronée, il faut se rappeler que ces instruments ne sont pas applicables, et que l'auteur lui-même a renoncé à s'en servir.

Une idée, quelque absurde qu'elle soit, trouve toujours quelqu'un pour l'accueillir et la défendre.

Celle-ci fut patronnée d'abord par Magendie et par Dupuytren qui s'en servirent pour contester mes droits. (Voy. mon *Traité de la lithotritie*, p. 404 et suiv., et mes *Lettres* sur le même sujet).

M. le professeur Velpeau, sans calculer peut-être la portée de son assertion, et sans se rappeler ce qu'il a écrit sur mes propres instruments, s'est fait à son tour le propagateur de cette même idée. En outre, son assertion sans fondement a eu pour résultat d'accréditer dans le public un grand nombre d'instruments et de procédés plus défectueux et plus dangereux les uns que les autres. Les chirurgiens les plus méritants s'y laissent prendre; à ceux qui hésitent à les adopter on répond : « M. Civiale s'en sert, » ce qui n'est pas.

Tout récemment encore, un honorable professeur de la Faculté, pratiquant une opération de lithotritie, déclare de bonne foi qu'il s'est servi de l'instrument de M. Civiale. Eh bien ! ce professeur a été trompé, aucun de mes lithoclastes n'est *à pignon*. Si l'opérateur n'a pas réussi à dégorger l'instrument, ce n'est pas à mes procédés qu'il doit s'en prendre.

les instruments que MM. Velpeau et Nélaton veulent absolument placer dans mes mains (1).

Mais supposons, pour un moment, que je me serve de ces mêmes instruments, de ces mêmes procédés par l'emploi desquels Dupuytren d'abord, et ensuite MM. Velpeau, Nélaton et leurs collègues ont fait leurs tentatives d'opération sans succès. Comment ces habiles chirurgiens prétendent-ils expliquer leurs mécomptes et leurs revers? Veulent-ils laisser croire que des opérateurs se servant des mêmes moyens, procédant de la même manière à la même opération et marchant côte à côte dans la même voie pendant quarante années, puissent arriver l'un à opérer avec sûreté, aisance et succès, tandis que les autres sont encore à la recherche des moyens de réussir?

Tant d'humilité n'entre pas dans les mœurs chirurgicales. Quant à moi, j'aime mieux attribuer les insuccès à l'imperfection des instruments qu'à la maladresse des opérateurs.

Faut-il encore répéter qu'il y a pour l'application de la lithotritie ce que j'appelle la bonne et la mauvaise méthode, expressions qui résument l'ensemble des moyens et des procédés dont on se sert et qui doivent être groupés suivant qu'ils sont réguliers et conformes aux principes de l'art ou qu'ils ne présentent pas ces caractères.

Par un concours de circonstances regrettables, presque tous les chefs de service dans les hôpitaux civils ayant adopté des moyens et des procédés dont l'expérience n'a pas prouvé l'utilité, ne peuvent réussir que très-rarement, quelque habiles qu'ils soient d'ailleurs. Aussi n'ont-ils recours à la nouvelle méthode

(1) Les jeunes chirurgiens à l'esprit desquels ne viendrait pas la pensée que leurs savants maîtres se soient trompés, ne manqueront pas d'adopter en toute confiance ces mêmes instruments et ces mêmes procédés, et par suite, ils auront des mécomptes dont je ne veux pas accepter la responsabilité. Je répète donc qu'on ne trouvera rien dans mes écrits ni dans ma pratique qui puisse donner lieu à la supposition que je combats. Le lithoclaste et le trilabe dont je me sers, suivant les besoins, sont semblables en tous points à ceux que j'ai décrits dans le *Parallèle des divers moyens de traiter les calculeux*, Paris, 1836, et dans mon *Traité pratique et historique de la lithotritie*, et qui sont reproduits dans cet ouvrage. Ils diffèrent par conséquent de ceux dont on m'attribue l'usage.

que lorsqu'ils y sont forcés par les malades. Le résultat de leurs tentatives est presque toujours défavorable, ce dont on se rend facilement compte.

Mais ce qu'on ne comprend pas aussi bien, c'est que ces mêmes opérateurs aient la prétention d'introduire de force dans la science et dans la pratique de la chirurgie la nouvelle méthode telle qu'ils la présentent dans leurs ouvrages élémentaires, telle qu'ils l'enseignent oralement et qu'ils l'appliquent dans leurs cliniques, c'est-à-dire qu'ils veuillent accréditer et imposer une méthode qui manque de base et ne peut se soutenir.

Cette prétention et les moyens inusités auxquels on a eu recours pour la soutenir, m'obligent de retenir encore un moment l'attention du lecteur. Rappelons quelques faits curieux qui sont établis et discutés dans les articles précédents.

Il y a quarante ans que les professeurs de clinique chirurgicale de la Faculté de médecine de Paris s'occupent de la lithotritie; et depuis quarante ans ils n'ont rien fait pour la théorie, rien pour la pratique de cette méthode. En revanche, leur enseignement a répandu des idées et des procédés contraires aux préceptes tirés de l'expérience.

Par une fatalité peut-être sans exemple dans l'histoire de la chirurgie, ces savants professeurs ont constamment repoussé mes instruments et mes procédés, les seuls au moyen desquels on réussit le plus sûrement; et ils ont décrit de préférence, dans leurs leçons et dans leurs traités élémentaires, d'autres instruments et d'autres procédés dont l'utilité n'a pas été démontrée.

Après avoir vulgarisé l'usage de ces mauvais instruments, mes savants collègues les ont encouragés de toutes les manières à l'Académie des sciences; leur prévention contre ma méthode était si grande que l'Académie dut, en 1827, modifier la commission qui me décerna le grand prix de la fondation Montyon.

Et cependant, par une inconséquence flagrante, ces mêmes professeurs ont un faible pour ma méthode. Rappelons à ce propos qu'après avoir proscrit la lithotritie à sa naissance (1), le célèbre Dupuytren se ravisa. En 1825, il m'exprimait, dans les termes les plus flatteurs, devant un nombreux auditoire, la vive

(1) *Médecine opératoire* de Sabatier, 1824, t. IV, p. 206.

satisfaction que lui faisait éprouver le résultat auquel j'étais parvenu : il voulait, disait-il, prendre sous sa protection la nouvelle méthode et son auteur (1). Il me parut prudent de ne pas accepter immédiatement un tel patronage.

Un des successeurs de Dupuytren n'a pas montré moins de sollicitude pour la lithotritie. Après avoir applaudi à ses débuts, M. le professeur Velpeau a passé de l'éloge le plus chaleureux aux attaques les plus vives; et c'est au moment où ses attaques redoublaient contre ma méthode, en 1835 et 1847, que le célèbre chirurgien de la Charité entreprit de faire rentrer l'art de broyer la pierre dans le domaine de la chirurgie générale, en la retirant des mains des infidèles (2). Quoi qu'il en soit, la lithotritie a poursuivi sa carrière sans subir, encore cette fois, le protectorat de la Faculté.

Mais celle-ci, fidèle à ses vieilles traditions, et toujours animée de cet esprit d'envahissement qui possédait les anciennes corporations, se croit toujours le droit de confisquer à son profit les innovations et les améliorations qui s'introduisent dans l'art médical sans sa participation.

En 1864, M. le professeur Nélaton renouvelle ces tentatives d'adoption forcée, et à son tour il travaille, sans s'oublier, pour le plus grand lustre du corps dont il est membre. Le célèbre chirurgien des Cliniques a des procédés à lui lorsqu'il veut adopter les améliorations dont l'art s'enrichit.

En 1858, dans un ouvrage élémentaire de chirurgie, M. Nélaton exposait l'histoire de la lithotritie, ses moyens, ses applications, ses procédés, d'une manière si inexacte, qu'on a pu croire raisonnablement que cet exposé si infidèle avait pour but de servir d'autres intérêts que ceux de la science.

L'auteur met d'abord de côté le nom du chirurgien qui a fondé l'art de broyer la pierre, et à ce nom il en substitue un autre qui lui donne toutes les facilités possibles.

Quant aux instruments et aux procédés qui ont fait de la lithotritie une méthode thérapeutique, M. Nélaton les présente comme inapplicables, et en proscrivant les procédés, il relègue les instruments dans les musées. (Voy. plus haut.)

(1) *Traité de la lithotritie*, p. 426.
(2) *Sixième Lettre sur la lithotritie.*

Ce n'est pas tout. La lithotritie appliquée au traitement des calculeux date de 1824. Cette date dérange apparemment les combinaisons de l'honorable professeur, et de sa propre autorité il la place en 1832. C'est une différence de huit années.

En 1858, M. Nélaton ne savait pas au juste s'il y avait plus de danger à se faire tailler qu'à se faire lithotritier.

Depuis cette époque, l'habile chirurgien a considérablement modifié sa manière de voir. En 1864, il présente l'art de broyer la pierre comme une des conquêtes les plus précieuses qu'ait faites la thérapeutique chirurgicale depuis le commencement de ce siècle; et tout aussitôt il fait observer que pour *qu'elle produise tous les fruits qu'on est en droit d'en attendre, il faut en bien connaître les difficultés et les écueils.* Le professeur se propose en conséquence d'examiner, pour l'instruction des élèves, toutes les graves et difficiles questions que soulève l'étude sérieuse de la lithotritie.

On vient de voir de quelle façon ces graves questions ont été traitées à l'hôpital des Cliniques. J'ai prouvé jusqu'à l'évidence que l'habile chirurgien de cet hôpital, si savant d'ailleurs, en est encore aux éléments, en ce qui concerne la théorie et la pratique de la lithotritie. Du reste, il a reconnu lui-même que son enseignement était illusoire, puisqu'il y a renoncé.

Les remarques qui précèdent et que l'importance du sujet ne m'a point permis d'abréger, nous conduisent à l'examen de quelques travaux plus récents qui paraissent devoir inaugurer une nouvelle période pour l'enseignement et la pratique de la lithotritie.

Dans les traités généraux de chirurgie, l'art de broyer la pierre ne figure jusqu'à ce jour que pour remplir un chapitre obligé. Les auteurs de ces traités, suivant l'usage des compilateurs, entassent pêle-mêle des noms propres, des allégations, des faits, des préceptes et des théories, et composent ainsi des chapitres dont le moindre défaut est de manquer de clarté et d'unité.

Quant aux ouvrages plus ou moins spéciaux, la plupart méritent la critique qu'a faite Deschamps des publications relatives à l'opération de la taille :

« Il y a peu d'opérations chirurgicales, dit cet habile et judicieux chirurgien (préface, p. 6), sur lesquelles on ait tant écrit séparément que sur l'opération de la taille; mais ces traités séparés ne se ressemblent nullement, parce que chaque auteur s'est plus attaché à préconiser les procédés qu'il avait inventés ou qu'il favorisait, à faire valoir les avantages de l'instrument qu'il avait imaginés ou qu'il adoptait de préférence dans sa pratique, qu'à poser les vrais documents de la science, qu'à établir un corps de doctrine instructive ; en sorte qu'on peut regarder ces traités plutôt comme des prôneurs de telle ou telle méthode, de tel ou tel procédé, que comme des guides à suivre pour établir un choix et exécuter les véritables procédés opératoires. »

On ne saurait trouver ces remarques trop sérieuses ; dans un art qui intéresse la vie des hommes, il me semble qu'un chirurgien ne doit jamais s'écarter de la ligne droite, par des considérations d'un ordre secondaire.

Etranger à toute sorte d'intrigues, satisfait de ma position, j'arrive au terme d'une vie dont plus de quarante ans ont été consacrés au traitement des malades, au progrès et à la vulgarisation d'un art reconnu utile. Je crois avoir acquis le droit de dire sans réserve ce qui me paraît utile à cet art et ce qui pourrait lui nuire, en jugeant d'après ma conscience et les lumières que j'ai acquises pendant ma longue pratique.

J'ai évité avec le même soin, et ce qui pouvait induire les autres en erreur, et ce qui pouvait porter atteinte à leur considération. Lorsqu'il m'a été imposé de dévoiler des erreurs et des fautes graves, si je ne me suis pas toujours abstenu de nommer les auteurs, j'ai cherché à les excuser.

Quant aux doctrines erronées que j'ai dû combattre, et qu'on ne cesse de reproduire, je les ai repoussées sans ménagement comme des partis pris, parce que l'erreur avait cessé d'être involontaire.

A l'exemple de Deschamps, je n'ai pas oublié que s'il faut combattre, détruire même s'il se peut les opinions erronées d'un auteur, on doit respecter sa personne.

Si l'on n'a pas toujours suivi cette marche envers moi, tant pis pour ceux qui se servent de la science pour envelopper leur humeur fâcheuse ou au moins jalouse.

Autant en dirons-nous des divers écrits publiés depuis 1825 sur l'art de broyer la pierre; ils ont été plus nuisibles qu'utiles au progrès de cet art. Quelques exceptions néanmoins méritent d'être signalées, surtout à l'étranger, où la lithotritie, il faut en convenir, a été plus favorisée qu'en France.

Les chirurgiens les plus distingués, en Allemagne, en Angleterre, en Suède, en Italie, en Amérique, ont pris au sérieux l'art de broyer la pierre, et par leur zèle à le défendre, à le propager, à le pratiquer avec intelligence, ils ont contribué à son avancement. On trouvera l'appréciation des meilleurs travaux publiés à l'étranger dans mon *Traité de la lithotritie*, publié en 1847.

C'est ici le lieu d'apprécier rapidement quelques ouvrages spéciaux, de date plus récente, et dont la signification n'est pas équivoque; quelques-uns font pressentir la fin de cette période de dénigrement, durant laquelle chaque nouvelle publication sur la matière n'était que la reproduction stéréotypée, pour ainsi dire, de toutes les fausses doctrines ayant cours en France. Dans les plus récents ouvrages sur la lithotritie, les principes erronés, les pratiques vicieuses que j'ai signalés cent fois font place aux études solides; les instruments de pacotille et les procédés de fantaisie, tant de fois reproduits dans les traités élémentaires et classiques, sont remplacés par les moyens dont la pratique a démontré l'utilité (1).

On remarque, par ordre de date, les intéressantes notes sur la

(1) Il convient de noter ici que, parmi les jeunes chirurgiens, il en est qui adoptent mes principes sur l'art de broyer la pierre. Mais, outre que cette adoption n'est pas complète, ces jeunes praticiens combinent ou amalgament avec mes principes en lithotritie des théories surannées et des opinions incompatibles avec mes doctrines. De cet éclectisme résulte une confusion déplorable. Je n'insisterai pas sur ce point, car mes remarques ou mes critiques, qui se produiraient en foule, si je voulais citer des faits et des exemples à l'appui, ne manqueraient point de réveiller des susceptibilités exagérées.

Si ma mission est de lutter ouvertement et sans faiblesse contre l'obstination des chefs d'école qui persistent dans des erreurs cent fois signalées, je dois d'un autre côté attirer les jeunes chirurgiens qui ne recherchent que le vrai, aux doctrines que je défends, sans les irriter, sans froisser leur amour-propre. Aussi ne m'arrêterai-je pas à relever des fautes et des inadvertances échappées à des débutants, qui n'ont pas encore assez d'expérience pour savoir qu'on ne peut instruire et guider les autres et les initier aux secrets de la pratique, avant d'être soi-même très-sûr de ses principes et de sa main.

lithotritie que Sr. B. Brodie a communiquées à la Société médico-chirurgicale de Londres, en 1855 (1).

Un travail non moins important a été publié à Stockholm, en 1850, par Auguste Swalin (2).

Ces deux ouvrages essentiellement pratiques renferment des observations cliniques d'un grand intérêt. Je reviendrai sur ce sujet.

En 1859, parut un ouvrage dans lequel l'auteur, M. Phillips, s'efforce de paraître indépendant, mais il ne réussit pas. Je dois dire cependant que ce qu'on y lit sur la lithotritie est présenté d'une façon conforme aux habitudes scientifiques (3).

Deux écrits plus spéciaux que le précédent ont paru presque en même temps : le *Traité pratique de la pierre* dans la vessie, par M. le docteur Dolbeau (4), et *The practical Lithotomy and Lithotrity*, de M. Thompson (5). Ces deux publications diffèrent notablement par l'esprit, la valeur et les tendances.

Le docteur Thompson, chirurgien anglais, est venu souvent à Paris. Il s'est pénétré de mes principes, les a comparés avec les résultats de sa propre observation, et après avoir beaucoup vu et médité, il a exposé ses vues dans un ouvrage qui résume ses leçons (cours Lettsomian), à la Société médicale de Londres. L'auteur du traité pratique de la taille et de la lithotritie se distingue par son impartialité et sa rare bonne foi. Comme la plupart des livres sur l'art de broyer la pierre, publiés à l'étranger, celui de M. Thompson est à notre égard d'une bienveillance toute particulière. Evidemment, le chirurgien de Londres exagère en ce qu'il croit me devoir. J'ai agi avec lui comme je fais ordinairement avec les jeunes chirurgiens qui viennent à moi : je les accueille avec empressement. MM. Thompson et Dolbeau se sont

(1) Voy. *Medico-chirurgical transactions*, t. XXXVIII, 2e série, p. 169. — *Notes on Lithotrity with an account of the results of the operation in autor's practice.*

(2) *Contribution à la statistique de la lithotritie*, in-8°. Cet ouvrage de M. Swalin contient des faits très-intéressants, avec des remarques pratiques très-judicieuses, qui prouvent en toute évidence que ce chirurgien suivait la bonne méthode.

(3) *Traité des maladies des voies urinaires*, in-8°, avec planches.

(4) Paris, 1864, in-8°.

(5) Londres, 1863, in-8°.

présentés en même temps, et j'ai fait de mon mieux pour leur être de quelque utilité dans leurs études spéciales. M. Thompson s'en est souvenu (1).

M. Dolbeau paraît l'avoir oublié (2), et, loin de m'en plaindre, je me félicite de pouvoir dire ici quelle a été ma conduite à son égard. Ce sera ma réponse à ceux qui me reprochent d'être plus utile aux chirurgiens étrangers qu'à ceux de mon pays.

Pendant quatre ans, M. Dolbeau a été un de mes assistants les plus assidus, les plus zélés. Frappé de son ardeur, je l'ai désigné plusieurs fois à l'administration des hôpitaux pour me suppléer dans mon service, où il a été à même de faire des observations très-instructives. Dans ma pratique particulière, je lui ai souvent fourni l'occasion de pratiquer des opérations importantes. Je lui ai ouvert toutes les sources d'instruction et procuré toutes les facilités désirables.

M. Dolbeau n'ayant exprimé le désir d'être mon successeur dans le service spécial de l'hôpital Necker, j'ai considéré comme un devoir de lui frayer la voie, en le familiarisant avec les difficultés de la pratique, en le préparant à remplir des fonctions qui exigent une grande expérience. Mon jeune confrère a voulu abréger le chemin, et il s'est tout d'un coup posé en maître, sans oublier, toutefois, mes écrits, mes conférenees cliniques, nos entretiens particuliers, et même les travaux inédits dont il avait reçu communication. On retrouve beaucoup de tout cela dans le livre qu'il a publié.

(1) « In lithotrity, the unrivalled experience ot Civiale, its renowned inventor and perfector, has been unreservedly communicated to me on all occasions; and he has been especially desirous to afford me all the aid in his power in connection with my present task. I gladly seize the present opportunity of acknowledging to him my great and numerous obligations. » (*Préface*, p. IX.)

(2) Le *Traité pratique de la pierre* a fourni à l'un des rédacteurs de la *Gazette des hôpitaux* l'occasion d'adresser à la spécialité de la lithotritie une critique indirecte qui pèche peut-être par le justesse. « Il est heureux, dit le rédacteur de la *Gazette*, qu'on puisse démontrer par un exemple ce que peut être un livre spécial qui n'est pas fait par un spécialiste. » Ce qu'on oublie de dire, c'est que l'auteur en question a cultivé avec un soin tout particulier la spécialité de la lithotritie. Cet ouvrage, nous l'avons démontré, n'est pas précisément le produit de l'enseignement encyclopédique.

Je regrette seulement que l'auteur n'ait pas présenté mes opinions avec exactitude; je me bornerai à citer un seul exemple.

M. Dolbeau ne s'est pas contenté de multiplier les emprunts pour arrondir son livre; je suis autorisé à penser qu'il a voulu aussi grossir, à mes dépens, le bagage scientifique de son premier maître, et voilà de quelle manière.

Une partie essentielle de mes derniers travaux inédits se rapporte au morcellement des grosses pierres dans la cystotomie. (Voir le dernier chapitre de la première partie de cet ouvrage.) M. Dolbeau connaissait parfaitement ces travaux, il avait suivi pas à pas les perfectionnements que j'y ai apportés, il avait assisté aux diverses applications que je faisais de cette nouvelle méthode; il discutait avec moi en présence du général Piobert, certains points de la théorie et de l'appareil instrumental; ainsi, il voulait qu'on appelât *chariot* la pièce que je nomme *griffe conductrice.*

Pendant que j'étais absent pour le traitement du roi des Belges, M. Dolbeau suivait mes malades. Ce chirurgien était donc parfaitement au courant de mes travaux les plus récents.

Cependant il en parle dans son livre comme s'il ne les connaissait pas. L'auteur paraît avoir eu une raison pour cela.

Ce chirurgien m'assistait dans mes opérations depuis plus de deux ans, lorsque M. Nélaton, son premier maître, fit présenter à l'Académie, par son fabricant, une sorte de brise-pierre, qui a, dit M. Dolbeau, *une remarquable analogie avec l'appareil de M. Civiale;* or, comme cette analogie n'existe pas (voyez les figures), M. Dolbeau n'a pu la supposer qu'en feignant de ne pas connaître mes instruments. Il y a là de l'ambiguité. Dans la position que l'auteur a prise, on pourrait supposer, ou qu'il a voulu abuser son premier maître en lui communiquant un appareil autre que celui qu'il avait vu chez moi, ou qu'il n'a pas compris le génie de cet appareil.

Dans tous les cas, l'instrument présenté au nom de M. Nélaton n'a satisfait personne, pas même l'auteur, qui en a fait paraître un autre de la même manière en 1867, et qui ne me paraît pas utile.

Je ne parle pas de quelques autres publications dans lesquelles les auteurs paraissent avoir pour but un intérêt personnel, plutôt que les intérêts de la lithotritie; je ne m'occupe que de ces derniers.

IV

CONDITIONS REQUISES POUR LES OPÉRATIONS QUI INTÉRESSENT LES ORGANES GÉNITO-URINAIRES.

C'est pour arrêter la propagation de ces fausses doctrines, que j'ai tenu à assurer la stabilité d'un service dont la destination spéciale est tout à la fois de propager les vrais principes de l'art et de maintenir intacte la méthode du broiement de la pierre, aussi bien que l'uréthrotomie interne et toute autre opération nouvelle applicable au traitement des affections des organes génito-urinaires.

Le service des calculeux fonctionnera-t-il sous mes successeurs dans le sens de son institution? Des doutes ont été exprimés à cet égard, mais ils ne paraissent pas fondés.

Le nombre des lits, qu'on croyait trop restreint, suffit à tous les besoins de la spécialité.

A l'égard de l'enseignement clinique, le service des calculeux est une source féconde d'instruction pratique fort recherchée, surtout par les chirurgiens étrangers venus en France pour y compléter leur éducation professionnelle.

Je présenterai ici de courtes remarques sur les opérations que réclament les maladies des voies urinaires.

Les opérations qu'on pratique dans l'urèthre et dans la vessie sont considérées avec raison comme les plus difficiles et les plus importantes de la médecine opératoire. Celui qui les entreprend doit avoir des sens exercés, des connaissances approfondies, notamment en pathologie, et une certaine aptitude à employer des instruments de précision. Il ne doit point perdre de vue surtout, que ces manœuvres exigent une régularité et une mesure qui ne sont pas également nécessaires dans d'autres parties de la chirurgie.

Nous avons vu des praticiens, très-habiles dans les opérations ordinaires, exécuter celles dont nous nous occupons d'une manière très-vicieuse; et l'on est parti de là pour soutenir que la lithotritie n'entrerait jamais dans la chirurgie ordinaire. Mais qu'on le remarque bien, parmi les pratriciens qui n'ont pas réussi, les uns emploient des instruments défectueux qu'ils appliquent sans règle ni méthode, sans s'être préparés à l'opération, sans y avoir préparé les malades, et sans connaître les dispositions accidentelles des organes, ni la manière dont ils supporteront le contact des instruments.

Suivant les autres, c'est par des combinaisons instrumentales qu'il faut chercher à régulariser ces opérations, et en particulier l'uréthrotomie et la lithotritie, qui sont les plus importantes; c'est par ce moyen aussi qu'ils espèrent vaincre les difficultés qui les arrêtent.

Mais ne sait-on pas que procéder ainsi, c'est réduire à un acte mécanique les opérations les plus difficiles, et mettre sur le second plan l'élément chirurgical qui fait la base fondamentale de toute pratique rationnelle?

Les chirurgiens propagateurs de cette doctrine erronée, qui remonte à 1828, semblent ignorer que les instruments de la lithotritie sont aux mains de l'opérateur comme le ciseau ou le pinceau dans celles de l'artiste, des moyens dont chacun se sert à sa manière, et que c'est cette manière qui constitue l'artiste et le chirurgien.

Il en est qui ne conçoivent pas que lorsqu'il s'agit d'opérer sur la face interne de l'urèthre, sur le col ou dans l'intérieur de la vessie, on doive compter à peine sur celui des sens principaux qui est généralement le guide le plus sûr dans les opérations chirurgicales. Dans celles qui nous occupent et qui sont du domaine de cette chirurgie interne, trop peu étudiée, l'opérateur est pour ainsi dire réduit à l'unique ressource du toucher. C'est par le toucher médiat exercé au moyen d'un long instrument, tenu du bout des doigts, qu'il doit s'éclairer et se conduire pour exécuter, dans un organe profondément situé, une suite de mouvements précis, mesurés, et d'une extrême délicatesse.

On peut se représenter à peu près la position de l'opérateur en se rappelant que son but est de découvrir et de saisir dans la cavité vésicale, souvent déformée, et parmi les productions morbides, non-seulement des débris de calculs, mais encore les nombreux corps étrangers accidentellement introduits dans la vessie. Souvent aussi il est appelé à reconnaître les excroissances, les tumeurs nées du col et de la face interne de la vessie ; il doit en distinguer les espèces, en déterminer les principaux caractères, extirper ou détruire celles qui sont susceptibles d'être extirpées ou détruites, sans léser les tissus sains, etc. Ce sont là autant d'opérations nouvelles auxquelles nous avons été conduit par les applications de la lithotritie. Nos prédécesseurs ne s'en occupaient pas. Beaucoup de chirurgiens contemporains n'y croient pas encore, et néanmoins elles sont souvent exécutées avec précision, aisance et sûreté, soit dans mon service, soit dans ma pratique particulière.

Pourquoi donc tant de scepticisme, lorsqu'il suffit de voir ? N'est-ce pas là, d'ailleurs, un effet ordinaire de la perfectibilité ? Les sens de l'homme se perfectionnent prodigieusement par l'exercice. N'obtient-on pas tous les jours dans les arts et même dans les professions manuelles des effets qui étonnent ?

Pourquoi un chirurgien intelligent, s'écartant de la routine, si commune et tout à la fois si nuisible dans la pratique de la chirurgie en général, et suivant la voie expérimentale, n'arriverait-il pas, par des exercices répétés, par des efforts persévérants et de patientes études, aux plus grands effets de son art ? Pourquoi ne réussirait-il pas à effectuer aisément des manœuvres opératoires dont nombre de chirurgiens ordinaires ne conçoivent même pas la possibilité ?

Si ces opérations délicates n'ont pas été répétées par les chirurgiens vieillis dans la pratique, il n'y a pas lieu de s'en étonner, puisqu'en suivant la vieille méthode ils se privent d'une grande ressource, le perfectionnement de la main par les exercices préliminaires, et qu'ils emploient des instruments imparfaits. Mais ces opérations seront exécutées par d'autres chirurgiens, notamment par ceux qui seront appelés à me succéder ; et s'ils ne s'engagent pas dans une fausse voie, si, comme je me plais à le penser, ils ont cette vocation qui commande un dévouement absolu à la science et à la profession, ils pratiqueront aisément ces mêmes opérations délicates. Ils réussiront d'autant plus sûrement que l'art est constitué, qu'il ne s'agit que d'appliquer ses ressources ; ils réussiront surtout parce qu'ils savent que le chirurgien n'opère pas comme l'oiseau chante, qu'il n'y a pas de science infuse, qu'il faut la conquérir et préparer ses sens par l'exercice. Aucun d'eux, j'en ai la certitude, ne reculera devant les travaux préliminaires et les expériences propres à lui donner la finesse et la délicatesse du toucher qu'exigent ces opérations.

Il est inutile de recommencer ici l'étude des questions de détail, que j'ai traitées précédemment de façon à faire connaître, non-seulement les véritables principes de la lithotritie et de l'uréthrotomie, la perfection des moyens, la régularité des procédés et les précautions à prendre pour assurer le bon résultat de l'opération, mais encore une suite d'observations fines et délicates et d'impressions fugitives qui sont le fruit de la pratique.

Heureusement que ces finesses de la pratique peuvent être transmises des vieux aux jeunes, suivant la méthode clinique, c'est-à-dire par l'observation directe de cas divers et des opérations pratiquées sur le malade. Au lit du patient, c'est l'expérience du maître qui éclaire l'élève. Là se fait un enseignement qui établit une sorte de tradition à laquelle les anciens attachaient beaucoup d'importance et que l'école moderne dédaigne à tort; car cette tradition est le principe vital de l'art.

Ce mode de transmettre les acquisitions de l'expérience par la parole interprétant les faits et les procédés, est non-seulement utile, mais encore indispensable. Supposons un chirurgien intelligent, sous les yeux duquel on fait une opération difficile dont les détails échappent à la vue; l'opération à laquelle il assiste ne sera pas pleinement comprise, si les explications de l'opérateur lui font défaut, et il se trouvera arrêté lorsqu'il voudra opérer lui-même.

Prenons un exemple à l'appui de cette assertion :

Il y a deux ans, je sondais dans mon amphithéâtre un malade qu'on m'avait adressé de l'hôpital de la Charité, et je reconnus un fongus à la face inférieure de la vessie. Un jeune confrère placé à côté de moi paraissait douter de la réalité du fait, et par conséquent de la vérité de mon diagnostic, parce que dans la pratique générale, on ne reconnaît pas, on ne diagnostique pas ces sortes de tumeurs au moyen de la sonde.

Sur mon invitation, le jeune confrère saisit les anneaux de la sonde; j'eus soin de lui indiquer, au moment d'agir, la série de mouvements qu'il fallait exécuter pour reconnaître la tumeur, en déterminer le volume, la situation; et à son tour, il réussit à vérifier par ses propres sensations la réalité du fait qui lui semblait douteux. Dans la chirurgie interne, — et l'on n'en fait guère d'autre dans mon service, — l'opérateur ne peut se guider que par le toucher, de sorte que les instructions les plus précises et les plus minutieuses deviennent indispensables. Je m'applique surtout dans mon enseignement, à ne rien négliger, à n'oublier aucune de ces minuties qui concourent à la perfection dans la pratique.

Si nous avons réussi dans un grand nombre de ces opérations délicates, ce n'est point par l'effet d'un don du ciel ni d'une aptitude extraordinaire, ainsi que l'insinuent quelques personnes, qui ont à tort confondu l'art du peintre et du statuaire, où l'inspiration domine, et celui du chirurgien, qui repose à la fois sur la théorie, les préceptes et les expérimentations. Eh bien! tout cela s'acquiert par les exercices préparatoires, et tout cela doit être acquis avant d'entreprendre l'opération.

N'est-ce pas ainsi que procèdent les grands maîtres? Pour ne citer qu'un exemple récent, n'a-t-on pas vu Dupuytren se livrer à des essais réitérés avant de pratiquer sur le vivant sa taille bilatérale? Il ne s'agissait cependant que d'une modification de la cystotomie.

Ces exercices, ces expériences, ces travaux préliminaires sont bien plus importants, lorsqu'il s'agit de s'ouvrir une route dans l'inconnu, de créer un appareil instrumental et un procédé opératoire, d'instituer une méthode entièrement nouvelle et d'en régler les applications. A ces conditions le but peut être atteint; la lithotritie en fournit la preuve la plus manifeste. Avant d'appliquer cette méthode à l'homme, je m'étais tellement familiarisé avec les divers temps de la manœuvre, que rien d'imprévu ne vint me troubler pendant l'opération, — il s'agit de la première, — et que le malade lui-même a peu souffert, parce que les mouvements étaient réglés et exécutés avec aisance et sûreté. Les chirurgiens qui voulurent bien assister aux premières applications de cette méthode en furent tous surpris. On peut en juger d'après le rapport dans lequel Percy et Chaussier rendirent compte à l'Académie de la mission qu'elle leur avait confiée (1).

M. le professeur Velpeau, dans une appréciation de mon premier ouvrage sur la lithotritie, s'exprimait comme on l'a vu dans le passage cité plus haut et qui est encore plus décisif (2).

(1) Voyez le rapport déjà cité.

(2) *Archives gén. de médecine*, t. XV, p. 150. (*Voy.* plus haut, p. 36; ma *Sixième Lettre*, p. 159 et suiv.)

Sans doute le savant professeur fit alors une part trop belle au chirurgien et à la méthode ; néanmoins j'ai tenu à reproduire ses propres paroles au sujet de mes instruments et de mes procédés, parce qu'elles constatent une fois de plus la perfection de nos procédés opératoires, et le degré de précision et de sûreté que l'art de broyer la pierre avait atteint dans nos mains, lorsque nous l'avons introduit dans la pratique chirurgicale, en 1824, et avant même de l'appliquer au traitement des calculeux ; elles rendent compte des succès que nous avons obtenus dès les premières applications de cette méthode ; elles mettent en pleine lumière l'utilité inappréciable que le chirurgien retire dans sa pratique, des études et des exercices préparatoires que je recommande avec instance aux chirurgiens qui veulent pratiquer la lithotritie ; enfin elles ont une grande importance comme documents historiques ; elles donnent la mesure des contrastes en fait de doctrines chirurgicales. On peut dire que, sous ce rapport, M. le professeur Velpeau a atteint la dernière limite (V. le passage du quatrième volume des *Éléments de médecine opératoire ;* la discussion de l'Académie, en 1835 et 1847 ; ma *Sixième Lettre* sur la lithotritie).

Les avantages de notre méthode seront-ils compris par quelques chirurgiens trop entreprenants qui, rejetant toute préparation, professent qu'on peut apprendre la lithotritie sur le malade lui-même après l'avoir réduit au moyen des anesthésiques à un état d'insensibilité plus ou moins complète ?

En attendant le moment d'examiner cette manière de voir, je ne saurais m'élever avec trop de force contre une doctrine contraire à tous les principes, contre une pratique inhumaine et pleine de périls (1).

(1) Si tout ce qui m'a été dit à ce sujet est fondé, s'il est vrai que des chirurgiens ont le courage de faire leur apprentissage en lithotritie sur de malheureux malades, je considérerais comme un devoir de stigmatiser cette conduite contraire à tous les principes. Opérer ainsi, sans avoir acquis l'habileté nécessaire par des exercices préparatoires, c'est s'exposer à tuer l'opéré en déconsidérant la méthode.

V

RÉFLEXIONS SUR LA SPÉCIALITÉ DANS L'ART DE GUÉRIR.

On s'est beaucoup occupé dans ces derniers temps de savoir si un chirurgien peut, par des études limitées à un point de la science, contribuer aux progrès de l'art et de la pratique, tout aussi bien que celui qui promène son intelligence sur tous les points des connaissances médicales.

En répondant négativement, les chirurgiens de l'école encyclopédique me paraissent avoir oublié des faits notoires et d'une grande importance.

Il est constaté que le génie le plus vaste ne saurait, dans l'état actuel des choses, embrasser et mener de front toutes les parties de l'art de guérir, sans risquer d'en méconnaître les ressources et les exigences. Le seul moyen d'acquérir ce savoir solide, qui permet d'appliquer avec sûreté les règles d'une méthode, de profiter des fruits de l'expérience, c'est de réduire le cadre de ses études.

D'un autre côté, s'il est nécessaire, pour édifier l'art de guérir dans son ensemble, d'en rapprocher, d'en unir toutes les parties diverses, n'est-il pas évident que, pour appliquer cet art avec avantage, il faut, conformément au principe de la division du travail, séparer ces parties, les isoler en groupes distincts sur lesquels se concentrera l'attention du praticien?

Mais on ne s'entend même pas sur le véritable sens du mot *spécialité*. Voici ce que nous dit un des chefs de l'école encyclopédique : *C'est une tendance fâcheuse que celle qui pousse aveuglément une foule de médecins et de savants vers les études restreintes.* Pour cette école, le chirurgien spécialiste n'est qu'un homme qui s'est cantonné dans un petit coin des études médicales et qui se tient désormais dans une sorte d'isolement, voué tout entier à l'espèce d'industrie qu'il exerce.

Ce n'est pas de ce point de vue qu'il faut envisager la spécialité scientifique.

Pour nous, le chirurgien qui se destine sérieusement à une spécialité de l'art de guérir embrassera dans ses études prépararatoires toutes les parties qui constituent cet art. Reconnaissant ensuite l'impossibilité de les cultiver toutes avec un soin égal, il se restreint en conséquence et concentre sur un seul point les connaissances qu'il a acquises dans les diverses branches de son art, compare les principes généraux de la science avec les faits particuliers qu'il observe, et arrive ainsi à pouvoir approfondir la spécialité dont il fait choix.

Tels sont les principes qui m'ont dirigé dans mes travaux et que je me borne à rappeler ici, les ayant exposés et développés ailleurs (1).

Au double point de vue du progrès et des applications de l'art, la spécialité présente des avantages qui n'ont pas encore été bien appréciés. C'est ainsi qu'une faculté de médecine, consultée par l'autorité et réunie en assemblée délibérante, a déclaré, dit-on, qu'on ne peut rien attendre du concours des spécialités dans l'enseignement théorique et pratique de l'art médical.

J'ai le regret de dire que les savants qui ont assumé la responsabilité de cette opinion négative se trompent, et que de plus ils sont injustes envers les spécialistes.

Qu'ils ouvrent seulement les yeux sur les progrès que la chirurgie a faits depuis cinquante ans dans le traitement des maladies de l'oreille, du larynx, des yeux, des voies urinaires, etc., et ils seront forcés de reconnaître que ces améliorations incontestables ne sont pas du fait des chirurgiens encyclopédistes. Si plusieurs d'entre eux ont attaché leur nom à ces améliorations, c'est en y résistant obstinément.

Ces éminents professeurs, que la spécialité irrite et exaspère, n'ont pas voulu reconnaître que, par la répétition des opérations spéciales, l'observation s'étend de plus en plus, le jugement se rectifie, les sens acquièrent de la finesse et de la force, et les ressources de l'opérateur se multiplient. C'est en effet par l'exercice fréquent, par la culture assidue des facultés natives, que le

(1) Ces courtes observations se trouvent déjà dans mon *Exposé des titres pour l'Académie des sciences* (brochure in-4°, janvier 1843), et dans l'introduction à mon *Traité pratique sur les maladies des organes génito-urinaires* (3e édition, Paris, 1858, t. I, p. VIII). Je ne fais ici qu'effleurer une grande question qui a vivement préoccupé de très-bons esprits, M. L. Peisse, en 1857 (*La médecine et les Médecins*, t. I, p. 305), et M. Diday, en 1859 (*Gazette méd. de Lyon*).

talent se développe et que l'habileté s'acquiert. Toutes choses égales d'ailleurs, le spécialiste fait mieux certaines opérations par cela même qu'il les pratique plus souvent.

On a pu remarquer que les travaux sur l'art de broyer la pierre ont un attrait, j'ose dire, irrésistible. Les investigations qui ont pour objet la lithotritie séduisent, entraînent ceux qui s'y livrent ; et une fois qu'on a commencé des recherches dans cette partie de l'art, on y renonce difficilement. Nous avons vu Sr. Ph. Crampton à Dublin, Sr. B. Brodie à Londres, déjà octogénaires, continuer d'opérer et de publier leurs observations, afin de répandre l'usage de la nouvelle méthode opératoire et de combattre les fausses doctrines qui avaient pris consistance dans le Royaume-Uni (1).

Auguste Swalin (de Stockholm), prématurément enlevé à la chirurgie, exprimait sur la fin de sa vie la crainte de ne pouvoir publier un travail qu'il destinait à la défense de la lithotritie. Il avait, dit son traducteur, hâte de voir ce travail terminé ; on eût dit qu'une voix prophétique l'excitait à se presser, car la somme de ses jours allait bientôt être remplie. A peine eut-il revu et corrigé le dernier feuillet de son manuscrit, qu'il s'éteignit doucement, le 9 octobre 1857.

Pour moi, je consacrerai le reste de mon activité à défendre, à propager cet art salutaire, en le dégageant des accessoires dont on l'a surchargé ; heureux d'être encore utile aux malades et de transmettre aux élèves les résultats d'une longue expérience.

Pour moi la lithotritie a un double attrait : elle a été l'objet constant de mes études, et elle m'impose des obligations auxquelles je ne faillirai pas plus que par le passé.

Comme le présent ouvrage est un résumé de mes travaux et de ma pratique, il me paraît utile de rappeler ici les principaux écrits que j'ai publiés depuis le commencement de ma carrière chirurgi-

(1) Le célèbre Brodie était sur le point de renoncer à la pratique de la chirurgie, lorsqu'il communiqua son dernier travail à la Société médico-chirurgicale de Londres. Ce grand praticien ne comptait les années de sa vie laborieuse que par les services qu'il avait rendus à l'art.

cale. La liste raisonnée de ces écrits dogmatiques ou polémiques offrira, dans une sorte de tableau chronologique, l'histoire abrégée des vicissitudes de l'art de broyer la pierre, depuis l'origine jusqu'à ce jour. Le lecteur trouvera, d'ailleurs, dans ces indications sommaires, des facilités pour ses recherches.

1818. — Mon premier projet de destruction de la pierre dans la vessie fut présenté à la Faculté de médecine de Paris. MM. Chaussier et Percy furent désignés pour examiner ce travail. Il n'y eut point de rapport.

1824. — Six ans après, je présentai le même projet à l'Académie des sciences, dans un travail étendu, développé, complet. Dès lors, la lithotritie était régulièrement constituée; ses moyens d'action étaient le trilabe et ses accessoires; ils avaient été successivement perfectionnés et soumis à toutes les épreuves de l'expérience; ils avaient même reçu un commencement d'application à l'homme. L'Académie désigna pour l'examen de ce mémoire les professeurs Chaussier et Percy. Ce dernier communiqua à l'Académie, le 22 mars 1824, le résultat de cet examen, sous ce titre : « Rapport fait à l'Académie des sciences par le chevalier Chaussier et le baron Percy, sur le nouveau moyen du docteur Civiale pour détruire la pierre dans la vessie sans l'opération de la taille. » Paris, 1824, brochure in-8°. Ce rapport se trouve dans mon ouvrage intitulé *De la Lithotritie* (1827, in-8°, planches), et dans le *Parallèle des moyens de traiter les calculeux* (1836, in-8°, planches).

1827. — Trois ans après ma communication à l'Académie des sciences, parut mon ouvrage pratique *de la Lithotritie*, dédié à S. M. le Roi Louis XVIII. C'est une exposition de la nouvelle méthode de traiter les calculeux, des principes sur lesquels elle est fondée, des moyens qu'elle emploie, des règles qu'elle observe, avec un tableau de quarante-trois observations détaillées et classées de manière à mettre en relief la gradation des difficultés qui entravent les applications de la lithotritie. Ce fut après la publication de cet ouvrage que l'Académie des sciences me décerna le grand prix Montyon.

Quelques mois après, je publiai ma *Première Lettre sur la lithotritie*, adressée à Vincent de Kern, premier chirurgien de l'empereur d'Autriche, qui avait émis, touchant l'art de broyer la pierre, des opinions erronées et qui pouvaient nuire aux progrès de cet art. Tout en réfutant ce chirurgien, je présentai un exposé, avec figures, des moyens et des procédés que nous avait transmis l'ancienne chirurgie pour la destruction de la pierre, afin de réduire à leur juste valeur des commentaires inexacts sur ce sujet.

1828. — Préoccupé avant tout de la question pratique, je publiai ma *Deuxième Lettre sur la lithotritie*, contenant les détails de quarante-cinq faits nouveaux par moi recueiflis et classés, comme dans mon premier traité, de manière à montrer la gradation des difficultés dans l'application. J'abordai dans cette même lettre deux questions connexes : la récidive de la pierre et l'influence du catarrhe vésical sur cette récidive.

1831. — Dans ma *Troisième Lettre sur la lithotritie*, je produisis treize observations qui ont servi de base aux applications de la nouvelle méthode aux calculs arrêtés ou développés dans l'urèthre. Outre la lithotritie uréthrale, cette lettre traite de quelques modifications introduites dans ma méthode, modifications dont on avait exagéré la portée.

1833. — Dupuytren était le chef d'une opposition qui se proposait de rabaisser mes travaux, en faisant valoir ceux de mes adversaires ou compétiteurs. Ce fut à Dupuytren lui-même, dont il importait de repousser les attaques, que j'adressai la *Quatrième Lettre sur la lithotritie*. Je réfutai dans cette lettre des opinions qui avaient échappé à ce grand chirurgien.

1836. — Trois ans après, je publiai le *Parallèle des moyens de traiter les calculeux* (1 vol. in-8°, avec planches). C'était une réfutation des doctrines erronées qui s'étaient produites l'année précédente à l'Académie de médecine, et que je ne devais pas laisser sans réponse. Ramenant le débat sur le terrain de la pratique, je m'attachai à mettre en parallèle la taille et la lithotritie appliquées aux cas simples et aux cas compliqués, aux femmes, aux enfants. Cet ouvrage est un traité des deux méthodes comparées. Toutes les questions pratiques y sont étudiées : accidents, résultats, causes de la mort, erreurs, fautes possibles dans les deux opérations, la durée du traitement, les récidives et les divers procédés en usage dans l'une et l'autre méthode.

1837. — Ma *Cinquième Lettre sur la lithotritie* contient des faits pratiques d'un haut intérêt et des remarques sur les commentaires auxquels avaient donné lieu les actes de l'Académie des sciences, et qui avaient pour but de mettre en crédit des moyens et des procédés différents de ceux dont l'expérience avait prononcé l'utilité. J'avais en vue surtout les chirurgiens étrangers, qui pouvaient être induits en erreur par des informations inexactes.

1838. — Dans le *Traité de l'affection calculeuse* (1 fort vol. in-8°), je résumai mes recherches sur les principaux caractères des calculs urinaires, dans les reins, les uretères, la vessie et l'urèthre, au point de vue de la thérapeutique chirurgicale. On trouvera dans cet ouvrage un extrait considérable de mes relevés de statistique, que j'avais présentés à l'Académie des sciences. (*Voir* un Rapport très-favorable à ce sujet dans les comptes rendus de l'Académie, 1835.)

1840. — Le *Traitement médical et préservatif de la pierre et de la gravelle* expose les principaux moyens prophylactiques et thérapeutiques dont l'art dispose contre ces affections. A la fin de cet ouvrage se trouve un mémoire sur les calculs de cystine.

En 1847 parut mon ouvrage intitulé *Traité pratique et historique de la lithotritie.* C'est un exposé détaillé des théories et des applications de la nouvelle méthode, ainsi que des résultats obtenus dans la pratique.

La *Sixième Lettre sur la lithotritie*, publiée la même année, résume une longue discussion sur la taille et la lithotritie, soutenue à l'Académie de médecine de Paris. C'est une réfutation de toutes les attaques dirigées contre la lithotritie, et une réfutation qui n'a pas été sans résultat, car tous les adversaires de ma méthode ont fini par renoncer à la discussion. Le silence s'est fait pendant quinze ans. Les adversaires ne restaient pas néanmoins inactifs : grâce à l'enseignement des Facultés et aux cliniques officielles, de fausses doctrines se propageaient, et ma méthode était dénaturée par des applications irrégulières. Pour conjurer le danger, je commençai, en 1860, la publication des comptes rendus de mon exercice. Accueillis avec une faveur marquée, ces comptes rendus produisirent l'effet que je m'en étais promis. En offrant au public compétent des éléments de comparaison entre ma pratique et les procédés que je repousse, je devais faire ressortir les différences. C'était une façon de parallèle, dont les professeurs de clinique chirurgicale, on a pu le voir dans cette introduction, n'ont pas été très-satisfaits (1).

Extrait de la *Gazette des hôpitaux civils et militaires* (37e année), n° 13, mardi 2 février 1864.

Nous recevons de M. Civiale, avec prière d'insertion, la lettre suivante :

« Monsieur le Rédacteur,

« Les leçons de M. Nélaton sur la lithotritie à l'hôpital des Cliniques, reproduites dans la *Gazette des Hôpitaux*, exigent de ma part quelques observations que je recommande à votre impartialité.

« Je dirai d'abord que depuis vingt années je n'ai eu avec M. Nélaton que des rapports agréables ; je l'ai aidé de mes conseils lorsqu'il lui a plu de les réclamer, et dans mon discours à l'hôpital Necker je n'ai fait allusion à ce professeur que pour constater qu'il m'avait fait l'honneur d'adopter mes instruments de lithotritie.

« M. Nélaton m'attaque, le 5 janvier, sans y avoir été provoqué. Il prend dans une fraction de mon discours quelques phrases détachées, il les encadre avec art, et il insinue que l'auteur de ce discours a manqué aux égards qu'il doit à ses confrères et porté atteinte à leur considération.

« Cette imputation n'est même pas vraisemblable. Comment M. Nélaton a-t-il pu supposer que, parvenu presque au terme

(1) Nous reproduisons ici, d'après la volonté formelle de l'auteur, la lettre écrite par lui à M. Nélaton ; lettre qu'il considérait comme une pièce utile à consulter pour les futurs historiens de la chirurgie contemporaine. Quoique cette pièce se trouve refondue en partie dans l'Introduction, nous avons cru n'en devoir rien retrancher. (J. M. G.)

d'une vie consacrée à l'étude, au progrès de l'art et à l'exercice de la profession, et dans une position indépendante, j'aie eu la pensée d'attaquer mes confrères, qui tous (moins un peut-être) me rendent pleine justice?

« De quoi s'agissait-il, en effet, dans mon travail? Uniquement de l'application de la lithotritie et des moyens de la perfectionner.

« J'ai fait appel à mes confrères; dans une question d'humanité et de pratique générale, j'ai cru pouvoir compter sur leur bienveillant concours. J'ai indiqué en passant les points à élucider.

« Assurément M. Nélaton a, comme tout autre, le droit de réfuter mes opinions, de discuter mes doctrines, sans que je m'en offense : chacun doit être reçu à dire honnêtement sa pensée, à proclamer librement ce qu'il croit vrai, à rejeter de même ce qu'il croit faux. La discussion scientifique soutenue dans la seule intention d'accroître et de fortifier les vérités acquises, attire l'intérêt de tous, et fait concourir au progrès de la science et de l'art les connaissances spéciales de chacun. Ainsi se propagent les vérités pratiques, après avoir subi le contrôle de la discussion.

« Dans le débat soulevé par M. Nélaton, les personnalités tiennent peut-être une trop grande place. Sans nous arrêter, nous suivrons notre contradicteur sur le terrain des faits, et nous ferons en sorte de rester toujours fidèle à la vérité historique.

« Quelques mots d'abord sur les instruments lithotriteurs.

« I. Il y a pour la lithotritie deux instruments principaux, au moyen desquels on a opéré à peu près jusqu'à ce jour le broiement de la pierre dans la vessie : le trilabe et le lithoclaste. Je me suis servi du premier exclusivement de 1824 à 1835; depuis cette dernière époque j'emploie le second dans un grand nombre de cas que j'ai déterminés, en faisant connaître les motifs de ce changement dans ma pratique.

« M. Nélaton vient de présenter le trilabe aux élèves, en disant qu'il n'a été employé que par moi, qu'il est inusité, incommode, plus propre à pincer, à déchirer la vessie, qu'à détruire la pierre, et qu'on le trouve seulememt dans les musées historiques.

« Cependant ce trilabe, à l'occasion duquel M. Nélaton donne à entendre que j'abuse les chirurgiens en leur présentant des moyens dont je ne me sers pas, ce trilabe est l'instrument avec lequel j'ai fait ma première opération de lithotritie en 1824; j'ai traité ensuite plus de trois cents malades, presque toujours heureusement, en continuant de m'en servir, et le même instrument a également été employé avec succès par divers chirurgiens, en Angleterre, en Amérique, en Italie et en Allemagne.

« Si l'habile chirurgien avait suivi l'histoire réelle de cet instrument, il aurait reconnu que l'Académie des sciences de l'Institut de France, que l'Académie des sciences de Gœttingue, que Ast. Cooper, Scarpa, Ch. de Graëff, Randolph, Pacini, et tous les chirurgiens en général, ont reconnu l'utilité de cet instrument et les travaux dont il a été l'objet, et il ne se trouverait pas aujourd'hui si loin de la vérité.

« Sans prendre la peine de faire des recherches, il pouvait consulter là-dessus son collègue M. Velpeau, qui s'exprimait ainsi en 1827 : « Je suis convaincu qu'avec les instruments qu'il « emploie (le trilabe), l'intelligence la plus commune parvien« dra aisément à terminer l'opération..... Il est presque im« possible de pincer la vessie..... et la pierre est si facile à « saisir que j'ai vu M. Civiale la lâcher, la reprendre, la tourner « et retourner avec autant de facilité que s'il eût opéré dans un « vase à découvert. » (*Arch. gén. de méd.*, t. XV, p. 159.)

« Après avoir relégué le trilabe dans les musées historiques, et sans s'arrêter à mes travaux, M. Nélaton trouve sous sa main le lithoclaste à mors plats et larges et à écrou brisé, dont il change le nom et qu'il appelle brise-pierre à cuiller, et il le recommande aux élèves comme l'instrument le plus parfait.

« Eh bien ! cet instrument fut construit pour moi et d'après mes indications par notre habile fabricant M. Charrière.

« On sait que pour fabriquer un instrument nouveau de chirurgie, en vue d'opération importante, il faut le concours d'un chirurgien et d'un mécanicien représentant les deux éléments dont l'instrument se compose.

« Mon confrère, dans son *Traité classique*, aussi bien que dans sa leçon, a mis le chirurgien de côté; il a fait du lithoclaste une invention du mécanicien exclusivement.

« Encore un mot sur les instruments : ce n'est pas, d'après M. Nélaton, sans une grande résistance que M. Civiale aurait accepté les instruments courbes dont il se sert aujourd'hui avec tant de bonheur. L'instrument courbe auquel il fait allusion est e *percuteur*.

« Je me suis élevé contre l'emploi généralisé de cet instrument, parce qu'il me paraît inutile; tandis que l'*instrument courbe dont je me sers avec tant de bonheur*, c'est ce même lithoclaste que j'ai fait construire en 1836, que j'emploie très-souvent depuis cette époque, et auquel M. Nélaton veut bien donner son approbation. Ainsi, pas d'équivoque. Que cet instrument soit appelé lithoclaste ou brise-pierre, on ne saurait, sans enfreindre les principes élémentaires de l'équité, attribuer à un autre qu'à moi l'introduction de cet instrument dans la pratique. Or M. Nélaton ne s'en est pas tenu à une substitution de noms, il a eu recours à une substitution de personnes, et cela dans une leçon publique !

« II. Si de l'appareil instrumental de la lithotritie nous passons à la manière de l'appliquer au traitement des calculeux, nous retrouvons dans l'exposé de M. Nélaton le même parti pris de présenter sous un faux jour et mes procédés et ma méthode opératoire, tels que je les ai exposés cent fois, au point de les rendre vulgaires, et au moyen desquels j'ai obtenu les résultats pratiques indiqués dans mon discours et consignés dans mes écrits.

« Tant d'efforts ne tendent qu'à persuader aux élèves que les spécialistes ne pratiquent pas la lithotritie suivant les règles, et le but qu'on poursuit visiblement est de confisquer cette méthode au profit de l'école encyclopédique et de l'absorber dans la pratique générale. On est conduit par ce système à une conclusion implicite que je formule ainsi : *M. Civiale ne sait pas appliquer l'art de broyer la pierre.*

« En attendant que l'habile chirurgien fasse sa démonstration, je ferai remarquer qu'en reproduisant à sa clinique, au sujet de la préparation du malade et des premiers temps de l'opération, un extrait de ce que j'ai exposé (V. *Traité de la lithotritie* et *Gazette des Hôpitaux*, avril et mai 1863), il l'a tellement écourté, et le présente d'ailleurs d'une manière si peu exacte, qu'en définitive sa leçon est tout à fait impropre à faire connaître ce qu'il convient de faire dans cette partie du traitement.

« M. le professeur parlant seul dans sa chaire se donne facilement raison; mais, en réalité, il est si à côté du vrai que ses assertions pourraient induire les jeunes chirurgiens en erreur; c'est ce qui me détermine à les examiner.

« Comme les précédentes, ces nouvelles remarques pourront ne pas avoir l'assentiment du célèbre professeur; je ne les regretterai pas, toutefois, si elles ont la bonne fortune de servir la nouvelle méthode, de rendre quelques chirurgiens plus circonspects dans ses applications, de leur dévoiler des obstacles méconnus.

« Disons tout d'abord que M. le professeur Nélaton, par son enseignement autant que par sa pratique, a mis en pleine évidence l'utilité des remarques que j'ai présentées sur la manière dont on procède généralement à la lithotritie, et il a prouvé en même temps que les méprises qui ont été commises à cet égard sont plus profondes et plus générales que je ne l'ai dit.

« Ainsi, le 5 janvier 1864, à l'hôpital des Cliniques, en présence d'un grand nombre d'élèves et pour leur instruction, une opération de lithotritie est pratiquée avec les moyens et d'après les préceptes et les règles qu'on enseigne à la Faculté, et suivant la méthode que le professeur de clinique veut substituer à la nôtre (1).

« Comme je ne veux pas imiter mon confrère et lui renvoyer ce qu'il pourrait appeler des récriminations, je me bornerai à examiner quelques points de la manœuvre à laquelle est soumis le malade qu'il traite en ce moment.

(1) Je ne saurais dire l'impression qu'a faite sur moi le récit du professeur, ou du moins le compte rendu approuvé par lui de tout ce qui s'est passé chez un malade attaqué de la pierre, qu'on traite depuis six mois, et de la vessie duquel on a retiré, par des procédés irréguliers, quelques débris de calcul dont on n'indique pas même la quantité, et qui se trouve réduit, après un grand nombre de manœuvres, à l'état indiqué par le professeur lui-même : « Le malade, dit-il, conserve encore « des graviers que je me propose d'extraire devant vous...; mais il a, « en achevant d'uriner, des douleurs dont l'intensité va croissant et « atteint son maximum après que les dernières gouttes ont été répan-« dues; il y a du ténesme vésical, et vous reconnaissez là un des prin-« cipaux caractères de la cystite chronique. »

Voilà l'opération sur laquelle le célèbre professeur appelle l'attention de ses élèves.

« 1° En adoptant mon lithoclaste pour ses opérations, l'habile chirurgien dit : « *Nous nous servons du brise-pierre courbe,* « *dont l'armature est à pignon ou à écrou brisé : cette disposition est indifférente.* » C'est là une erreur. J'ai démontré qu'en se servant du pignon il y a des temps de perdus, la pierre peut s'échapper, et l'on réussit plus difficilement à se débarrasser des débris calculeux. J'appelle l'attention de mon confrère sur ce point; ce qu'il présente comme indifférent ne l'est pas du tout.

« 2° M. Nélaton a enseigné à sa clinique qu'avant de commencer la séance de lithotritie, il faut introduire une sonde dans la vessie, afin de s'assurer quelle est la position du calcul dans ce viscère.

« Pourquoi cette introduction de la sonde? N'est-ce pas là une manœuvre inutile? Elle ne peut qu'augmenter les souffrances du malade; on a vu aussi des accidents se produire à la suite de ces introductions.

« 3° Tous les praticiens savent qu'en retirant une sonde d'une vessie qui contient des fragments calculeux, il est prescrit de s'assurer d'abord si quelques fragments ne seraient pas engagés dans les yeux de la sonde.

« M. le professeur ne prend pas cette précaution, et il retire la sonde sans se douter même qu'il ramène quelques débris pierreux. Cela peut ne pas avoir de conséquences pour M. Nélaton. Mais ceux qui le voient à l'œuvre et qui recueillent ses préceptes n'auront peut-être pas le même privilége, et ils seront exposés, en l'imitant, à rencontrer des accidents graves qui sont malheureusement trop communs. Un des collègues de M. le professeur en a observé un des plus formidables, il y a peu de temps, et l'on en connaît beaucoup d'autres; presque toujours la mort s'en est suivie.

« Ici se présente une question importante de pratique, elle doit fixer sérieusement l'attention de l'éminent chirurgien.

« 4° A l'exception de quelques cas déterminés, le malade soumis à la lithotritie expulse naturellement avec l'urine et très-rarement avec douleur les débris de la pierre suffisamment broyée, et cela sans l'intervention du chirurgien.

« Cependant, on a proposé de généraliser l'emploi du procédé de l'extraction immédiate. C'est ce procédé que M. le professeur a adopté, sans s'apercevoir que ces applications sont pleines d'incertitude et de danger. Il connaît, sans doute, les faits malheureux de Dupuytren, de Brodie et d'autres, et les remarques pleines de justesse que le chirurgien anglais a faites à ce sujet, qui est l'un des plus intéressants du traitement des calculeux par la lithotritie.

« Pourquoi conseiller aux jeunes chirurgiens des procédés difficiles et dangereux, lorsque l'art en possède d'autres qui sont préférables sous tous les rapports ?

« 5° Tous ceux qui pratiquent régulièrement la lithotritie savent que la première séance de broiement est toujours la plus douloureuse ; les suivantes le sont de moins en moins, et, lorsque le traitement se prolonge, le malade souffre à peine du contact des instruments. Ce résultat, depuis longtemps acquis à la pratique de la nouvelle méthode, est d'autant plus certain que les séances sont moins longues et qu'on observe plus exactement les règles prescrites. En faisant connaître l'importance de ce fait, depuis longtemps et à diverses reprises, j'ai signalé une particularité qui paraît avoir échappé à la sagacité de M. Nélaton.

« Ce fait de l'insensibilité progressive des surfaces sur lesquelles on agit ne se produit que lorsqu'on procède régulièrement à l'opération. Si l'opérateur violente les organes, s'il les fatigue par des introductions répétées, ou des contacts prolongés, ou des manœuvres irrégulières, etc., au lieu de diminuer, la sensibilité des surfaces touchées augmente, et sous cette influence la contraction des tissus sous-jacents s'accroît, les troubles fonctionnels de la vessie deviennent de plus en plus graves, la miction est douloureuse, et la cystite se manifeste avec ses conséquences.

« Eh bien ! on remarque quelque chose de tout cela chez le malade opéré à l'hôpital des Cliniques. Les premières séances furent, nous dit-on, bien supportées ; il n'en a pas été de même des suivantes. La manœuvre opératoire n'a donc pas été régulière, et ce qui le prouve dans ce cas particulier, c'est une remarque de M. Nélaton lui-même ; il dit : « Les douleurs consécutives aux introductions du *brise-pierre* n'ont été un peu vives qu'après les dernières séances de lithotritie, où j'avais trois fois passé le brise-pierre à cuiller (1). »

« Si l'habile professeur daignait recevoir encore le conseil d'un spécialiste, je lui dirais : Manœuvrez dans la vessie avec plus de précaution ; laissez à ce viscère le soin d'expulser les débris pierreux ; abstenez-vous de ces introductions répétées d'instruments par l'urèthre, toujours pénibles, et qui doivent être exclusivement réservées aux cas qui les réclament. En procédant comme je l'ai fait en votre présence chez le malade de la rue Bellechasse, vous n'aurez pas d'accidents ; vos malades guériront, et vos élèves, éclairés par une pratique moins imprudente, sauront éviter la fausse voie dans laquelle vous êtes engagé.

« Que M. le professeur veuille reconnaître les désordres nombreux et variés observés pendant et après l'extraction immédiate des fragments calculeux, même par les hommes les plus éminents de la profession, et il accordera sans peine qu'un grand nombre d'opérés succombent à la suite de ces extractions immédiates.

« Mes procédés, que l'habile professeur accueillait naguère

(1) M. Nélaton a déjà observé cette réaction des organes, sur lesquels il avait agi sans les précautions nécessaires ; chez un malade dont il parle dans sa deuxième leçon, et pour lequel il avait réclamé mon expérience, le traitement dut être interrompu, et je fus appelé.

M. Nélaton paraît se plaindre de ce qu'à la consultation j'ai laissé paraître de l'incrédulité au sujet du récit qu'il me fit de ce qui s'était passé.

Le malade, me disait-on, avait très-bien supporté cinq séances de lithotritie ; il ne restait plus dans sa vessie qu'un seul fragment qu'on se proposait d'extraire, lorsque survinrent les obstacles qui m'étaient signalés.

Cela me parut extraordinaire ; je crus reconnaître là les suites ordinaires des violences exercées sur le col vésical. Ce qui confirme cette opinion, c'est que l'opération est redevenue possible lorsque les effets de la violence ont cessé. Il y avait donc là une inconnue qui commandait une grande réserve de ma part.

Sur la demande de mon confrère, j'introduisis une sonde, et en cherchant à la remplacer par mon lithoclaste, qui fut arrêté au col, je ne le poussai pas plus loin.

avec faveur, il les répudie aujourd'hui avec une sorte de dédain, sans toutefois cesser d'y recourir.

« Il a fait remarquer aux élèves que l'urèthre de son malade n'a pas saigné pendant l'opération, qu'il *a compté pour obtenir ce résultat sur la lenteur et les ménagements dans l'introduction des instruments lithotriteurs.*

« Mais cette manière de procéder ne vient pas de l'hôpital des Cliniques ; il y a près de quarante ans que je l'ai établie, et je l'ai souvent reproduite, toujours pour lutter contre les habitudes de la pratique générale, où c'est un précepte d'aller vite et brusquement. Faut-il rappeler au célèbre professeur que l'urèthre de certains calculeux ne saigne pas, même dans les cas compliqués? En général, d'ailleurs, l'urine n'est teinte de sang qu'aux premières séances ; or, le malade de M. Nélaton était fait aux manœuvres opératoires.

« Quelque hâte que j'aie d'en finir avec ce que M. Nélaton appelle des *banalités*, je ne puis pas me dispenser d'ajouter encore quelques mots au sujet du malade qui est en ce moment entre les mains de notre habile confrère.

« Lui-même nous le présente *comme un sujet d'étude des plus importants*, sans toutefois qu'il paraisse fixé sur le genre d'intérêt qu'il présente.

« C'est un de ces hommes qui semblent faits pour les expériences à exécuter dans la vessie ; on pourrait le comparer à ceux dont parle M. Tanchou, qui lui louaient leur vessie à 3 fr. la séance pour des exercices de lithotritie. C'est un de ces hommes qu'on ne parvient pas à tuer, aurait dit S. Astley Cooper.

« Depuis plus d'un an ce malade est en traitement pour la pierre.

« Depuis plus de six mois qu'il est entré à l'hôpital des Cliniques, on travaille dans sa vessie, toujours pour le débarrasser de la pierre.

« A cette fin, on a introduit par l'urèthre un grand nombre d'instruments coup sur coup, ou à des intervalles éloignés ; on a manœuvré dans sa vessie de toutes les manières pour saisir et morceler la pierre, pour chercher à saisir et à extraire ses débris, etc.

« Il ne viendra assurément à l'esprit d'aucun praticien de considérer un tel sujet comme un modèle à proposer dans les applications de la lithotritie, et les élèves de M. le professeur Nélaton doivent être bien persuadés qu'ils n'auront probablement pas de malades analogues dans leur pratique. Ils ne sauraient donc trop se tenir en garde contre les inductions pratiques qu'on pourrait vouloir tirer de ce fait.

« En effet, l'habile professeur dit à ses auditeurs : « Voyons « maintenant quelles indications nous avons à remplir, et com- « ment doit être pratiquée la lithotritie ; vous allez retrouver des « préceptes que je vous ai enseignés à l'occasion de ce *même* « *malade*, et que je ne saurais trop vous répéter, pour vous en « graver dans la mémoire toute l'importance. »

« Evidemment M. Nélaton va trop vite.

« Je démontrerai dans un travail que j'imprime en ce moment, que notre savant confrère n'agirait pas trop mal en faisant quelques visites à l'hôpital Necker.

« Que M. Nélaton le sache bien : un cas de ce genre n'est pas plus propre à servir de base aux règles de la manœuvre opératoire qu'à faire apprécier la valeur de la méthode, point à l'égard duquel notre savant confrère ne paraît pas fixé.

« Il dit, en 1864, que la lithotritie est une conquête des plus précieuses.

« Il disait en 1858 (*Eléments de pathologie*, t. V, p. 246), « *qu'il ne saurait répondre d'une manière exacte à la question* « *de savoir si la guérison est plus fréquente à la suite de la* « *lithotritie que de la taille.*

« Sans doute le savant professeur apportera, en faveur de l'opinion qu'il exprime aujourd'hui, des preuves autres que celles que peut fournir le malade de son hôpital, malade qui sera toujours un triste sujet pour la lithotritie.

« Heureusement cette méthode a des bases plus solides ; comme elle a résisté aux attaques antérieures, elle ne s'effraye pas du bruit qu'on fait en ce moment à l'hôpital des Cliniques.

« Pendant qu'on s'efforce dans cet hôpital de faire accepter de fausses doctrines, de propager par la voie de la presse et de l'enseignement des procédés défectueux, des manières vicieuses d'opérer, toutes choses qu'on ferait si on avait l'intention de renverser la lithotritie ; à l'hôpital Necker on applique cette méthode toujours avec le même succès. Ainsi, depuis que M. Nélaton fait tomber toute sa colère sur le service des calculeux et sur son chirurgien, quatre calculeux, dont deux enfants, ont été opérés heureusement par la lithotritie. »

Paris, 22 janvier 1864.

CIVIALE.

PREMIÈRE PARTIE

DE LA LITHOTRITIE

L'art de broyer la pierre consiste à porter dans la vessie, par les voies naturelles, des instruments propres à briser les calculs et à les réduire en poudre ou en fragments assez ténus pour être extraits par le canal de l'urèthre ou expulsés avec l'urine.

Cette méthode opératoire a reçu diverses dénominations : lithoclastie, lithomylie, lithoprinie, lithotripsie. L'usage a consacré le mot de lithotritie, que j'ai adopté.

L'histoire de la lithotritie, considérée au point de vue pratique, se divise en trois périodes principales :

Dans la période expérimentale (1818-1824), la lithotritie expérimente, prépare ses moyens, les perfectionne, en détermine l'action, en règle l'emploi, et arrive lentement et sans bruit à ses fins ; l'opération au moyen du trilabe est pratiquée sur l'homme vivant.

Sous ce titre : *Développements de la lithotritie en France*, j'ai exposé ailleurs les principaux faits de cette période d'in-

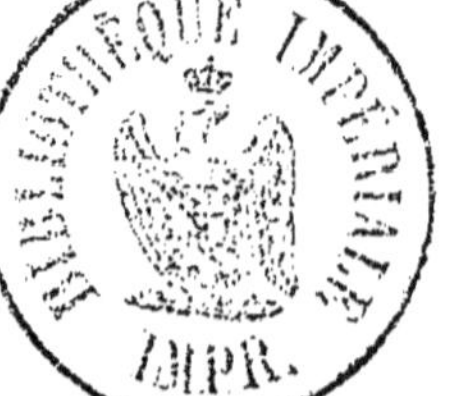

cubation. Il est aisé de se figurer combien il a fallu de longs essais et de tâtonnements pour rendre possible l'application de procédés opératoires entièrement nouveaux. C'était un problème très-complexe qu'il fallait résoudre ; et la solution consistait à porter sûrement des instruments d'une action certaine dans un organe invisible, pour réduire en parcelles une pierre contenue dans cet organe. Enfin, après cinq ans de travaux sans relâche, l'art de broyer la pierre cessa d'être une chimère et devint une réalité.

La deuxième période (1824-1835) est marquée par l'application exclusive du trilabe à la destruction des calculs vésicaux.

La troisième période, qui commence en 1835, comprend les applications de la lithotritie au traitement des calculeux, au moyen des instruments et d'après les procédés actuels (1).

(1) Voir *Traité pratique et historique de la lithotritie*; Paris, 1847, in-8, planches, pages 386 et 392.

CHAPITRE PREMIER

INSTRUMENTS LITHOTRITEURS

Instruments lithotriteurs. — Caractère spécial de ces instruments. — Comparaison du trilabe et du lithoclaste. — Utilité du trilabe. — Choix des instruments. — Remarques pratiques sur les dispositions les plus essentielles des instruments lithotriteurs. — Extrémité interne. — Extrémité externe. — Lithoclaste à demi fenêtré. — Forceps fenêtré. — Instrument percuteur. — Instrument pour la pression et la percussion combinées. — De quelques instruments lithotriteurs usités dans la pratique générale et dont je ne me sers pas. — Brise-pierre à cuiller ou à cuvette. — Instrument coudé. — Forceps courbe à pignon. — Forceps fenêtré. — Instrument courbe articulé.

OBSERVATIONS PRÉLIMINAIRES

Cet ouvrage étant destiné aux praticiens, je ne dois m'occuper que des instruments lithotriteurs qui sont usités dans la pratique. Ces instruments sont le trilabe et le lithoclaste.

Rappelons tout d'abord que les instruments de la lithotritie diffèrent de tous les autres instruments en usage dans la chirurgie, de même que l'opération de la lithotritie diffère des autres opérations chirurgicales. On n'a pas tenu compte

n'est possible qu'autant que la pierre a été saisie et fixée solidement.

Or, les mors de cet instrument ne s'appliquent que par un trait sur une pierre moyenne ou petite ; et, à moins qu'elle ne soit saisie par le milieu, ce qui peut arriver, elle s'échappe par côté ; de telle sorte que le temps le plus essentiel de l'opération manque de précision et de sûreté, lorsqu'on se sert du percuteur.

J'ai modifié la forme et la disposition de l'extrémité vésicale de cet instrument. J'en ai élargi, aplati les branches, d'avant en arrière, de manière à saisir la pierre par une plus large surface et à la fixer solidement (V. la figure). La forme plate des branches du lithoclaste n'est pas, ainsi qu'on l'avait prétendu, un obstacle à l'introduction de l'instrument dans la vessie.

Ainsi, le trilabe et le lithoclaste sont deux instruments distincts : ils diffèrent grandement par la forme, la construction, l'agencement des parties. On ne croirait pas, en les voyant l'un à côté de l'autre, qu'ils puissent se suppléer dans la lithotritie ; et cependant ils servent à atteindre le même but dans des circonstances analogues. Une longue expérience a prouvé que l'emploi combiné de ces deux instruments, si dissemblables en apparence, constitue la principale ressource de la lithotritie pour le traitement des calculeux. Cette observation pratique, d'une grande importance, a échappé à beaucoup de chirurgiens.

Je n'ai pas, comme on le prétend, renoncé au trilabe, cet instrument par lequel la lithotritie s'est affirmée et a été reçue dans la pratique chirurgicale.

Ne prenant conseil que de l'expérience, j'ai conservé les deux instruments, et je me suis efforcé de déterminer les cas où chacun d'eux peut être appliqué avec le plus d'avantage. Sans recourir à mes ouvrages antérieurs, on pourra se convaincre, en parcourant celui-ci, que je n'aipoint dévié.

Choix des instruments. — Le choix de l'instrument, considéré par rapport aux catégories diverses de cas, forme une question capitale dans les applications de la lithotritie. Elle ne saurait être négligée sans dommage pour les malades, pour l'opérateur et pour l'art.

En principe, l'instrument à trois branches est plus propre que l'instrument à deux branches à saisir la pierre avec facilité et sûreté.

La supériorité du trilabe tient au mécanisme et à l'action de ses branches. En se rapprochant pour saisir la pierre, les branches du trilabe tendent toujours à la ramener vers le centre. Il n'en est pas ainsi de la pince bilabe ; la pierre, à moins qu'elle ne soit saisie par le milieu, se dérobe. De là des difficultés et des longueurs qui rendent l'opération plus douloureuse.

D'autre part, le lithoclaste agit avee plus de force et de précision comme écraseur, quand il s'agit de morceler une pierre moyenne et dure. C'est là un avantage qui lui assure souvent la préférence, malgré son infériorité comme instrument de préhension, pour les pierres de cette catégorie.

Quant aux petits calculs, ils sont saisis, et ils cèdent avec une égale facilité à l'action de l'un et de l'autre instrument. On emploie le plus communément le lithoclaste, sans oublier les cas spécifiés dans lesquels il est préférable de recourir au trilabe (1).

Quand la pierre est dure et volumineuse, la manœuvre pour la saisir est toujours difficile et confuse, surtout quand on se sert du lithoclaste. Aussi doit-on donner la préférence au trilabe pour commencer l'opération (2).

(1) *Voir* Application de la lithotritie aux cas de petites pierres.

(2) *Voir* plus loin Application de la lithotritie aux pierres volumineuses.

Le trilabe est un instrument plus sensible, et en quelque sorte plus intelligent, surtout quand il s'agit d'explorer la vessie, de découvrir certaines variétés de formes de la pierre. Cet instrument peut devenir une ressource utile.

Lorsqu'il s'agit d'aller à la recherche des débris pierreux et des corps étrangers accidentellement introduits dans la vessie, c'est au trilabe qu'il faut recourir de préférence. Combien de fois l'ai-je employé utilement, après avoir échoué avec le lithoclaste! Disons aussi que, dans quelques cas rares, le lithoclaste a fait ce que n'avait pu faire le trilabe. Nous verrons plus loin que, dans certains cas compliqués, la courbure du lithoclaste est une précieuse ressource.

En résumé, dans la plupart des cas simples de petite pierre, l utilité des deux instruments est à peu près égale. Le chirurgien prend celui qui est à sa convenance ou à sa portée. Toutes choses égales d'ailleurs, l'action du trilabe est plus sûre, mais la manœuvre est plus douloureuse.

Dans les cas de pierre moyenne, le lithoclaste est préférable; la pierre est morcelée avec plus de facilité et de promptitude.

Quand il s'agit d'une pierre dure et volumineuse dans une vessie racornie, la manœuvre est toujours difficile, incertaine. On peut alors essayer les deux instruments. Le trilabe, à cause de sa facilité de préhension, est préférable pour commencer l'opération, pour faire une séance d'exploration.

Dans la série des cas compliqués de productions morbides qui déforment la vessie, l'opérateur n'obéit point à des règles certaines ; il n'est guidé que par ses sensations tactiles. Le discernement et l'expérience doivent le guider aussi dans le choix de l'instrument.

Remarques pratiques sur les dispositions les plus essentielles des instruments lithotriteurs. — Nous n'avons pas à revenir sur les instruments droits. Ces instruments, dont les chirurgiens ont cessé de s'occuper, restent dans l'état de perfection où ils ont été portés par l'expérience. Ils répondent parfaitement aux besoins de la pratique (1).

Il n'en est pas de même des instruments courbes, qui, tout répandus qu'ils sont, continuent d'être loués ou critiqués sans mesure (2). Les uns les acceptent avec une confiance absolue, comme si ces instruments étaient irréprochables ; les autres les regardent comme des moyens encore imparfaits et impropres à remplir les indications capitales dans la lithotritie.

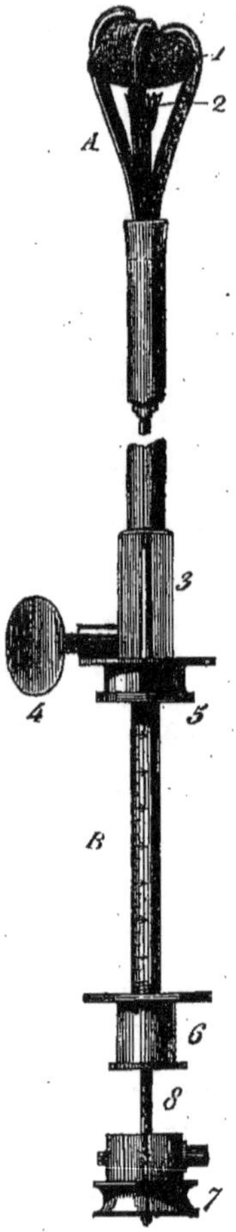

Il est aisé de se rendre compte de ces dissentiments, si l'on songe que les praticiens ne sont pas même fixés sur les conditions les plus simples de ces appareils, à savoir, le degré de courbure de l'extrémité qui pénètre dans la vessie, la longueur et la forme des branches, le diamètre des rondelles servant de poignée, etc. Ce sont les enseignements de la pratique journalière qui doivent donner la solution de ces problèmes.

Fig. 3.

Or, c'est précisément le point essentiel qui a été négligé, et l'on peut affirmer que ces instruments, sur lesquels on a tant écrit, ne sont pas encore connus. Et la preuve, c'est qu'on les confond les uns avec les autres. C'est ainsi que, dans la pratique, on prend tous les jours le lithoclaste pour le brise-pierre à cuvette, et le

(1) *Voir* la figure 3 qui représente un beau modèle.
(2) *Voir* l'Introduction, p. 13 et suiv.

forceps fenêtré pour le percuteur. Il me paraît donc nécessaire d'insister sur les conditions que doivent remplir les instruments lithotriteurs. La question est capitale, car le succès de l'opération dépend en grande partie du choix des instruments.

Mon but serait de combler une des lacunes les plus regrettables dans l'enseignement officiel de la lithotritie. Je ne pense pas pouvoir mieux l'atteindre, qu'en reproduisant les figures qui représentent les instruments lithotriteurs. Pour que la démonstration ne laissât rien à désirer, j'ai voulu parler aux yeux en même temps qu'à l'esprit. J'ai déposé en conséquence, à côté de ma collection de calculs urinaires, un certain nombre d'instruments disposés de telle sorte, qu'on puisse se rendre aisément compte de leur mécanisme, de leur action et des caractères qui les distinguent (1).

L'examen direct des différents modèles, en dehors de toute influence doctrinale, éclairera beaucoup mieux les esprits que les démonstrations orales et les descriptions qu'on trouve dans les livres.

J'espère que la comparaison *de visu* des instruments dont je me sers avec ceux qu'on recommande dans les leçons publiques de chirurgie et dans les ouvrages élémentaires, conduira les praticiens à faire un choix judicieux de ces moyens opératoires.

Les instruments lithotriteurs droits et courbes se composent de trois parties distinctes :

1° *Le corps ou portion centrale, lisse, arrondie,* formée de pièces qui mettent en rapport les deux extrémités.

2° *L'extrémité inférieure, interne ou vésicale,* où se trouve l'appareil propre à saisir et fixer la pierre et à en extraire les fragments, doit attirer toute l'attention de l'opérateur. Saisir et fixer la pierre dans la vessie, c'est en effet remplir la prin-

(1) *Voir* le Catalogue de ma collection ; partie instrumentale.

cipale indication. Cette partie de l'appareil doit fonctionner dans une cavité où l'œil ne pénètre point.

J'appelle aussi l'attention des fabricants sur la portion coudée de l'instrument. Le point de jonction où la tige se divise et se recourbe pour former les branches est en général trop volumineux. Pour peu que les débris pierreux se tassent, les branches ne se rapprochent plus suffisamment, et l'instrument augmente de calibre. Cette augmentation de volume rend la sortie de l'appareil pénible et douloureuse. Cet inconvénient est remarquable surtout dans les lithoclastes que fabrique M. Weiss (de Londres).

On verra, en examinant la partie instrumentale de ma collection, que les instruments dont je me sers habituellement réunissent toutes les conditions de solidité avec un volume moindre. On remarquera que les branches des pinces bilabes et trilabes, en se rapprochant, présentent les dispositions les plus propres à faciliter la préhension de la pierre.

Le lithoclaste à mors plats et larges, qui saisit facilement la pierre et la fixe sûrement, a en outre l'avantage de la réduire en poudre grossière. Ce mode de trituration a une valeur qui a été méconnue par quelques chirurgiens.

Je me sers souvent d'un lithoclaste à demi-fenêtré, représenté fig. 4, et sur lequel je reviendrai.

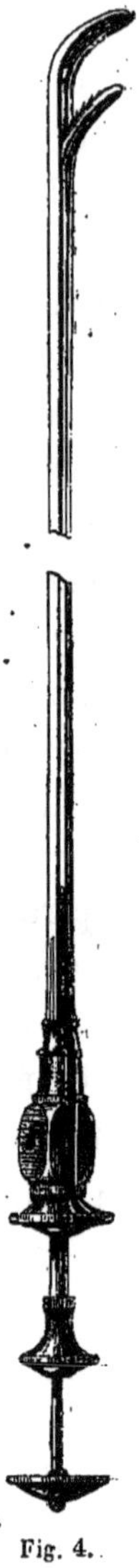

Les forceps fenêtrés ou autres, construits sur le modèle du percuteur, ne présentent pas les mêmes garanties. La pierre est difficilement saisie avec ces instruments, et les éclats qu'on en détache sont plats, anguleux ; ils

Fig. 4.

ne peuvent passer par le canal, ou ils s'y engagent sans pouvoir le franchir, d'où résultent les accidents les plus graves.

Rappelons encore une disposition essentielle de l'extrémité vésicale de mes lithoclastes. Les branches sont aplaties d'avant en arrière ; l'antérieure est plus étroite et plus courte que la postérieure ; de telle sorte que les bords de ces deux branches ne se touchent pas quand on les rapproche. On évite par là de pincer la vessie ; ensuite, l'instrument ne s'engorge pas. Il est très-facile, en effet, de chasser les débris pierreux qui s'accumulent entre les mors pendant la manœuvre. Ajoutons que la courbure du lithoclaste dont je me sers est régulière. Ces dispositions, d'une utilité pratique incontestable, ne se trouvent pas dans le brise-pierre à cuiller ou à cuvette, si répandu dans la pratique ordinaire.

3° *Extrémité externe. Instrument compresseur.* — Les moteurs à l'aide desquels l'opérateur broie ou écrase la pierre qu'il a saisie dans la vessie se placent à l'extrémité extérieure de l'instrument. Ces moteurs diffèrent notablement, d'après les indications qu'on veut remplir ou suivant les procédés qu'on applique au broiement de la pierre (1).

J'emploie, selon les cas, l'écrou brisé, le pignon, le compresseur indépendant. C'est à l'écrou brisé qu'il faut donner la préférence. Ce sont les deux moitiés d'un écrou, maintenues, au moyen d'un ressort, dans une boîte qu'on écarte et qu'on rapproche à volonté. L'emploi de ce moteur se généralise de plus en plus : on le trouve sur des forceps de fabrique anglaise. Les chirurgiens de ce pays paraissent avoir renoncé à un système défectueux de vis de rappel (2).

Le compresseur indépendant, qui est un moteur puissant,

(1) Voir *Traité de la lithotritie*, p. 67 et suiv., 525 et suiv.; l'article *Morcellement* et le Catalogue de ma collection.

(2) *Voir* les figures de mon *Traité de lithotritie*, p. 20 et 25.

dont quelques chirurgiens ont fait usage, doit être tenu en réserve pour les cas spéciaux (1).

Pour opérer soit dans l'urèthre, soit dans la vessie, on se sert assez souvent d'un petit lithoclaste simple, c'est-à-dire dont l'extrémité externe n'est pas munie d'un appareil de pression ou de percussion. C'est dans ces cas que le compresseur indépendant est précieux, lorsque la pression de la main n'est pas suffisante pour écraser le calcul.

De quelques instruments lithotriteurs usités dans la pratique générale et dont je ne me sers pas. — Des instruments construits sur ce modèle ne réunissent pas toutes les conditions nécessaires pour pratiquer la lithotritie selon les règles. Beaucoup de praticiens ont adopté de confiance ces instruments défectueux.

1° *Brise-pierre à cuiller ou à cuvette.* — On le confond souvent avec mon lithoclaste, dont il diffère surtout par la disposition des branches. L'extrémité du brise-pierre est construite de façon que les bords de ses branches se correspondent et se touchent lorsqu'on ferme l'instrument, et que la branche postérieure est creusée en forme de cuiller, de telle sorte qu'il est facile de pincer la vessie pendant la manœuvre, et que les débris pierreux sont retenus dans la cuvette. (V. l'Introduction : *La Lithotritie à l'Hôpital des cliniques.*)

On peut opérer avec le brise-pierre ; mais l'opérateur inexpérimenté rencontre des obstacles sérieux sur lesquels je reviendrai.

2° *Instrument coudé.* — J'ai fait connaître le degré de courbure qu'il faut donner au forceps lithotriteur. La courbure a été augmentée. De là les instruments coudés, ainsi

(1) Voir *Traité de la lithotritie*, p. 32.

désignés à cause de leur courbure brusque. Ils sont difficiles à dégorger, et l'on réussit rarement à les introduire dans la vessie sans froisser ou labourer la face supérieure de l'urèthre et du col vésical. Il est fâcheux qu'on cherche à étendre l'emploi de ces appareils dangereux.

3° *Forceps courbe à pignon.* — Ce moteur remplace quelquefois l'écrou brisé. Quelques chirurgiens se servent aussi de clavettes, et d'autres moyens dont ils vantent les bons effets. J'ai longtemps employé les instruments à pignon simple ou double et à crémaillère. J'y ai renoncé parce que la manœuvre est moins simple et moins sûre. La pierre s'échappe quelquefois au moment où l'on place le pignon dans la douille. Dans tous les cas, l'opération se trouve interrompue.

4° *Forceps fenêtré* (1). — On l'appelle aussi l'instrument d'attaque. Il est à longues branches aplaties sur les côtés. On s'en sert utilement dans les cas de grosses pierres pour commencer l'opération. Quelques chirurgiens l'emploient d'une manière exclusive. La longueur des branches suffit pour rendre l'opération douloureuse. Il est difficile de saisir les petits calculs avec cet instrument, et plus difficile encore d'extraire les débris pierreux.

5° *Instrument courbe articulé.* — Cet instrument, d'un mécanisme ingénieux, diffère en tout des autres instruments lithotriteurs. Il a été adopté par quelques chirurgiens américains. Je ne sache pas qu'on s'en serve beaucoup en Europe. Son action a peu d'étendue. Du reste, il est facile à manœuvrer et ne fatigue pas beaucoup la vessie. Quoique le lithoclaste me semble préférable, je n'hésiterais pas au besoin à me servir de l'instrument articulé.

Ce n'est pas d'aujourd'hui que je signale l'imperfection des

(1) Ne pas confondre avec le percuteur.

instruments lithotriteurs qu'on a introduits dans la pratique générale et qu'on cherche encore à faire prévaloir ; on les recommande dans les cliniques officielles. Quelques chirurgiens très-distingués ont porté la prévention contre ma méthode jusqu'à substituer aux appareils dont je me sers d'autres instruments qui ne sont pas même applicables, et qui ont été abandonnés aussitôt après avoir été proposés.

Essai préalable des instruments. — Tous les instruments lithotriteurs présentent la combinaison des deux éléments, mécanique et chirurgical. C'est de ce dernier que je me suis particulièrement préoccupé. L'élément mécanique n'a pas toutefois été négligé. Pour être vraiment utiles, je le répète, ces instruments doivent être fabriqués avec toute la perfection voulue. Aussi le chirurgien doit-il s'assurer, avant d'opérer, que l'appareil dont il veut se servir réunit toutes les conditions requises. Le choix fait, une épreuve préliminaire doit précéder l'application.

C'est pour avoir négligé cette précaution importante, que des opérateurs, très-habiles d'ailleurs, ont dû laisser des opérations inachevées (1).

Tout instrument neuf est d'abord essayé par le fabricant ; il doit l'être ensuite par l'opérateur lui-même.

Par ces essais variés et répétés autant de fois qu'il le faut, on prévient les accidents de déformation ou de fracture de l'appareil. On commence par des essais d'ensemble, pour s'assurer de la solidité des branches de la pince et de la régularité du mécanisme : l'emboîtement des deux branches, le glissement des deux tiges, le fonctionnement de l'écrou brisé. On procède ensuite aux épreuves de détail pour chaque partie.

(1) Voir *Traité de la lithotritie*, p. 307, et le chapitre de ce livre consacré aux accidents.

Avant tout, il importe de savoir si les débris accumulés entre les branches seront chassés facilement, si les efforts produits par les premiers essais n'ont pas rendu difficile le glissement des tiges ; enfin, si l'écrou engrène bien et fonctionne comme il faut, alors même qu'on serre avec force, et s'il ne lâche pas le taraud quand il s'agit de faire éclater une pierre dure et volumineuse.

L'opérateur expérimenté peut abréger ces épreuves ; mais le chirurgien qui débute dans la pratique doit les varier et les multiplier, et pour sa propre sûreté et pour son profit : ces essais réitérés sont, en effet, des exercices très-utiles qui préparent à la manœuvre opératoire.

CHAPITRE II

DIAGNOSTIC

ARTICLE 1er. Signes rationnels de la pierre. — 1° Urines sanguinolentes. — 2° Miction troublée.— § I. Contractilité de la vessie. — 1° Suspension temporaire des douleurs de la pierre. — 2° Cessation des douleurs chez les calculeux, à une période avancée de la maladie. — 3° Variétés de la sécrétion rénale chez les calculeux.— 4° Des principales variétés des symptômes de la pierre. — § II. Inertie de la vessie. — ARTICLE II. Exploration de la vessie. — 1° Explorations par le toucher.— 2° Explorations au moyen de la sonde. — 3° Explorations pratiquées avec les instruments lithotriteurs. — Instruments explorateurs. — Explorations préliminaires. — Difficultés accidentelles de la manœuvre. — Exemple. — Réflexions pratiques. — Autre exemple. — L'endoscope.

Pour traiter les calculeux selon les règles de l'art, il faut n'ignorer rien de ce qui concerne l'affection calculeuse. Le succès est à ce prix.

On conçoit l'étendue et la variété des études auxquelles doit se livrer le chirurgien qui se prépare à exécuter les manœuvres délicates de la lithotritie.

J'ai consacré ma vie à ces études spéciales, dont les résultats sont consignés dans mes précédents ouvrages.

On ne trouvera ici que des observations qui se rapportent plus directement au diagnostic de la pierre, avec de nouvelles remarques tirées de ma collection de calculs. J'appellerai en particulier l'attention du praticien sur les explorations locales qu'on pratique au moyen des instruments lithotriteurs. Ces explorations sont d'autant plus utiles pour éclairer le diagnostic, que les inductions qui se tirent des signes dits rationnels sont toujours vagues et insuffisantes.

ARTICLE PREMIER

Signes rationnels de la pierre. — On attache généralement trop d'importance aux effets produits par le contact de la pierre avec les organes. Non-seulement ces effets sont très-incertains; mais la manière dont on les envisage d'ordinaire ajoute encore à l'incertitude.

On peut réduire à trois groupes les principaux symptômes qu'on observe au début de la maladie :

1° *Urines sanguinolentes.* — Lorsqu'un homme bien portant d'ailleurs rend des urines teintes de sang, à la suite de quelque fatigue ou d'un simple exercice, si le même phénomène se reproduit sous l'influence des mêmes causes, le chirurgien doit en tenir compte et ne pas se borner, selon l'usage, à prescrire des palliatifs. Les explorations de la vessie sont nettement indiquées. C'est un devoir pour lui de les pratiquer. Ajoutons que la présence du sang dans les urines n'a de valeur réelle, comme signe diagnostique de l'affection, qu'au début de la maladie, chez les adultes, et dans les cas simples.

Il est rare que les enfants calculeux rendent du sang avec l'urine. Les hommes âgés, au contraire, en rendent souvent, et en quantité, alors même qu'ils n'ont point de pierre dans la vessie ; par conséquent, ce signe perd beaucoup de sa valeur dans la vieillesse, d'autant plus que la présence du sang dans les urines peut tenir à un très-grand nombre de maladies des organes urinaires.

2° *Miction troublée.* — La présence d'un petit calcul dans une vessie saine, que la gravelle l'ait précédée ou non, a pour effet ordinaire de stimuler l'organe, de provoquer des contractions vésicales, et par suite, de rendre plus fréquents les besoins d'uriner. La miction devient difficile et douloureuse. Tous ces effets varient d'ailleurs d'après la sensibilité et la contractilité de la vessie et les caractères physiques de la pierre.

On sait que la contractilité de la vessie chez les calculeux est tantôt exagérée, tantôt amoindrie. L'augmentation et la diminution de la contractilité vésicale établissent entre les calculeux des distinctions capitales.

§ 1. — **Contractilité exagérée de la vessie.** — En général, lorsque l'urine contenue dans la vessie est vivement expulsée, les parois vésicales sont hypertrophiées, ou bien l'organe est surexcité. S'il y a un calcul, la vessie, après avoir expulsé l'urine, s'appliquera sur lui avec une force proportionnée à sa contractilité. La vessie embrasse la pierre et la pousse vers l'orifice interne de l'urèthre. Les contractions de l'organe chasseraient le corps étranger s'il y avait une issue. En se contractant sur la pierre, la vessie produit des sensations douloureuses, à peu près comme la matrice dans l'accouchement.

Les douleurs commencent, cessent, se reproduisent avec les contractions musculaires. Dans les intervalles, on éprouve parfois un sentiment de lassitude et de malaise.

Ces effets concordent parfaitement avec la théorie, et il est aisé de les explipuer. Signalons les principales variétés qu'ils présentent :

1° *Suspension temporaire des douleurs de la pierre.* — Au début de la maladie, ce n'est que de loin en loin que les calculeux de la première classe éprouvent ce qu'ils appellent des *crises*. Les douleurs sont quelquefois spontanées ; mais elles ne se produisent en général qu'à la suite d'exercices plus ou moins violents, courses à pied, à cheval, en voiture, etc. Le malade éprouve le besoin pressant d'uriner, et la petite quantité d'urine rendue est quelquefois teinte de sang; il ressent en même temps un malaise général. Ces symptômes disparaissent peu à peu, moyennant le repos et quelques sédatifs. Il se passe ensuite des semaines et des mois sans que le malade ressente absolument rien; la santé est parfaite. Les crises recommencent sous l'influence des causes énumérées plus haut, et même sans cause appréciable, et elles cessent de la même manière. Puis elles se rapprochent et deviennent de plus en plus fortes et longues. Enfin, elles sont continues et ne laissent pas un moment de relâche au malade. Les douleurs se font sentir sans interruption, et bientôt se produisent des troubles fonctionnels généraux.

Des nombreuses théories qu'on a imaginées pour rendre raison de l'interruption des douleurs chez les calculeux, il n'y en a aucune de satisfaisante.

2° *Cessation des douleurs chez les calculeux, à une période avancée de la maladie.* — Il y a des calculeux qui, après des années d'atroces souffrances, voient tout à coup leur état s'améliorer; la vie leur devient supportable, quelques-uns même se croient guéris, comme le célèbre Walpole.

On ne se rend pas toujours compte de ces effets, qui sont attribués généralement à une médication quelconque. Des observateurs superficiels, venant en aide à la crédulité publique, ont accrédité l'efficacité des prétendus fondants.

L'histoire de ces calculeux est pleine d'incidents et d'obscurité. J'ai remarqué que chez quelques-uns, la diminution progressive de la douleur coïncidait avec le racornissement graduel de la vessie. Il vient un moment où la pierre occupant toute la capacité de la vessie, celle-ci, sans avoir rien perdu de son épaisseur musculaire, cesse de se contracter; l'urine s'écoule à mesure qu'elle descend des reins, ou bien elle s'accumule en petite quantité jusqu'à ce qu'elle soit expulsée sans effort.

En général, la diminution de la contractilité vésicale coïncide avec l'atrophie de la vessie, et, dans ce cas, l'urine s'accumule en si grande quantité, qu'il faut recourir à la sonde. Je reviendrai sur ces cas. Pour le moment, je ferai observer que l'inertie de la vessie succédant à des contractions énergiques et prolongées, est toujours de mauvais augure.

3° *Variétés de la sécrétion rénale chez les calculeux.* — Il est important de connaître les variations que peut présenter la sécrétion rénale chez les calculeux.

On trouvera dans mon *Traité pratique de la Lithotritie*, des remarques utiles sur les rapports qui existent entre les reins et l'orifice interne du canal de l'urèthre. Rappelons ici que toutes les fois qu'il existe une irritation légère du col vésical, quelle qu'en soit la cause, la sécrétion rénale augmente; l'urine devient aqueuse ou reste à l'état normal.

La sécrétion urinaire diminue au contraire lorsque la vessie est le siége de désordres graves et persistants. Le liquide est alors concentré et fortement coloré. C'est dans ces circonstances qu'on observe les suppressions d'urine prolongées et généralement graves. Nous traiterons des dépôts morbides de l'urine au chapitre des cas compliqués.

En résumé, les signes rationnels d'une petite pierre dans la vessie se réduisent à l'émission d'urines sanguinolentes, aux troubles de la miction, et aux douleurs ressenties au bout de la verge, à la suite d'exercices plus ou moins violents.

Ces signes peuvent manquer, ils n'ont une valeur réelle que dans les cas simples où la pierre constitue toute la maladie, en particulier chez l'adulte.

Des principales variétés des symptômes de la pierre. — Les signes rationnels de la pierre varient suivant les âges, surtout dans les cas compliqués.

1° Les enfants calculeux s'agitent le plus souvent, avec des cris et des pleurs; ils se tirent la verge, d'où un développement prématuré de cet organe et souvent des habitudes funestes. Quelquefois la croissance de l'enfant se trouve arrêtée.

Beaucoup d'enfants calculeux ne présentent aucun de ces signes. Il en est d'autres qui sont d'une maigreur et d'une pâleur effrayantes; on dirait des phthisiques au dernier degré.

2° On remarque des variétés encore plus notables chez les vieillards. Le plus souvent les signes propres de la pierre se mêlent et se confondent avec les symptômes des lésions organiques des voies urinaires. Ces lésions peuvent être antérieures à la pierre et contribuer puissamment à sa formation. Dans ce cas, les symptômes offrent, dès le début de la maladie, un caractère indécis et insidieux.

Quand c'est la pierre qui constitue l'affection primitive, les symptômes ne prennent un caractère irrégulier qu'après le développement des lésions organiques.

3° Chez certains sujets, la pierre paraît n'exercer qu'une faible action sur la vessie. Il n'est pas ici question des premiers temps de la maladie, où c'est chose ordinaire. Cette absence de symptômes peut se prolonger pendant des années. J'ai cité, d'après les auteurs, et observé moi-même nombre de cas où des pierres énormes ont été trouvées après la mort, sans que les calculeux en eussent soupçonné la présence.

Nous ne parlons pas de ces stoïciens qui supportent les plus vives douleurs sans se plaindre, ni de ceux qui, tout en ayant conscience de leur état, cherchent à s'abuser. Les médecins eux-mêmes ne sont pas exempts de cette faiblesse, que l'on peut payer cher (1).

Qu'on n'oublie pas ce que nous avons dit, à savoir que les phénomènes morbides qu'on observe chez un grand nombre de calculeux diffèrent essentiellement des symptômes ordinaires de la pierre. Aussi n'est-il pas étonnant qu'on ne songe pas toujours à cette dernière.

§ II. — **Inertie de la vessie.** — Les signes rationnels de la pierre manquent quelquefois, ou bien ils diffèrent de ceux que nous avons énumérés. Les troubles fonctionnels qui, dans les cas précédents, constituent les signes rationnels de la pierre, sont produits par l'accroissement progressif de la vitalité et de la contractilité de la vessie, sous l'influence du corps étranger. Mais, de même que la vitalité et la contractilité de la vessie stimulée par la présence de la pierre sont souvent en excès, elles peuvent être aussi en défaut; de là une catégorie particulière de cas.

Avant l'invention de la lithotritie, on s'était peu occupé de cette classe de calculeux, qui n'offrent pas les symptômes ordinaires de la pierre. Leur vessie se contracte si faiblement que l'urine n'est pas expulsée en totalité à chaque miction. Au lieu de réagir contre l'agacement produit par le corps étranger, la vessie se relâche, perd sa puissance de contraction, et le calcul ne touche le viscère que par le côté sur lequel il repose. Ce contact est rarement douloureux, surtout lorsque le malade se tient en repos. Le poids seul de la pierre ne produit point la sensation qu'on lui attribue généralement.

(1) Voir *Traité de l'affect. calcul.*, p. 417.

On observe chez les calculeux de cette classe une série de phénomènes morbides graves, insidieux, que j'ai exposés dans mon *Traité pratique* (1), et sur lesquels j'aurai l'occasion de revenir.

En résumé, chez les malades dont la vessie est inerte, la douleur inhérente à l'affection calculeuse n'existe point, ou n'affecte pas, du moins, les caractères qui la distinguent. On voit tous les jours, je le répète, des calculeux qui ne soupçonnent même pas la présence de la pierre, et qui laissent l'affection se développer jusqu'au moment où les ressources de l'art sont insuffisantes.

Ces cas sont très-insidieux. Il en sera de nouveau question dans un chapitre spécial sur les applications de la lithotritie aux cas d'inertie de la vessie.

La question du diagnostic a été traitée, dans tous ses développements, dans mes précédents ouvrages. Je ne reproduirai ici que ce qui touche plus directement à la pratique.

Parlons d'abord des parties qui se trouvent plus immédiatement en contact avec les instruments, à savoir l'urèthre, la prostate et la vessie. Au commencement de mon *Traité pratique* (2), j'ai considéré ces parties à l'état normal, en m'attachant particulièrement à décrire la structure de la vessie, sa forme extérieure et intérieure, sa capacité ordinaire, ses rapports avec les autres organes, et à donner les notions indispensables sur la sensibilité, la contractilité et les fonctions de ce viscère.

J'aurai soin de rappeler ces considérations anatomiques et physiologiques, toutes les fois qu'elles me paraîtront utiles pour l'intelligence de mon exposition.

Je me suis étendu sur les particularités de conformation et

(1) Tome III, chap. VII et XI.
(2) Tome I, p. 1 et suiv. (3e édition).

de structure que présente l'urèthre, en vue des opérations qui sont pratiquées dans les diverses régions de ce canal. Quant à la prostate, je n'avais rien à ajouter à ce qu'on en sait.

Dans les nombreuses figures qui accompagnent le texte, j'ai reproduit les principaux états pathologiques que présentent les organes du système urinaire.

Pour ce qui est des concrétions urinaires, comme j'en ai fait une étude spéciale dans le catalogue explicatif de ma collection, je me bornerai à reproduire seulement ce qu'il y a de plus essentiel dans cette étude.

ARTICLE II

Exploration de la vessie chez les calculeux. — Dans toute exploration de la vessie, en vue de la pierre, on paraît supposer que la cavité vésicale est à l'état normal, telle que chacun la connaît, et tous les chirurgiens procèdent à la recherche du corps étranger avec une confiance dont on ne se rend pas compte, et qui n'est justifiée que dans la série des cas simples où la vessie conserve sa forme et ses dispositions naturelles. Mais, dans la série des cas compliqués, l'opérateur le plus habile reste dans un vague et une incertitude d'autant plus grands, qu'en pénétrant dans la vessie, il ne sait absolument rien des changements qui se sont effectués dans l'intérieur de ce viscère et les dispositions de ses parois, changements qu'il doit constater en procédant à tâtons, et dont il doit apprécier l'importance, et comme lésions organiques de la vessie, et comme complications de la pierre.

Cette position du chirurgien, qui doit exécuter dans la cavité vésicale des manœuvres exploratrices et opératoires, est si difficile et si embarrassante, qu'il m'a paru utile d'offrir, dans l'appendice, un long extrait de mon *Traité de l'affection calculeuse,* dans lequel j'ai indiqué ces lésions. *(État morbide de la vessie chez les calculeux.)*

Explorer, ai-je dit ailleurs, est la base de l'art (1). Sans les explorations, le diagnostic des maladies des voies urinaires ne serait pas possible. J'entends les explorations complètes, telles que nous les pratiquons aujourd'hui, et non suivant les anciens procédés. Il n'y a d'explorations complètes que celles qu'on pratique avec les instruments lithotriteurs et d'après les procédés de la lithotritie. Les mots *exploration méthodique,* qu'on a introduits, n'ont point de sens pratique.

Il ne s'agit pas ici des calculs rénaux, urétéraux et autres, qui échappent à l'exploration directe ; mais des calculs vésicaux qu'il est possible d'atteindre à l'aide d'un instrument porté dans la vessie.

Les explorations de la vessie sont médiates ou immédiates.

Les premières se pratiquent au moyen du toucher par l'hypogastre, le rectum et le vagin ; les secondes, avec un instrument introduit par l'urèthre.

1° *Explorations par le toucher.* — A l'exemple des anciens, quelques chirurgiens ont souvent recours aux explorations par le rectum, le plus souvent pour reconnaître les lésions de la prostate, et quelquefois pour se guider dans l'introduction des instruments ou pour compléter les indications fournies par la sonde.

A. — Sans doute le toucher rectal est utile à l'opérateur inexpérimenté qui a besoin de connaître la situation du bec de

(1) *Parallèle,* p. 371. *Traité de l'affect. calc.,* p. 466, 474. *Traité pratique,* Introduction, etc. *Traité de la lithotritie,* p. 82. 6e Lettre sur la lithotritie.

la sonde. Il est parfois aussi le principal moyen de diagnostic dans les cas de grosse pierre se prolongeant dans l'urèthre, de calculs multiples dans la portion prostatique et membraneuse de ce canal, ou de calculs irréguliers engagés dans le col de la vessie (1). Il peut rendre encore le diagnostic plus certain dans quelques cas rares de taille difficile, et chez les enfants calculeux.

Mais, dans la pratique ordinaire, notamment chez l'adulte et le vieillard, ce mode d'exploration n'a point la valeur qu'on prétend lui attribuer. Il en est de même du palper hypogastrique et du toucher vaginal. On n'y a recours que dans des cas exceptionnels.

B. — C'est par l'urèthre qu'on procède aux explorations immédiates et directes, au moyen d'une sonde ordinaire et des instruments fournis par la lithotritie.

2° *Explorations au moyen de la sonde.* — Elles sont fort anciennes, et ont été décrites dans les principaux ouvrages de chirurgie (2). Ces explorations sont insuffisantes. On s'exposerait à commettre les plus graves méprises, si on les employait exclusivement, même dans l'affection calculeuse de la vessie, où elles sont d'un emploi si fréquent.

Des chirurgiens expérimentés n'ont pas reconnu avec la sonde la présence de pierres très-volumineuses. On en a vu d'autres, trompés par les fausses indications du cathétérisme ordinaire, diagnostiquer une pierre qui n'existait point, et pratiquer la taille sans nécessité (3). Ce malheur est arrivé une fois à Levret, une autre fois à Kern, deux fois à Dupuy

(1) *Voir* ma 3e Lettre sur la lithotritie.

(2) *Voir* notamment mon *Traité pratique*, 3e édit., t. I, p. 151, où j'ai fait connaître des changements utiles dans la manière de procéder avec cet instrument.

(3) *Traité de la lithotritie*, p. 84 et 97.

tren, trois fois à Chéselden, quatre fois à Roux. Je ne parle que des chirurgiens morts (1).

Maintes méprises ont eu lieu sur le volume et la configuration de la pierre, et les malades ont dû subir deux opérations coup sur coup. Hunter et la plupart des auteurs rapportent de pareils faits. Il s'en est produit aussi de nos jours (2).

Je disais à ce propos en 1847, dans une séance de l'Académie de médecine :

« Quels ne doivent pas être les regrets d'un chirurgien, quand l'autopsie vient lui démontrer qu'il n'a pas reconnu la cause du mal qui a entraîné la mort, et auquel, avec des données moins vagues que celles qui sont fournies par la sonde, il aurait pu remédier? — Quoi de plus horrible, et pour lui-même, et surtout pour le malade, qu'une opération de taille pratiquée sans nécessité, sans qu'il y ait une pierre dans la vessie! — Quoi de plus pénible et de plus embarrassant que la position d'un opérateur qui, faute de connaître le volume du calcul, a employé un procédé de cystotomie qui ne permet pas de l'extraire, ou qui du moins présente des difficultés énormes, et capables de compromettre la vie de l'opéré, le repos du chirurgien et l'honneur de l'art? — Si

(1) Voir *Traité de l'affect. calcul.*, p. 480; — *De la Lithot.*, p. 97; — 6e lettre, p. 67.

(2) Dans toute exploration de la vessie, on suppose que la cavité vésicale est à l'état normal; de sorte que la plupart des chirurgiens procèdent à la recherche de la pierre avec une confiance qui n'est justifiée que dans la série des cas simples, où la vessie conserve sa forme et sa capacité habituelles. Dans la série des cas compliqués, le plus habile opérateur reste dans le vague et l'incertitude. En effet, en pénétrant dans la vessie, il ne sait absolument rien des changements qui se sont opérés à l'intérieur de cet organe. Pour guider le praticien dans ces cas difficiles, j'ai donné un long extrait de mon *Traité de l'affection calculeuse*, où se trouvent indiquées les principales lésions morbides de la vessie qui compliquent la pierre.

l'on avait oublié les exemples rapportés par Covillard, Colot, Deschamps et tant d'autres, du moins se souviendra-t-on qu'hier encore un malheureux vieillard a été tenu plus d'une heure sur le lit de douleur, et qu'après d'impuissantes tentatives pour arracher la pierre par le périnée, on eut recours à la taille hypogastrique, qui permit d'en faire l'extraction ; et que, la veille, un malade succombait dans un autre hôpital à une affection calculeuse méconnue, et qu'il eût été probablement sauvé si le diagnostic eût été rigoureusement établi en temps utile (1)? »

Quant aux lésions organiques du col et du corps de la vessie, la sonde, alors même qu'on ne se borne pas à l'introduire et à la retirer aussitôt, suivant le précepte d'un professeur de la Faculté de Paris (2), ne fournit aucune indication. Si l'on est arrivé, à l'aide de quelques explorations superficielles, à constater sur le vivant des productions morbides dans ces régions, on ne sait rien avec certitude de leur développement, de leur forme, de leur étendue, de leur mode d'insertion, et particulièrement de l'espèce de déformation qu'elles produisent dans la vessie (3).

Il est d'usage, dans la pratique ordinaire, de soumettre immédiatement le malade au cathétérisme, sans préparation d'aucune sorte. C'est là une faute. Le malade qu'on explore à la première visite souffre beaucoup plus, et il est rare qu'on n'observe pas des réactions graves.

Pour prévenir les accidents et épargner les douleurs aux malades, quelques chirurgiens abrégent les recherches, et

(1) Voir 6e *Lettre sur la lithotritie*, p. 70; *Gazette des hôp.*, 4 septembre 1847.

(2) *Voir* 6e Lettre, p. 69.

(3) *Voir* l'Avant-propos du *Traité pratique* (3e édit.), Manière de pratiquer les explorations.

font des explorations incomplètes ; de sorte qu'il faut bientôt recommencer.

Dans les consultations pour des cas de ce genre, chaque chirurgien prend à son tour la sonde ; de sorte que le malade est soumis à une série de manœuvres toujours inutiles et souvent dangereuses. Ces cathétérismes réitérés peuvent causer la mort ; dans tous les cas, ils peuvent occasionner de graves désordres.

Ce sont là des faits acquis à la pratique et que je me borne à noter. Le cathétérisme ordinaire immédiat n'en est pas moins recommandé dans l'enseignement officiel, et appliqué dans la pratique générale. Ainsi se maintient un procédé plein d'incertitude et de périls ; et c'est ainsi qu'une branche importante de la chirurgie reste dans l'état d'infériorité où elle se trouvait avant la lithotritie (1).

3° *Explorations pratiquées avec les instruments lithotriteurs.* — Aux procédés insuffisants de la routine, nous avons substitué des moyens éprouvés pour établir un diagnostic satisfaisant. Les nouveaux instruments d'exploration, maniés d'après les règles par des mains exercées, ont donné des résultats dont la valeur ne saurait être contestée ni même amoindrie. Faut-il ajouter, en outre, que le traitement préparatoire a rendu les explorations très-supportables et exemptes de danger ?

Après avoir essayé les nouveaux moyens, comme le traitement préparatoire et les explorations préalables ont donné lieu à de graves erreurs qui se propagent par l'enseignement officiel, je dois résumer brièvement ce que j'ai exposé à ce

(1) On a prétendu tirer de grands avantages du cathétérisme ordinaire au moyen de sondes fortement coudées. Ces sondes, qui ne sont pas nouvelles, quoi qu'on ait dit, ne sont utiles que dans certains cas. — *Voir* pour la courbure des sondes, la 3e édit. de mon *Traité pratique*, t. II.

sujet dans mes traités *De la Lithotritie* et *de l'Affection calculeuse.*

Il ne faut pas perdre de vue que dans les explorations préliminaires, aussi bien que dans l'opération de la lithotritie, l'opérateur, réduit à faire de la chirurgie interne, ne peut s'aider de la vue. Il n'est guidé que par le toucher médiat. C'est à l'aide d'un instrument dont l'extrémité libre plonge dans une cavité invisible, qu'il doit s'enquérir de l'état de la vessie et des corps étrangers qu'elle peut renfermer. Les indications ne lui sont fournies que par ses sensations tactiles.

D'autre part, la manœuvre est très-délicate; elle exige ce tact parfait qui ne s'acquiert que par une longue habitude. Le chirurgien qui opère d'emblée et sans s'être familiarisé avec ces exercices préliminaires, doit éprouver de graves mécomptes, s'il n'est arrêté, comme il arrive souvent, par les premières difficultés qui se présentent. C'est ainsi que d'habiles chirurgiens ont reculé devant les moindres obstacles, dans quelques rares tentatives d'exploration et d'opération.

Ces obstacles n'arrêtent point ceux qui se conforment aux règles de l'expérience clinique, et qui connaissent les détails de la manœuvre.

Comme l'utilité de nos moyens d'exploration est bien constatée, il faut espérer qu'ils deviendront d'une application générale, non-seulement dans les cas d'affection calculeuse, mais dans la plupart des maladies des organes urinaires.

Instruments explorateurs. — Les nouveaux moyens d'exploration sont un petit trilabe et un petit lithoclaste. Sauf les appareils qui servent au broiement de la pierre, ces instruments sont les mêmes que ceux qu'on emploie dans la lithotritie.

Les nouvelles explorations sont indiquées dans des cas très-divers, avant et après l'opération : elles ne se pratiquent pas toujours de la même manière. On y a recours aussi dans les cas de lésions organiques de la vessie.

Explorations préliminaires chez les calculeux.— Il s'agit ici de reconnaître la présence d'un calcul dans la vessie, de déterminer le volume, la dureté et jusqu'à un certain point la configuration de ce calcul, et de constater l'état de la vessie; car il importe de savoir si le cas est simple ou compliqué, et si la lithotritie est praticable.

Le malade étant placé comme pour l'opération de la lithotritie, on introduit une algalie ordinaire pour faire l'injection; elle rencontre quelquefois la pierre au col de la vessie ou un peu plus loin. Le plus souvent, on ne touche la pierre qu'au moment où l'urine s'écoule, en inclinant le bec de la sonde à droite ou à gauche. Comme ce mode d'exploration ne suffit pas en général, il faut être sobre de mouvements, afin d'épargner au malade des douleurs inutiles. Après l'injection, la sonde est remplacée par un lithoclaste explorateur, qu'on introduit dans la vessie, suivant le procédé ordinaire. (Voir *Introduction des instruments.)*

Dans l'état normal, le lithoclaste pénètre aisément et sans douleur, si le malade a été convenablement préparé. Rappelons ici que la partie profonde de l'urèthre, le trigone et le bas-fond de la vessie sont sur le même plan, surtout chez l'enfant et chez l'adulte. Une fois dans la cavité vésicale, la tige du lithoclaste explorateur, tenue horizontalement, appuie sur cette surface plane qu'elle déprime légèrement vers le rectum. Les branches de l'instrument, faiblement écartées, sont en rapport, l'une en avant, avec l'orifice interne de l'urèthre, et l'autre en arrière, avec la face postérieure de la vessie. Leurs mouvements ne sont pas gênés; la vessie, dont les parois sont écartées par l'injection, forme une cavité arrondie à surface lisse et polie.

Dans cette position de l'instrument, une pierre petite ou moyenne se trouve à côté des branches, vers l'orifice de l'un des uretères. Il suffit, pour la trouver et la saisir, d'incliner leur extrémité libre à droite ou à gauche. On rapproche les branches avec la main, et l'on fixe la pierre au moyen de l'écrou; avec l'instrument ainsi chargé le chirurgien s'assure s'il n'y a pas d'autres pierres, et il acquiert aussi les informations dont il a besoin sur les pierres contenues dans la vessie, sur le volume, la consistance et la forme de celle qu'il tient entre les branches de l'instrument. Le procédé est simple, facile, peu douloureux. Si le lithoclaste ne suffisait pas pour découvrir un petit calcul, on emploierait un petit trilabe.

Difficultés accidentelles de l'exploration. — A. Lorsque le col vésical est rigide, dévié en haut, ou de côté, l'instrument explorateur pénètre moins aisément et produit un peu plus de douleur. En pénétrant dans la vessie, son extrémité s'éloigne plus ou moins du bas-fond, c'est-à-dire de l'endroit où la pierre se trouve ordinairement. Il devient alors nécessaire d'incliner le bec de l'instrument un peu plus de côté et même vers le rectum, les branches étant légèrement écartées. Dans ces cas, la manœuvre s'exécute encore régulièrement, mais elle est plus douloureuse.

B. Dans la partie du catalogue qui traite de la configuration des calculs, j'ai noté des particularités essentielles, qui rendent raison des difficultés qu'on éprouve à saisir la pierre dans la vessie. Le praticien qui connaît les formes singulières que peuvent présenter les calculs n'est pas étonné des obstacles imprévus qu'il rencontre, surtout quand il s'agit de fixer la pierre dans l'instrument.

C. Quand la pierre est d'un certain volume, elle peut se présenter au-devant de l'instrument, lorsque celui-ci pénètre dans la vessie, ou un peu plus loin dans cette cavité. Pour éviter la confusion, il convient de procéder suivant les règles établies pour l'application de la lithotritie aux cas de grosses pierres, lorsque les organes sont sains.

D. Dans les cas compliqués, où l'opérateur a surtout besoin de renseignements, la manœuvre d'exploration demande des soins particuliers. La pierre est volumineuse, et ne peut être saisie qu'à l'aide d'un instrument à longues branches, dont les mouvements sont à la fois difficiles et douloureux, parce que l'espace manque.

Lorsque la cavité vésicale est déformée par des tumeurs et des productions morbides, les difficultés sont plus grandes encore; quelquefois même l'exploration est impossible. On se conduira pour les explorations dans ce cas, comme pour les opérations dans les mêmes circonstances. Il nous paraît superflu d'exposer deux fois le même procédé. Disons seulement que quelques-uns de ces cas sont très-embarrassants.

Exemple. — Le fait suivant, que je reproduis par extrait, me paraît instructif; on peut le rapprocher de quelques autres que j'ai fait connaître ailleurs. (*Traité de la Lithotritie*, p. 96.)

Un calculeux, dans des conditions favorables en apparence, est soumis à la lithotritie. L'opération le soulage, sans le guérir. Six semaines après, les douleurs reparaissent. On fait dans la vessie des recherches prolongées et infructueuses. On a recours aux irrigations vésicales; et en pénétrant dans la vessie, la sonde en gomme élastique rencontre le calcul. On revient ensuite au cathétérisme ordinaire. Trois chirurgiens le pratiquent et ne découvrent rien. On n'obtient pas un meilleur résultat avec les instruments lithotriteurs.

On se décide enfin à pratiquer la taille périnéale, et l'on retire trois pierres parfaitement libres et mobiles dans la vessie (1).

Le malade ayant succombé le trente-quatrième jour après l'opération, l'autopsie révéla une tuméfaction de la prostate et une dépression notable du bas-fond de la vessie.

Le cas était à peu près simple : les pierres étaient petites; la prostate, bien que tuméfiée, ne déviait pas assez le canal pour empêcher l'introduction d'instruments et de sondes flexibles. La vessie était assez tolérante pour supporter sans réagir les nombreuses explorations successivement pratiquées.

Cependant, dans des circonstances aussi favorables, les recherches les plus persévérantes ne font pas même découvrir la présence des calculs. On se décida à pratiquer la taille sur la simple indication fournie par la sonde flexible, ce qui n'est pas précisément conforme aux règles de la chirurgie pratique.

Arrêtons-nous un instant sur ce fait.

Quand on explore la vessie pour la première fois, on est porté à s'arrêter après quelques essais, de peur de fatiguer le malade; et comme les symptômes sont aussi vagues que l'exploration est superficielle, on se persuade aisément qu'il n'y a point de pierre. L'exploration reste incomplète.

Dans le cas cité, au contraire, on prolonge les recherches, sans résultat, et l'on est tellement persuadé que la pierre existe, qu'on n'hésite pas à pratiquer la taille, bien que le cathétérisme n'ait fourni aucune indication positive.

On aurait pu croire à l'existence d'un de ces cas morbides qui déforment la cavité vésicale, et empêchent de pratiquer une exploration complète; mais il n'y avait rien de pareil :

(1) *Voir* le journal *le Progrès*, 14 avril 1858.

la disposition anomale de la prostate et du bas-fond de la vessie n'était point de nature à empêcher l'exploration et l'opération par la lithotritie.

Le résultat négatif des explorations réitérées dans ce cas prouve seulement que les chirurgiens encyclopédistes ne sont pas encore familiarisés avec les instruments et les procédés de la lithotritie.

Autre exemple. — Citons encore un autre fait.

Mon confrère M. Lenoir se proposait d'opérer un calculeux dans son service de l'hôpital Necker. La santé générale était bonne ; la vessie, d'une grande tolérance, avait très-bien supporté les premières injections et explorations. La pierre, déjà ancienne, devait avoir, disait-on, 36 ou 38 millimètres de diamètre. Le son métallique produit par le contact de la sonde semblait indiquer sa dureté. Il s'agissait de déterminer si les conditions du malade étaient favorables à l'opération de la lithotritie. Sur l'invitation de M. Lenoir, je fis, devant une nombreuse assistance, une exploration de la vessie. L'urèthre étant accoutumé au contact des instruments, l'introduction du lithoclaste et la préhension de la pierre furent aussi faciles que peu douloureuses. Je m'assurai, avec l'instrument chargé, qu'il n'y avait point d'autre calcul dans la vessie ; et, par une légère pression au moyen de l'écrou brisé, la pierre fut écrasée. Des débris furent retirés avec l'instrument, et les autres entraînés par les urines.

Ainsi, par une seule exploration, dont la durée ne dépassa pas deux minutes, il fut constaté qu'il n'y avait dans la vessie qu'une seule pierre, moins volumineuse qu'on ne l'avait pensé, et friable, puisqu'elle fut saisie et broyée avec un lithoclaste à mors plats. Ce cas était en réalité des plus simples, des plus favorables pour l'opération de la lithotritie;

et cependant les moyens d'exploration employés jusque-là n'avaient fourni aucune lumière sur le choix de la méthode opératoire. On s'était fait illusion sur la consistance de la pierre, à cause du tintement métallique que produisait le contact de la sonde.

On trouve dans ma collection une série de concrétions qui rendent un son métallique, sans être d'une dureté notable. Ce sont des pierres de nature phosphatique, friables et recouvertes d'une couche mince, lisse, résistante, qui leur donne l'apparence de pierres lamellées. C'est d'un calcul de cette espèce qu'il s'agissait dans le cas ci-dessus.

L'endoscope. — J'ai dit que le chirurgien, dans les maladies de la vessie, n'était guidé que par le toucher. C'est en vain qu'on a essayé jusqu'ici d'éclairer la cavité vésicale par des appareils plus ou moins ingénieux (1). M. Désormeaux a fait une récente tentative qui aura probablement le même sort que les précédentes. L'*endoscope*, qu'on a présenté comme une invention de la chirurgie contemporaine dont l'utilité aurait été confirmée par l'expérience, est une application du laryngoscope et de l'ophthalmoscope aux voies urinaires. L'*endoscope* a-t-il rendu ou est-il appelé à rendre les services qu'on a dit? C'est là un point à élucider. Rappelons que, à l'aide d'un verre grossissant, on peut voir tout ce qu'on veut. L'introduction de l'endoscope par l'urèthre n'est pas seulement fatigante pour le malade ; elle peut donner lieu à des accidents graves. D'ailleurs, l'endoscope ne vient pas éclairer le diagnostic des maladies de la vessie. Les moyens dont l'art dispose aujourd'hui répondent à tous les besoins de la pratique. Ce qui n'empêchera pas que le nouvel appareil ne soit accueilli avec faveur par bon nombre de chirurgiens. La cu-

(1) *Traité de la lithotritie*, p. 101.

riosité des malades est grande, et plus d'un voudra connaître la lanterne vésicale (1).

Autre procédé d'exploration dans les cas exceptionnels.— La pierre n'est pas toujours libre et flottante dans la vessie ; on ne peut en constater la présence qu'en ayant recours à des procédés particuliers. Citons un fait.

Le comte W... éprouvait des douleurs qu'on supposait produites par la pierre. Les explorations de la vessie ne firent rien découvrir. Avant d'arriver à Paris, le malade s'arrêta à Londres, et les plus célèbres chirurgiens anglais ne découvrirent pas la pierre. J'explorai à mon tour, et ne découvris rien à l'aide de la sonde. J'introduisis des bougies de cire pour diminuer l'irritabilité de l'urèthre, afin de pratiquer une exploration plus complète, et je m'aperçus que les plus grosses de ces bougies rapportaient une empreinte, près de leur extrémité conique. C'est ainsi que fut découvert un calcul dont aucune exploration antérieure n'avait indiqué la présence. Résultats de l'autopsie : Derrière l'orifice du conduit urinaire on voyait une tumeur grosse comme un œuf de pigeon et une bride en forme de valvule, qui obstruait le conduit. La vessie hypertrophiée présentait trois cellules, dont deux auraient pu contenir un marron chacune ; la troisième, située dans le trigone, pouvait contenir une cerise : elle contenait une concrétion de phosphate triple, laquelle laissait son empreinte sur la bougie.

J'ai cité ailleurs (2) plusieurs cas dans lesquels des injec-

(1) D'après quelques professeurs de clinique chirurgicale, les explorations, telles que je les pratique, seraient pleines de difficultés et de périls : elles aggraveraient beaucoup l'opération de la taille, qu'il est quelquefois urgent de pratiquer à la suite de ces explorations. La question a été traitée par moi devant l'Académie, en 1847. Je n'ai pas à y revenir. (*Voir* la 6e *Lettre sur la lithotritie.*)

(2) *Traité de la lithotritie*, p. 98.

tions répétées ayant provoqué des contractions énergiques de la vessie, on sentait, en retirant la sonde flexible, un frottement produit par la pierre.

Dans quelques cas de pierre enkystée, se prolongeant dans la vessie, il ne suffit pas de constater la présence du calcul pour établir de diagnostic. J'ai réussi quelquefois à saisir la pierre enkystée, au moyen du trilabe ou du lithoclaste, et j'ai pu déterminer ainsi le mode et le degré d'adhérence. J'ai pu même détruire la portion non enkystée, au grand soulagement des malades.

CHAPITRE III

PRÉPARATION DES MALADES

Préparation locale avant l'opération de la lithotritie. — Manière de procéder à la préparation locale. — Cas exceptionnels. — Objections contre le traitement préalable.

Il est essentiel de disposer le malade à l'opération qu'il doit subir. On y parvient par une préparation locale et générale. Cette préparation n'a pas été adoptée par tous les chirurgiens qui pratiquent la lithotritie. Il en est qui la jugent inutile et qui opèrent d'emblée, à la première visite.

Ce procédé est contraire aux règles de la bonne pratique. Les grands maîtres ont toujours attaché une grande importance à la préparation des malades qui doivent être opérés, surtout quand il s'agit de l'opération de la cystotomie.

La lithotritie n'exige pas, à beaucoup près, des précautions aussi sérieuses que la taille; mais elle réclame une préparation locale dont j'ai tracé les règles.

Préparation locale avant l'opération de la lithotritie. — A l'état normal, l'introduction d'un instrument dans l'urèthre occasionne toujours des douleurs que les malades appréhendent très-fort, et produit souvent de graves désordres. L'art est heureusement en possession des moyens propres à atténuer ces douleurs, à faciliter l'opération et à la rendre tolérable ; je les emploie depuis le commencement de ma pratique (1).

Cette préparation n'est que l'application d'une loi de l'organisme vivant. Tous les physiologistes savent que le contact graduel et temporaire, souvent répété, d'un corps avec les muqueuses, finit par émousser la sensibilité de ces surfaces, en modifiant leur vitalité.

Pour comprendre les avantages de l'application de cette loi au traitement des calculeux, il faut avoir assisté à une série d'opérations de lithotritie pratiquées sur des malades préparés ou non préparés. Les premiers, habitués à l'introduction des bougies, se montrent confiants, supportent sans peine la manœuvre opératoire ou explorative. Comme la sensibilité des surfaces muqueuses est émoussée, la contractilité des tissus sous-jacents est diminuée dans la même proportion ; les mouvements sont faciles, les instruments glissent sans frottement, et le chirurgien perçoit nettement les sensations qu'il recherche.

Il n'en est pas ainsi des malades non préparés. Préoccupés et inquiets, ils ne se décident et ne se résignent pas aisément à subir l'opération. A peine l'instrument a-t-il pénétré dans l'intérieur des organes, que des douleurs vives se font sentir. L'instrument, fortement serré dans le canal et au col de la vessie, n'avance qu'en produisant des frottements pénibles.

On comprend que des opérations pratiquées dans des conditions si dissemblables diffèrent surtout par leurs conséquences.

Quand la préparation a précédé l'opération, le malade souffre peu ; on observe rarement des phénomènes de réaction

(1) Voir *Parallèle*, p. 256 (1836) ; — *de la Lithotritie*, p. 68, in-8° (1827) ; — *Traité pratique de la lithotritie*, p. 67 (1847) ; — *Comptes rendus de l'Académie des sciences*, 26 octobre 1858 ; — *Bulletin de thérap.*, 15 octobre 1858.

fébrile ; si un accident vient à se produire, il cesse d'ordinaire sans l'intervention de l'art.

Quand l'opération a été pratiquée d'emblée, alors même que la manœuvre a été irréprochable, les douleurs sont plus vives, il se manifeste une violente réaction, suivie d'accès de fièvre et de troubles nerveux. Ces phénomènes sont si fréquents dans la pratique générale, qu'il y a des praticiens qui les considèrent comme étant inévitables.

Les effets de mon traitement préliminaire ne seront pas confondus avec ceux qu'on cherche à obtenir par l'emploi des opiacés et des anesthésiques.

La préparation qui est la base de ma pratique a un effet purement local. Il s'agit d'atténuer graduellement la sensibilité d'un organe déterminé, en vue de l'opération qu'il doit subir. L'action, encore une fois, est purement locale et bien circonscrite.

Les opiacés et les anesthésiques agissent directement sur le système nerveux, ils produisent un effet général sur [illegible]nsemble de l'économie. Le traitement préliminaire diminue effectivement l'irritabilité de l'organe auquel il s'applique ; les anesthésiques et les opiacés ne font que suspendre ou endormir la sensibilité générale.

Le traitement local laisse le malade en pleine possession de ses facultés, tandis que les opiacés et les anesthésiques, attaquant les centres nerveux, lui ôtent à la fois la sensibilité et la connaissance. On connaît les effets des opiacés ; on connaît aussi ceux des anesthésiques, dont l'emploi inconsidéré peut faire passer le malade du sommeil à la mort.

Manière de procéder à la préparation locale. — La préparation au traitement effectif a pour but de préparer l'urèthre au passage des instruments explorateurs et lithotriteurs. Le chirurgien introduit doucement une bougie molle (je me sers de préférence de bougies de cire), il la retire aussitôt qu'elle a pénétré dans la vessie, en évitant tout mouvement brusque. Le malade éprouve une sensation quelquefois très-incommode, qui se reproduit plus atténuée les deux premières fois qu'il urine.

Le lendemain, la même bougie passe plus aisément et ne produit point de malaise général. La cuisson en urinant est moins intense et moins prolongée.

La troisième fois, l'introduction s'opère à peu près sans douleur. Plus de malaise général, plus de cuisson ; la miction est facile.

Le quatrième jour, on introduit avec les mêmes précautions une bougie plus grosse et on la retire aussitôt. La nouvelle bougie écartant davantage les parois du canal, à raison de son volume (6 millimètres), produit une sensation douloureuse, mais nullement comparable à celle qui suit la première introduction. On n'observe pas, du reste, de malaise général, ni de cuisson, lorsque la bougie a été retirée. On se contente généralement de deux introductions pour la seconde bougie. On n'a recours à l'emploi d'une autre bougie de six ou sept millimètres, que lorsqu'on observe une certaine rigidité du canal.

Cette préparation locale dure ordinairement huit jours, pendant lesquels le chirurgien étudie son malade, se rend compte de la sensibilité des organes par la manière dont les bougies sont supportées, étudie les variations de la sécrétion rénale, et prescrit au besoin une médication et un régime particulier.

Cas exceptionnels. — Quelques calculeux supportent difficilement le contact de la première bougie. A peine a-t-elle pénétré de quelques centimètres dans le canal, qu'il faut la retirer. Le malade se remet aisément.

Dans ces cas, le chirurgien doit redoubler de précautions, et procéder à l'introduction avec plus de lenteur. La bougie ne pénètre quelquefois dans la vessie qu'à la troisième ou à la quatrième tentative, celles-ci étant renouvelées tous les deux jours.

La préparation est beaucoup plus longue, mais elle a ses effets ordinaires. La sensibilité de l'urèthre finit par s'émousser chez ces mêmes malades qui tremblaient à la vue d'une bougie dont ils ne pouvaient pas supporter le contact. L'introduction des instruments lithotriteurs ne provoque point de réaction. Ce n'est que dans certains cas très-rares, que le résultat désiré ne se produit point.

Quelques phénomènes de réaction grave et persistante, observés après la première introduction de la bougie, ont été attribués à l'action de celle-ci; mais il n'y a point de corrélation entre la cause indiquée et les phénomènes. Le contact d'une bougie molle avec la face interne de l'urèthre pendant trois ou quatre secondes est incapable de produire les effets signalés. Des chirurgiens éclairés et honnêtes ont été induits en erreur à ce sujet, soit faute d'habitude dans le traitement spécial des maladies des organes urinaires, soit prévention contre la salutaire pratique du traitement préalable.

Dans les cas compliqués, la préparation locale n'a point d'effets aussi efficaces et durables. Il ne faut pas néanmoins la négliger dans ces cas difficiles.

C'est à la préparation des malades que j'attribue en grande partie les succès de ma pratique.

Nous ne saurions trop rappeler qu'il est essentiel de procéder lentement et avec douceur. On se servira de bougies très-flexibles. On les introduira avec de grandes précautions, et on ne les laissera point séjourner dans le canal, ainsi que le font quelques praticiens. Dans les cas exceptionnels, on redoublera de soins et de précautions; on ne passera la bougie que tous les deux ou trois jours; et au lieu de pénétrer du premier coup dans la vessie, on n'y arrivera que graduellement, du troisième au cinquième jour.

On s'arrête dès que le malade souffre. Pour faciliter l'introduction des bougies et la rendre moins pénible, on a recours aux moyens sédatifs en usage dans la médecine interne.

Il faut se garder d'imiter ces chirurgiens impatients qui commencent par introduire dans le canal une sonde rigide qu'ils laissent séjourner des heures entières, et qui répètent la même manœuvre le lendemain et les jours suivants. D'autres poussent avec force des injections dans la vessie. Ces chirurgiens méconnaissent la loi physiologique dont nous avons parlé; et, au lieu de préparer les voies urinaires à recevoir les instruments lithotriteurs, ils irritent les surfaces, augmentent la contractilité des organes, provoquent des accidents inflammatoires.

Les effets d'insensibilité locale de l'urèthre qu'on observe dans la préparation des malades s'observent aussi, pour la surface vésicale, dans les applications journalières de la lithotritie. Lorsqu'on procède régulièrement à cette opération, la sensibilité et la contractilité de la vessie diminuent à mesure que les séances se multiplient. Plus le traitement avance, et moins il est pénible. La première séance est la plus douloureuse. Quand la manœuvre est empreinte de violence, et lorsqu'il n'y a pas eu de préparation, la contractilité et la sensibilité augmentent à mesure que les séances se répètent. Il arrive un moment où l'opération doit être suspendue ou devient impossible, à cause des souffrances excessives que produit la manœuvre.

Objections contre le traitement préalable. — On objecte que des calculeux, convenablement préparés et opérés suivant les règles, souffrent néanmoins pendant les séances et à la fin du traitement aussi bien qu'au début.

Le fait est vrai, je dirai même qu'il n'est pas rare; mais les conclusions qu'on en voudrait tirer ne sont pas justes. On a confondu les cas simples et les cas compliqués. Ces malades souffrent, parce qu'ils sont affectés de lésions concomitantes, qui obligent l'opérateur à manœuvrer, de façon à écarter les obstacles qui gênent le passage et l'action des instruments, et qui empêchent de saisir la pierre : telles sont les barrières uréthro-vésicales du col de la vessie, qu'il faut déprimer avec force pour parvenir jusqu'à la pierre. Dans ce cas, le lithoclaste ne peut pénétrer dans la vessie qu'en refoulant les obstacles qui s'opposent à son passage; il ne pénètre qu'avec effort, et les mouvements imprimés à sa tige produisent sur la face inférieure du col de la vessie une pression, un frottement douloureux. Ce résultat est inévitable; il dépend de l'état des organes. On sait d'ailleurs que, dans les cas compliqués, l'insensibilité des surfaces, sous l'influence de la préparation locale, ne peut être atténuée au même degré que dans les cas simples. Ainsi, les objections tirées de cet ordre de faits portent à faux; elles n'infirment nullement l'utilité du traitement préalable.

CHAPITRE IV

APPLICATIONS DE LA LITHOTRITIE

Article I. Application de la lithotritie aux cas de petite pierre, au-dessous de 2 centimètres, sans lésion organique. — 1° Préliminaires de l'opération. — 2° Position du malade. — 3° Position de l'opérateur. — 4° Injection préalable. — Principaux temps de l'opération. — Premier temps : Introduction des instruments. — Manœuvre. — Deuxième temps : Préhension de la pierre. — 1° Procédé pour saisir les petits calculs et les éclats de grosse pierre avec le trilabe. — Fausse manœuvre. — Manœuvre régulière. — 2° Procédé pour saisir une petite pierre avec le lithoclaste. — Article II. Soins à donner à l'opéré après la séance de lithotritie. — Fièvre consécutive à l'opération. — Article III. Expulsion régulière des débris pierreux avec l'urine. — Sortie irrégulière et incomplète des débris pierreux. — Article IV. Injections. — Précautions pour retirer la sonde après l'injection. — Article V. Extraction directe des débris pierreux. — Instruments explorateurs. — Procédés pour extraire les fragments pierreux et les corps étrangers introduits dans la vessie. — Cas simples. — Cas compliqués. — Considérations tirées du volume de la pierre, de sa position entre les branches de l'instrument, de la disposition des organes. — Article VI. Expulsion précipitée des débris pierreux par les contractions successives de la vessie. — Arrêt des fragments pierreux dans l'urèthre. — Moyen de prévenir l'arrêt des fragments dans le canal.

L'application des moyens que je viens d'indiquer pour le broiement et l'extraction des calculs vésicaux embrasse un grand nombre de questions importantes, qui ont été étudiées dans mes précédents ouvrages. Il me paraît utile de reprendre quelques-unes de ces questions. Je les examinerai d'après l'ordre où elles se présentent au praticien, en me conformant à la division établie des cas simples et des cas compliqués. Dans les cas de la première classe, j'ai pris pour base le volume de la pierre, et j'ai établi trois séries distinctes, toujours d'après la supposition que les organes étaient à peu près à l'état normal.

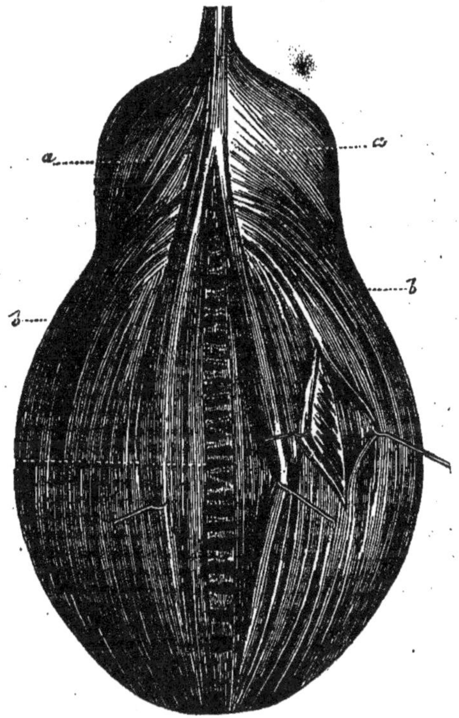

Fig. 5.

Pour que l'exposition ait plus de clarté, j'ai reproduit deux figures représentant la vessie humaine, vue par sa face externe et par sa face interne. L'une et l'autre montrent aux yeux quelle est la direction des plans musculeux des parois de ce viscère. On y voit les dispositions de l'organe, ses rapports avec la prostate. En examinant ces figures avec attention, il est facile de se faire une idée de la manière dont sont expulsés les liquides ou les corps solides contenus dans la vessie.

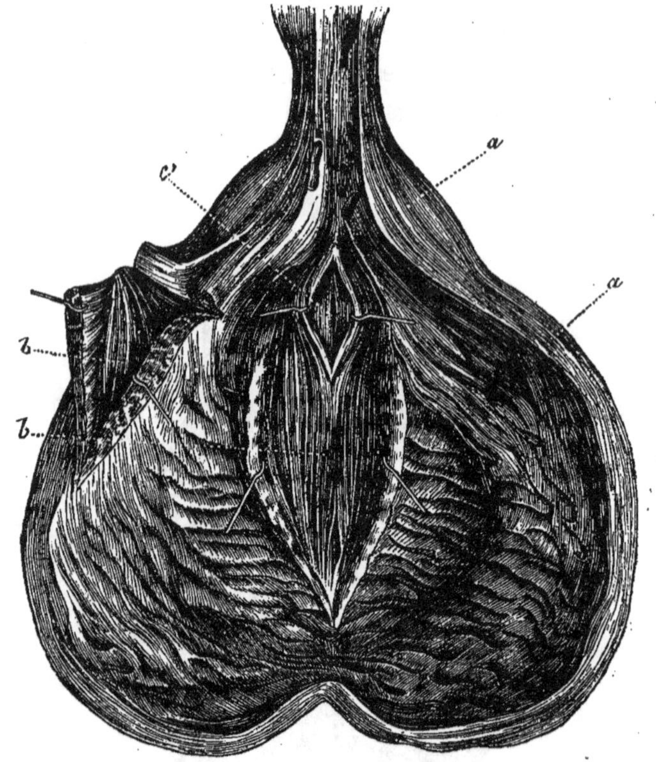

Fig. 6.

ARTICLE I.

Application de la lithotritie aux cas de pierre au-dessous de 2 centimètres, sans lésion des organes (1).

1° *Préliminaires de l'opération.* — Le malade étant convenablement préparé, c'est dans sa chambre, sur son

(1) *Parallèle*, p. 78. — *Traité de lithotritie*, p. 102.

lit, au besoin sur une table recouverte d'un matelas, que l'opération se fait dans la pratique particulière. La hauteur du lit sera à la convenance de l'opérateur. Les tables dont on se sert ordinairement à l'hôpital sont trop hautes, et l'opérateur est obligé de monter sur un marchepied.

A portée du chirurgien sont disposés une sonde ordinaire, une seringue remplie d'eau tiède, un lithoclaste moyen, de l'axonge ou de l'huile, des serviettes et une cuvette longue. Si le traitement préparatoire a fait reconnaître un resserrement de l'orifice externe de l'urèthre, l'opérateur se munira d'un uréthrotome à bascule, et d'un forceps fenêtré, s'il suppose que la pierre est volumineuse. Il faut se garder d'effrayer le malade et son entourage par un grand étalage d'instruments. La lithotritie est une opération simple. L'assistance sera réduite autant que possible ; un aide suffit le plus souvent.

2° *Position du malade.* — Le malade est couché sur le lit, les genoux écartés, les talons rapprochés, les cuisses légèrement fléchies. On place sous le sacrum un coussin roulé dont l'épaisseur varie. Chez les jeunes malades et dans les cas simples, un très-petit rouleau suffit pour maintenir la position horizontale, et empêcher le malade de s'enfoncer dans le lit. Le coussin roulé sera plus gros, si l'on suppose qu'il y a déviation en haut de l'orifice interne de l'urèthre. On a proposé divers moyens, dont les uns sont inutiles et dont les autres compliquent l'opération (1) ; tels sont les lits spéciaux, les supports et autres appareils compliqués.

3° *Position de l'opérateur.* — Placé à la droite du malade, l'opérateur manœuvrera à son aise. L'opération sera d'autant plus facile que le traitement préparatoire lui aura

(1) Voir *Traité de la lithot.*, p. 42.

révélé l'état des organes et les caractères de la pierre.

4° *Injection préalable.* — Je fais généralement une injection d'eau tiède, afin de maintenir écartées les parois vésicales pendant la manœuvre. La quantité de liquide introduite avant l'opération provoque le besoin d'uriner et donne la mesure exacte de la cavité vésicale; c'est là une notion précieuse au début du traitement.

Si l'on opère sans avoir fait d'injection, on ne connaît pas exactement la capacité de la vessie ; et si la quantité d'urine est trop grande, la manœuvre est confuse et la préhension de la pierre difficile. Si l'urine est, au contraire, en trop petite quantité, les parois de la vessie ne sont pas suffisamment écartées, et il y a des frottements inévitables.

Quand on ne peut injecter qu'une petite quantité d'eau, il faut procéder suivant les règles que l'on suit en opérant les malades dont la vessie est racornie.

Quelques praticiens n'accordent pas aux injections préalables toute l'importance qu'elles ont en réalité. De ce qu'on opère, dans certains cas, avec la petite quantité d'urine que la vessie contient, on a conclu qu'on pouvait presque toujours opérer de cette manière. Ce n'est pas là une pratique tout à fait régulière ni exempte d'accidents. A part la douleur plus grande que produit la manœuvre opératoire ou exploratrice, il n'est pas rare d'éprouver de grandes difficultés à saisir, et quelquefois à trouver une pierre moyenne dans une vessie à parois molles et dépressibles, se touchant pour ainsi dire; tandis que chez le même malade, les difficultés n'existent point, si les parois vésicales sont légèrement écartées par une petite injection.

En résumé, l'injection préalable est généralement utile. Cette injection devant uniquement servir à écarter les parois vésicales, il faut pousser le liquide lentement, sans secousses, et suspendre l'injection, dès que le malade éprouve le besoin d'uriner (1).

Ces préliminaires sont applicables à presque tous les cas. Je passe maintenant à l'examen des principaux temps de l'opération.

§ 1. — **Premier temps : Introduction des instruments.** — Dans les cas simples, ce premier temps ne présente point de difficultés sérieuses. Il n'y a qu'à procéder suivant les règles de la bonne pratique.

Rappelons que l'urèthre de l'homme présente, à l'état normal, deux parties distinctes : l'une s'étend du méat urinaire à l'arcade pubienne ; l'autre, de ce point au col de la vessie.

Le trilabe, ainsi que tout autre instrument droit, parcourt la première partie dans toute sa longueur, sans obstacle ; il suffit d'allonger la verge et de la maintenir dans une direction perpendiculaire au plan du corps. L'instrument suit la même direction. Aussitôt qu'il a franchi la fosse naviculaire, il avance sans qu'on le pousse, entraîné par son propre poids. Souvent il faut le retenir, de peur qu'il ne descende trop vite. Dès qu'il est parvenu à la courbure sous-pubienne, on abaisse lentement son extrémité externe, de manière que son extrémité interne contourne l'angle antérieur de la symphyse et s'engage dans la portion membraneuse et prostatique, c'est-à-dire dans la seconde partie du canal. A partir de là, le trilabe n'avance plus avec la même facilité, et, pour peu que la portion profonde de l'urèthre et le col vésical soient rigides ou déviés, il faut abaisser l'instrument, jusqu'à ce qu'il s'engage dans le col. Cette manœuvre est douloureuse ; il n'y faut recourir qu'en cas de nécessité, et alors il est préférable d'employer un instrument courbe.

(1) Voir *Traité de la lithot.*, p. 44 et suiv.

L'instrument courbe glisse moins bien que le trilabe dans la première portion de l'urèthre; le moindre repli peut l'arrêter; mais, arrivé à l'arcade pubienne, sa courbure donne plus de facilité pour contourner la saillie de la symphyse. On exécute de petits mouvements qui contribuent à mettre le bec de l'instrument dans la direction de la partie profonde du canal.

Pour tout chirurgien exercé qui connaît bien la direction de l'urèthre et ses rapports avec la courbure des instruments, ce temps de l'opération ne présente pas de difficultés sérieuses. Seulement, il faut procéder avec beaucoup de précautions, même dans les cas simples.

Manœuvre. — De la main gauche l'opérateur saisit la verge derrière le gland, et tire doucement dessus. De la main droite, il saisit le lithoclaste, préalablement huilé, en introduit le bec dans le méat urinaire, et le pousse doucement dans le canal, en inclinant l'armature, de telle sorte que la partie courbe de l'instrument soit toujours dans la direction de la portion du canal à parcourir. A mesure que l'instrument pénètre, la main qui tient la verge se rapproche de celle qui tient l'instrument. Ce dernier est toujours incliné vers l'aîne d'abord, et ensuite vers les parois de l'abdomen.

Lorsque le bec du lithoclaste approche de la symphyse pubienne, son extrémité externe et la verge, sans cesser d'être inclinées, sont ramenées vers la ligne blanche, perpendiculairement au pubis. On abaisse ensuite vers les cuisses du malade l'armature de l'instrument, dont le bec, par une légère pression, s'engage sous l'arcade pubienne, dans la portion courbe de l'urèthre, parcourt les régions membraneuse et prostatique, et pénètre enfin dans la vessie.

Quelquefois, ainsi que dans le cathétérisme ordinaire, on

prend une fausse direction. Tantôt, le chirurgien relève trop tôt l'extrémité interne de l'instrument, de sorte que le bec butte contre la symphyse pubienne. Tantôt, au contraire, l'instrument est porté trop loin ; avant que son extrémité interne soit relevée, il va butter contre la face inférieure du canal, à la réunion de ses parties bulbeuse et membraneuse. Cette manœuvre exige beaucoup de dextérité. Si on la croyait moins facile, il ne se commettrait pas autant de fautes dans l'introduction des instruments.

Après avoir franchi la courbure sous-pubienne, l'instrument courbe parcourt aisément les portions membraneuse et prostatique. S'il se trouve arrêté, c'est la faute de l'opérateur. Cette faute, la plupart des chirurgiens la commettent. Lorsque la sonde ou l'instrument est parvenu à la symphyse pubienne, ils abaissent trop brusquement l'armature du forceps, dont la partie courbe ne se trouve plus dans la direction du canal, de telle sorte que l'extrémité de l'instrument laboure la face supérieure de l'urèthre et du col vésical. Cette fausse manœuvre donne les mêmes résultats que l'emploi du lithoclaste coudé. L'introduction de ce dernier instrument a pour effet ordinaire de meurtrir, de labourer, de déchirer la face supérieure du canal et du col de la vessie, sans parler des fausses routes.

L'opérateur se souviendra que, dans l'état normal, les portions membraneuse et prostatique de l'urèthre sont à peu près horizontales. Il est facile de les parcourir, en se conformant aux règles de la bonne pratique.

Pour savoir au juste jusqu'à quel degré doit être abaissée l'armature de l'instrument vers les cuisses du malade, le chirurgien placera préalablement sur une table l'instrument dont il va se servir. En simulant la manœuvre, il verra que l'inclinaison de l'armature est toujours moindre qu'on ne le suppose dans la pratique ordinaire. La même épreuve est tout aussi décisive lorsqu'il s'agit de constater la différence de la manœuvre, selon qu'on emploie un instrument coudé ou mon lithoclaste. Nous reviendrons sur les difficultés que peut présenter l'introduction des instruments, en traitant des cas compliqués.

Préhension de la pierre. — Les principaux instruments pour saisir la pierre dans la vessie sont le trilabe et le lithoclaste (1). Quoiqu'on se serve le plus souvent de celui-ci, on a besoin de celui-là pour les petits calculs, certains corps étrangers et les grosses pierres.

1° *Procédé pour saisir les petits calculs et les éclats de grosse pierre avec le trilabe.* — Il est facile de saisir, au moyen du trilabe, les petits calculs et les fragments d'une pierre morcelée.

Les erreurs grossières qui ont cours dans l'enseignement officiel et dans les traités élémentaires de chirurgie m'obligent à revenir sur cette manœuvre.

Le malade étant dans la position voulue, la partie la plus déclive de la vessie se trouve en face de l'orifice interne de l'urèthre ; et le calcul, libre par suite de l'injection qui tient écartées les parois vésicales, occupe naturellement cette partie.

On porte l'instrument jusqu'à la face postérieure de la vessie ; la vis de pression est desserrée ; on tire successivement sur la gaîne et sur le lithotriteur, et les branches sont écartées autant qu'il le faut. Le corps du trilabe appuie sur le col et le trigone de la vessie ; les branches, légèrement écartées, occupent le bas-fond, là même où la pierre se trouve portée par son propre poids. On la sent entre les branches, même sans les rapprocher. Il suffit de pousser légè-

(1) Voir *Choix des moyens* et le *Traité de la lithotritie*.

rement la tête du lithotriteur : en se rapprochant, les branches ramènent vers le centre et saisissent toujours la pierre.

La manœuvre est si simple, si facile, si sûre, que l'opérateur semble agir naturellement, sans s'astreindre à aucune règle. Il y a néanmoins des règles essentielles, et nombre de chirurgiens ont échoué pour ne les avoir pas suivies.

Fausse manœuvre. — En rapprochant les branches de l'instrument pour saisir la pierre, les chirurgiens dont je veux parler, au lieu de tenir la pince immobile et de faire avancer la gaîne sur la tige porte-branches, tirent sur la pince de façon à faire rentrer les branches dans la gaîne, qu'ils maintiennent immobile. Les branches se rapprochent, mais sans saisir la pierre, laquelle n'a pas suivi le mouvement de retrait de la pince. Les deux figures ci-contre font voir cette fausse manœuvre.

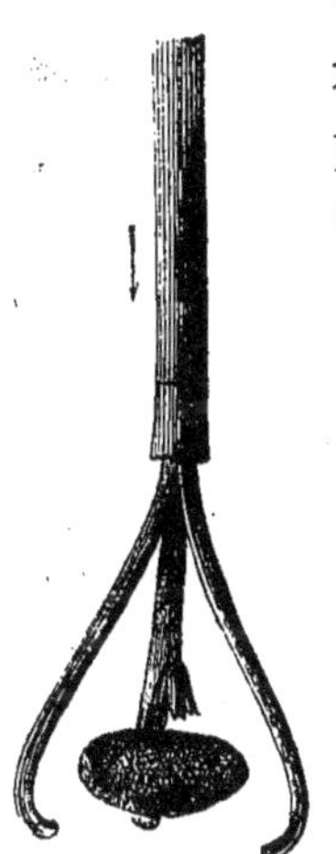
Fig. 7.

La figure 7 représente la pince ouverte et la pierre placée entre les branches. Il suffit de pousser la gaîne sur la pince, qui reste immobile, pour qu'en se rapprochant les branches s'appliquent sur la pierre et la fixent. Ce procédé est le bon, et je l'ai toujours suivi.

Dans la pratique ordinaire, c'est la gaîne qu'on tient immobile, et l'on tire sur la pince pour la faire rentrer dans la gaîne, comme on le voit dans la figure 8. Les branches se rapprochent au-dessus de la pierre; mais la pierre, qui n'a pas bougé, reste au fond de la vessie. Comment pourrait-elle être saisie? C'est pour avoir opéré de la sorte que les chirurgiens de l'école encyclopédique ont essuyé des revers. Ils ont fini par proscrire les instruments droits plutôt que de se conformer aux règles établies, pendant que d'autres chirurgiens, en France et à l'étranger, opéraient avec succès à l'aide de ces mêmes instruments (1).

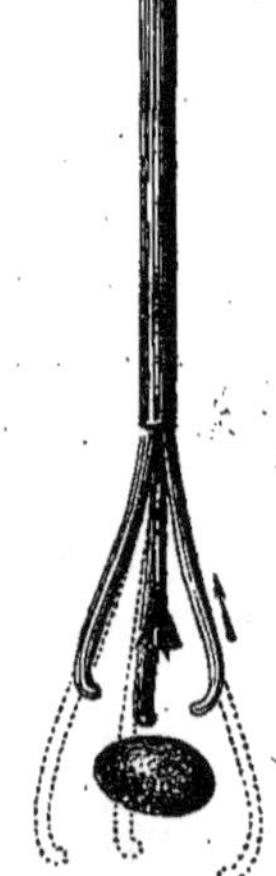
Fig. 8.

Manœuvre régulière. — Au moyen du trilabe, les petits calculs, les fragments de pierre, bref, tous les corps étrangers de petite dimension sont saisis avec une facilité et une promptitude étonnantes, lorsque la pratique est conforme aux règles. On cesse de s'étonner, quand on se rappelle quels sont les rapports du trilabe avec le calcul et les parois vésicales. Dès les premiers temps de ma pratique, on était frappé de ce fait : « La pierre est si facile à saisir, écrivait il y a longtemps M. Velpeau, que j'ai vu M. Civiale la lâcher, la reprendre, en tourner et retourner les divers morceaux, avec autant de facilité que s'il avait opéré dans un vase à découvert (2). »

Par ce procédé, que j'ai appliqué des milliers de fois, que j'ai exposé dans ses moindres détails dans mes ouvrages antérieurs, le calcul est saisi sans avoir été déplacé ni cherché. Il suffit d'ouvrir le trilabe et de le laisser tomber sur la face inférieure de la vessie, pour que le calcul se trouve entre ses branches.

Le mécanisme de l'instrument est des plus favorables pour saisir et fixer la pierre. Par le simple rapprochement des branches, le corps qu'on veut saisir est ramené vers le centre.

(1) *Voir* le *Traité de la lithot.* et l'Introduction.
(2) *Arch. génér. de médec.*, t. XV, p. 156.

Les pinces à deux branches, au contraire, chassent la pierre. Il y a là un problème de mécanique dont ne tiennent pas compte les chirurgiens qui se sont occupés des instruments lithotriteurs droits.

Même promptitude et même sûreté, quand il s'agit de briser la pierre ou les fragments fixés entre les branches de la pince, soit par la simple pression, en poussant la tête du perforateur contre la pierre, retenue entre les crochets des branches, soit par l'égrugement, utile dans beaucoup de cas (1).

Procédé pour saisir une petite pierre avec le lithoclaste (2). — Le lithoclaste est introduit dans la vessie, et lorsqu'il a franchi le col, on porte doucement son extrémité en arrière, vers la paroi postérieure, sans la refouler; ensuite on écarte lentement les branches, en tirant sur l'antérieure, la postérieure restant immobile, sa convexité s'appliquant à la face correspondante de la vessie. L'écartement des branches est de deux centimètres, et davantage, suivant le volume de la pierre.

Dans cette position, répétons-le, le corps de l'instrument placé presque horizontalement, porte sur le col et le trigone, qui sont un peu refoulés en bas, vers le rectum, de telle façon que la partie profonde de l'urèthre, le col, le trigone et le bas-fond de la vessie se trouvent à peu près sur le même plan. C'est ce qui a lieu dans les cas simples, quel que soit l'instrument employé.

(1) Voir plus loin : *Morcellement de la pierre.*

(2) Il ne faut pas prendre cet instrument pour le percuteur, ainsi que l'ont fait, par inadvertance sans doute, quelques chirurgiens. Le percuteur et le forceps ne sont applicables que lorsqu'on veut saisir une grosse pierre; et ils ne la saisissent pas *comme avec la main*, et ne possèdent point *la merveilleuse facilité de prendre* qu'on leur attribue. Toutes ces exagérations ont pour effet de tromper les praticiens.

Ici, le dos de la branche femelle est en contact avec les parois vésicales correspondantes ; l'extrémité de la branche mâle fait dans l'intérieur de la vessie, au milieu du liquide injecté, une saillie en haut et en arrière, proportionnée à sa longueur.

Dans cette position, la pierre (n'oublions pas qu'il s'agit de petites pierres) se trouve au bas-fond de la vessie, sur les côtés de l'instrument, vers l'orifice de l'un des deux uretères. On la saisit aisément sans la déplacer, en inclinant l'extrémité libre des branches modérément écartées vers le point qu'elle occupe. On la fixe en poussant la branche antérieure. La branche postérieure doit rester appliquée à la face inférieure et postérieure de la vessie, de peur que le calcul ne glisse sur les côtés.

Lorsque le bas-fond de la vessie est brusquement déprimé derrière le rebord postérieur du trigone, une petite pierre ou de petits fragments peuvent se trouver placés au-dessous de l'instrument. Pour les saisir, il faut prolonger le mouvement d'inclinaison latérale de l'extrémité libre des branches, jusqu'à ce qu'elles soient tournées en bas vers le rectum (Voir les *Cas compliqués*).

Dans les cas dont il s'agit ici, la manœuvre pour saisir la pierre est exécutée dans un espace circonscrit, en avant par le rebord postérieur du trigone, en arrière par la paroi postérieure de la vessie, et latéralement par les orifices des uretères.

Lorsqu'on tourne la courbure de l'instrument vers le rectum, l'extrémité libre des branches est en contact avec le bas-fond de la vessie. C'est en cet endroit qu'on saisit les petits calculs et les débris pierreux par des mouvements qui portent l'instrument tantôt sur les côtés, tantôt d'avant en arrière ; afin de préserver la surface vésicale d'un frottement douloureux, on abaisse légèrement l'extrémité externe de l'instrument entre les cuisses du malade.

Dans tous ces cas, la recherche et la préhension de la pierre s'effectuent dans la cavité vésicale, au milieu du liquide, avec une précision et une sûreté dont on ne se fait pas une idée exacte, lorsqu'on n'en a pas été témoin, si l'on ne se rend pas compte des circonstances que nous venons d'indiquer.

Il est vrai que les choses ne se passent pas toujours ainsi. On sent quelquefois le calcul, et on ne peut pas le saisir. Cela tient le plus communément à ce que la pierre est plus grosse qu'on ne le présume; les branches de l'instrument glissent à sa surface, au lieu de s'appliquer sur ses extrémités.

Quelquefois la pierre d'un moindre volume reste à côté des branches. Dans quelques-uns de ces cas, j'exécute avec la main droite, appliquée sur l'armature de l'instrument, de petits mouvements tremblés, saccadés, qui impriment à l'extrémité interne, en contact avec la face inférieure de la vessie, une sorte de tremblement propre à favoriser le passage du corps étranger entre les mors du lithoclaste.

Au lieu de ces mouvements tremblés, Sir B. Brodie a proposé de frapper de petits coups sur la tige de l'instrument.

J'ai réussi quelquefois à saisir certains petits calculs roulants, à la face interne de la vessie, en abaissant brusquement l'extrémité droite du coussin placé sous le sacrum, de manière à incliner le malade du côté de l'opérateur (1).

(1) Quelques chirurgiens, qui n'ont pas adopté mes procédés pour saisir la pierre, s'imaginent que saisir les fragments de pierre n'est pas tout à fait la même chose que saisir des pierres entières. Lorsque la pierre est entière, « *on la mobilise, on la caresse, on la place comme on veut si l'on a du tact.* » Pour les fragments, c'est autre chose. *Le fragment ne se meut pas, il est géné par les autres fragments; ils sont tous tenus immobiles les uns par les autres; ils se défendent par leur forme, inconnue à l'opérateur.*— Voilà ce qu'on dit pour établir des différences que je n'ai pas eu l'occasion de remarquer. J'ai toujours saisi avec une égale facilité et les petits calculs et les fragments de grosses pierres.

Lorsque la pierre est fixée entre les branches de la pince, l'écartement des rondelles et l'échelle de la tige intérieure en font connaître le volume. Avec l'instrument ainsi chargé, l'opérateur s'assure s'il n'existe pas d'autres pierres, et il se trouve en mesure de procéder immédiatement à la pulvérisation, par la pression exercée, soit avec la main seule, soit à l'aide d'une puissance mécanique (Voir plus loin : *Morcellement de la pierre*). S'il ne s'agit que d'un petit calcul ou d'un fragment, la main seule suffit pour l'écraser.

Je ne saurais trop recommander ce procédé. L'application en est très-simple. La main gauche saisit la partie carrée du lithoclaste. La main droite est appliquée contre la dernière rondelle. Les doigts indicateur et médius pressent la première rondelle. Pour briser le calcul, il suffit d'une forte contraction des muscles fléchisseurs de la main et de l'avant-bras qui rapproche les branches du lithoclaste. (*Voir* la figure ci-contre.)

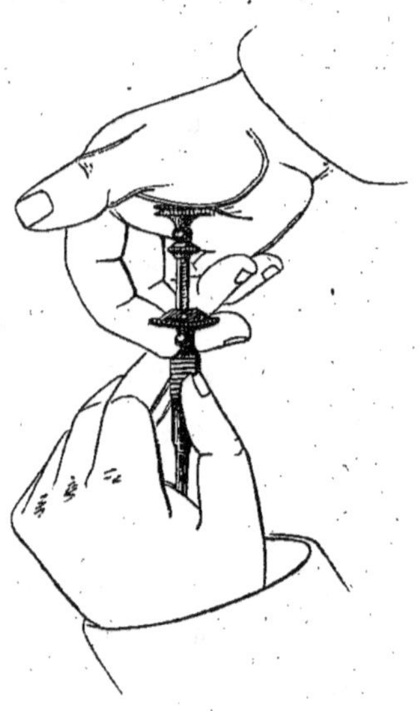

Fig. 9.

L'opération ne dure que quelques instants. On retire le lithoclaste avec les précautions qui seront indiquées plus loin. Le malade rend les débris pierreux avec l'urine, et le traitement est terminé.

Si l'on suppose, d'après le volume de la pierre, que les éclats provenant de la première attaque sont trop gros pour passer par l'urèthre, on les saisit l'un après l'autre, et on les pulvérise par le même procédé. La séance ne doit pas dépasser cinq minutes. Il vaut mieux ajourner la fin de l'opération.

Dans les cas de pierre grosse et friable, les éclats forment quelquefois une masse considérable dans le bas-fond de la vessie, où ils sont saisis et écrasés successivement avec la plus grande facilité. Dans cette manœuvre, l'instrument reste en place, appuyé contre la face intérieure de la vessie. On tire sur la branche interne ; un fragment se place dans l'intervalle ; on l'écrase en repoussant ladite branche. Cette manœuvre peut se renouveler six ou huit fois dans la même séance, de manière à pulvériser une portion considérable de la pierre, sans exécuter d'autres mouvements, la branche postérieure restant immobile ; l'opéré souffre peu.

Comme les débris pourraient s'accumuler dans le canal, il convient de faire après la séance une ou plusieurs injections pour les entraîner ; le reste est expulsé plus tard avec l'urine, pourvu que la vessie possède une contractilité suffisante. Dans le cas contraire, on procéderait à l'extraction des débris.

Dans les cas où la pierre est petite et où il n'y a point de complication, la lithotritie est très-bien supportée ; aucune conséquence grave n'est à craindre. Après la séance, on se borne à prescrire un bain ou de larges cataplasmes émollients sur le périnée. L'opéré sera tenu à la demi-diète. On s'assurera, au bout de quatre ou cinq jours, au moyen du petit lithoclaste explorateur, s'il reste encore des débris pierreux.

ARTICLE II.

Soins à donner à l'opéré après la séance de lithotritie. — L'instrument étant retiré, la séance est terminée. On se hâte d'enlever le coussin et de couvrir l'opéré.

Si l'opération a été pratiquée sur un lit de camp, il est prudent, surtout par un temps froid, de faire bassiner le lit du malade.

Dans la pratique privée, on s'occupe en général un peu trop du produit immédiat de l'opération : chacun veut voir les débris retirés avec l'instrument ou expulsés avec les premières urines, ou entraînés par l'injection. L'opéré reste découvert; souvent il se lève lui-même, poussé par la curiosité, et il se refroidit. S'il est affaibli ou très-nerveux, on a beaucoup de peine à le réchauffer.

Aussitôt après la séance, l'opéré passera de son lit dans un bain tiède. Il y restera une demi-heure ou une heure, et se couchera immédiatement dans un lit bassiné.

Quelques opérés se trouvent mal à l'aise dans le bain, où les besoins d'uriner se reproduisent fréquemment. Dans ce cas, ou lorsqu'il est contre-indiqué, le bain sera avantageusement remplacé par de larges cataplasmes émollients, couvrant le périnée, les organes génitaux et l'hypogastre. On les renouvelle deux ou trois fois dans la journée. Un quart de lavement, avec six ou huit gouttes de laudanum, si le malade peut le garder, est un excellent sédatif. Si l'opéré est agité, on administre une potion calmante. Ces moyens sont particulièrement indiqués, lorsque l'urine produit en passant par l'urèthre une sensation de chaleur incommode et persistante, et que la vessie se contracte avec force. Dans la journée, on donnera quelques tasses d'une boisson agréable et chaude.

Sous l'influence de ces divers moyens, les besoins d'uriner deviennent plus rares, et la miction, plus facile, occasionne moins de douleurs. Les débris pierreux sont entraînés avec l'urine ; les éclats sortent plus tard.

Il faut aussi régler le régime. On prescrit d'abord des bouillons et des potages. Quelques opérés ne s'en tiennent pas là. En général, on n'accordera que peu d'aliments, surtout après la première séance. J'ai vu survenir, pendant la digestion, un frisson ou un tremblement qui est le début d'un accès de fièvre, ou qui annonce des vomissements.

Fièvre consécutive à l'opération.— Quelques opérés éprouvent dans le bain ou quand ils en sortent, ou après avoir mangé, un frisson suivi de chaleur et de sueur. C'est un accès de fièvre qui commence (*Voir* l'article *Accidents*). Ce frisson dure une ou deux heures. Si la sueur qui se produit ensuite est abondante, l'accès ne revient pas.

On se bornera à favoriser la transpiration par le repos absolu et les boissons chaudes. Le malade sera chaudement couvert, et mouillera, s'il est possible, trois ou quatre chemises. Il faut de grandes précautions pour changer de linge. Il importe que le malade se tienne tranquille, afin de ne pas arrêter la sueur. S'il s'agite, s'il rejette les couvertures, s'il se lève pour uriner, pendant la transpiration, il ne manquera pas de se refroidir.

Le linge mouillé doit être changé. Il ne suffit pas de placer des serviettes chaudes entre la peau et la chemise. Il vaut mieux substituer des linges chauds et secs à ceux qui sont trempés de sueur.

Ces détails paraîtront peut-être minutieux; mais ils sont d'une grande importance. Le chirurgien doit les rappeler avec insistance au malade et aux personnes qui l'assistent. Il faut à tout prix prévenir des imprudences. Dans les cas simples, l'accès se termine presque toujours par une sueur abondante, et il disparaît sans retour.

Dès le lendemain de la séance, l'opéré rentre presque toujours dans son état ordinaire. Seulement, il urine plus souvent que d'habitude, et rend des débris de calcul, avec des douleurs qu'il attribue au passage des débris et qui proviennent des contractions exagérées de la vessie sur le restant de la pierre.

Si la vessie se contracte avec énergie, les besoins d'uriner reviennent fréquemment et fatiguent. Nous avons indiqué les moyens appropriés : bains, boissons abondantes, cataplasmes, lavements sédatifs, le décubitus sur le dos et l'immobilité. Il est rarement besoin d'une médication plus active.

Si la vessie se contracte faiblement, il faut surveiller la miction, l'aider au besoin, et favoriser la sortie des urines et l'expulsion des débris pierreux.

Je reviendrai plus loin sur les cas de vessie très-contractile ou racornie et sur ceux d'atonie vésicale, qui exigent des soins tout particuliers.

ARTICLE III

Expulsion régulière des débris pierreux avec l'urine. — Lorsque la vessie, le col vésical et l'urèthre ne présentent aucune lésion, les débris du calcul broyé sont expulsés avec les premières urines. Les éclats et les fragments plus volumineux sont rendus le lendemain et les jours suivants, aisément et avec peu de douleur.

Les souffrances que quelques opérés attribuent au passage des fragments dans le canal sont produites le plus souvent par les éclats accumulés au col ou dans la cavité de la vessie, qui provoquent de violentes contractions de l'organe.

Les éclats qui sont rendus vers la fin du traitement n'occasionnent pas de douleur malgré leur volume.

C'est ainsi que les choses se passent dans les cas simples, lorsqu'il y a équilibre entre les contractions de la vessie et la résistance du col. Mais il y a des circonstances où l'art doit intervenir.

Pour se rendre compte des phénomènes qui se passent alors, il faut se rappeler que la force d'expulsion de la vessie peut être en excès ou en défaut; que l'orifice interne de l'urèthre peut se trouver dévié, et que l'urèthre et le col vésical, tiraillés, distendus pendant la manœuvre, peuvent perdre leur souplesse et leur dilatabilité.

Le chirurgien peut donc avoir à régler l'expulsion des débris, à la modérer, à la provoquer, à y suppléer, quand elle n'a pas lieu.

Sortie irrégulière et incomplète des débris pierreux. — Les débris pierreux que l'opéré rend après la séance ne sont pas toujours en rapport avec la quantité de pierre broyée; soit que la vessie se contracte faiblement, soit que le col vésical ou l'urèthre opposent des obstacles à l'issue des débris.

Dans tous les cas, l'art doit intervenir pour aider la vessie à se débarrasser des débris pierreux.

ARTICLE IV

Injections. — On a tort de contester l'utilité des injections vésicales. Il importe, du reste, de s'entendre sur la manière de pratiquer ces injections et sur les indications qu'on se propose de remplir en les pratiquant. Dans les cas qui nous occupent on se sert d'une grosse sonde en argent à grands yeux et à faible courbure (1).

A la suite de chaque séance, cette sonde évacuative est introduite dans la vessie. Le liquide s'écoule et entraîne les débris. On fait une petite injection, en s'arrêtant dès que le malade éprouve le besoin d'uriner. Pendant que le liquide s'écoule, un aide charge la seringue pour une seconde injection.

Il faut avoir la précaution de placer une bougie flexible dans la grosse sonde évacuative, avant de l'introduire dans la vessie, de peur que les yeux de la sonde ne lèsent la surface de l'urèthre et le col vésical.

Les injections remplissent d'utiles indications thérapeutiques, pouvu qu'on ne s'écarte pas, en les pratiquant, des règles prescrites et de la prudence que j'ai tant recommandée.

En général, l'opérateur n'injecte chaque fois qu'une faible quantité de liquide, alors même qu'il n'est pas averti par les sensations du malade. Il vaut mieux multiplier les injections que de les faire trop fortes. Le liquide doit être poussé lentement.

Comme la vessie se contracte faiblement, il vaut mieux que le malade, s'il le peut sans fatigue, se tienne debout pendant l'injection, pourvu que la sonde pénètre sans difficulté.

(1) Cette sonde, dont l'utilité m'a été démontrée dès les premiers temps de ma pratique, a reçu bien des noms, sous lesquels on a essayé de la faire passer pour une invention nouvelle ou pour un perfectionnement. C'est à l'aide de cette sonde, légèrement modifiée, qu'on a mis en avant, sous la dénomination de *lithocénose*, un procédé qui consiste à écraser dans l'intérieur de la sonde, au moyen d'un stylet brisé, les fragments qui s'y accumulent. Ce procédé est au nombre des moyens que M. Heurteloup présenta à l'Académie des sciences en 1828, comme des perfectionnements essentiels de l'art de broyer la pierre. Aucun de ces moyens n'est resté dans la pratique. Voir l'article *Morcellement* et le *Traité de la lithotritie*, p. 223.

Une fois que la sonde est dans la vessie, l'urine et l'eau de l'injection sortent facilement en un gros jet, qui peut être diminué et même suspendu tout d'un coup, sans cause apparente. On suppose alors avec vraisemblance que des éclats pierreux se sont engagés dans les yeux ou dans l'intérieur de la sonde. On fait aussitôt une nouvelle injection. En général le liquide pénètre aisément, mais il ne sort pas de même. Cela peut se répéter plusieurs fois. L'introduction d'une bougie flexible ou d'un stylet brisé ne fait rien découvrir dans la sonde. C'est qu'alors la sonde ayant été portée trop loin, son extrémité est embrassée, coiffée par la vessie. Dès qu'on la retire un peu, l'urine coule.

Précautions pour retirer la sonde après l'injection. — Il faut, après l'injection, retirer la sonde de la vessie avec de grandes précautions. On redoublera d'attention lorsque la partie où se trouvent les yeux s'engagera dans l'orifice uréthral. Il faut s'arrêter à la moindre sensation de douleur. Le malade ne doit pas souffrir en ce moment. Si la sonde ne joue pas librement, si les mouvements sont gênés, on doit craindre surtout la présence d'un éclat pierreux faisant saillie dans les yeux de la sonde. On doit s'abstenir de tout effort de traction. Au lieu de chercher à retirer la sonde, il faut la repousser dans la cavité vésicale. On exécute ensuite, au moyen d'une bougie flexible, des mouvements propres à dégager les yeux de la sonde. En introduisant un gros stylet de baleine qui remplisse la capacité de la sonde, on finira par repousser le fragment dans la vessie. Si le même obstacle se présentait au col de la vessie ou dans l'urèthre, il faudrait briser le calcul dans la sonde même, en introduisant dans celle-ci un stylet lithotriteur à tête dentée, comme ceux qu'on place dans les trilabes. Dès que la tête du stylet est en contact avec le fragment, on fixe sur sa tige un cuivrot, à deux centimètres de la sonde, pour servir de point d'appui à la main pendant la manœuvre. Si par ce procédé, qui est le plus sûr, on ne réussit pas à déplacer le fragment, il faut recourir à la taille. L'extraction violente de la sonde a presque toujours causé la mort.

ARTICLE V

Extraction directe des débris pierreux. — Les injections n'entraînent, en général, que les débris les plus ténus. Il faut extraire les éclats volumineux. L'extraction directe de ces fragments demande des sens exercés, de bons instruments et des soins tout particuliers.

Avant tout, il importe de trouver et de saisir les débris ou les corps étrangers introduits dans la vessie. C'est là un des temps les plus difficiles de l'opération de la lithotritie (1). Hâtons-nous de dire qu'on s'est exagéré les difficultés de cette manœuvre, soit qu'on ne l'ait pas bien entendue, soit qu'on ait méconnu les ressources de l'art. Quoi qu'il en soit, les plus habiles chirurgiens ont complétement négligé cette partie importante du traitement des calculeux par la lithotritie. Ce nous est une raison de plus pour présenter ici de nouvelles remarques pratiques.

La première objection ou le premier reproche qu'on fit à la lithotritie, ce fut qu'elle laissait des fragments pierreux dans la vessie. La chose était si évidente pour les adversaires de la nouvelle méthode, qu'ils ne prirent pas même la peine de la prouver (2).

J'ai dû à plusieurs reprises combattre cette erreur, fondée

(1) V. *Traité de la lithot.*, p. 227 et 233.

(2) V. *Première Lettre; Parallèle*, p. 371, et le *Traité de la lithotritie*, p. 229.

uniquement sur la pratique de quelques opérateurs maladroits ou se servant d'instruments imparfaits.

Plus tard, les moyens d'exploration étant mieux connus, on a multiplié les recherches, les opérateurs ont procédé avec plus de soin, et on a fini par renoncer à un système de dénigrement qui n'avait point de base. On ne vient plus nous dire aujourd'hui que la lithotritie ne guérit point les calculeux.

Indiquons maintenant les moyens et les procédés dont il faut se servir pour l'extraction des fragments de pierre ou des corps étrangers contenus dans la vessie.

Instruments explorateurs. — J'ai dit, en traitant des explorations préliminaires, que le trilabe et le lithoclaste réunissaient les conditions requises pour les explorations. Ces instruments, qu'on ne l'oublie pas, sont tout à la fois des moyens d'exploration et de broiement, lorsque le corps saisi pendant l'exploration n'offre pas une grande résistance. Ces instruments étant à double fin, ils peuvent, on le conçoit, rendre des services inappréciables.

Le plus usité est un petit lithoclaste du volume d'une algalie ordinaire. Les deux pièces qui le composent glissent l'une dans l'autre avec une grande facilité. Les branches sont minces, larges, aplaties, disposées de manière à faciliter les recherches dans la vessie et à éviter les lésions de la surface explorée. Les rondelles de l'extrémité externe servent de point d'appui à la main de l'opérateur pour l'écrasement des calculs, des éclats de pierre ou des débris trop volumineux pour traverser l'urèthre ; elles servent en même temps à écarter et à rapprocher les branches. Une échelle graduée indique le degré d'écartement.

Ce lithoclaste explorateur, trop peu répandu, est très-utile dans la pratique. Je m'en sers journellement pour explorer la vessie. Il a bien des avantages que ne procure pas la sonde ordinaire. C'est à l'aide de cet instrument que je constate la guérison.

Le second instrument explorateur, qu'on appelle *ramasseur de débris pierreux*, est plus gros et plus courbe que le premier. Les branches sont plus longues et moins larges. La branche postérieure présente une cuvette profonde où s'accumulent la poudre et les débris pierreux les plus fins. La tige antérieure est perforée, pour faciliter la sortie de l'urine pendant l'exploration et pour faire des injections en cas de besoin, sans retirer l'instrument. Cette disposition permet aussi d'introduire un stylet plein pour chasser les débris pierreux accumulés en trop grande quantité. Avec la branche postérieure, creusée en cuvette, on ramasse la poudre et les petits grains qui se trouvent à la face inférieure de la vessie. On pousse ensuite la branche antérieure, et l'on reconnaît si quelque chose a été saisi. Si la cuvette trop pleine empêchait le rapprochement des branches, au lieu de comprimer et de tasser la masse pierreuse, ce qu'il faut éviter surtout, on en chasse une partie à l'aide de la tige centrale ; manœuvre toujours facile, lorsque la masse n'a pas été comprimée par le rapprochement des branches.

L'explorateur de la vessie le plus parfait est un trilabe à branches courtes, à petits crochets. Cet instrument, dont je me sers depuis le commencement de ma pratique, m'a rendu de grands services dans les circonstances les plus difficiles. Il remplit deux conditions précieuses : il fait connaître les diamètres antéro-postérieur et latéral du fragment à extraire ; et, en outre, ses trois branches recouvrent la surface de ce fragment de telle sorte qu'on n'a pas à craindre l'éraillement de l'urèthre.

Procédés pour extraire les fragments pier-

reux et les corps étrangers introduits dans la vessie. — Ils varient suivant que le cas est simple ou compliqué.

Cas simples. — Dans les cas simples, lorsque l'opérateur procède suivant les règles et avec de bons instruments, les explorations de la vessie sont faciles et satisfont à tous les besoins de la pratique. Aussi peut-on dire que les procédés d'extraction des fragments pierreux diffèrent peu de ceux qu'on applique à la préhension des petits calculs. N'oublions pas que la surface à explorer est connue d'avance, que la vessie non déformée constitue une cavité arrondie de capacité moyenne, lisse, unie. Les mouvements de l'instrument explorateur sont peu étendus et facilement exécutés au milieu d'un liquide qui maintient écartées les parois vésicales. La position donnée au malade détermine l'endroit où il faut chercher le corps étranger.

Quand c'est le trilabe qui sert à l'exploration, son extrémité doit être portée contre la paroi postérieure de l'organe où il est tenu immobile. On écarte les branches, en tirant sur la gaîne et sur le cuivrot en même temps. On relève l'extrémité externe, et l'extrémité interne se trouve abaissée vers le point qu'occupe ordinairement le corps étranger, derrière le rebord postérieur du trigone. On s'assure de la présence du gravier entre les branches de la pince, par un mouvement du lithotriteur d'avant en arrière ; on les rapproche ensuite en tirant sur la rondelle, et le corps étranger est saisi. L'écartement des branches indiqué par l'échelle graduée fait connaître précisément le volume du gravier. S'il est trop volumineux pour traverser l'urèthre, on l'écrase.

Avec un pareil instrument, le chirurgien expérimenté acquiert, par le simple toucher, des données presque aussi exactes que celles que pourrait lui fournir la vue, et suffisantes pour le diriger dans le traitement.

Le procédé est aussi facile et le résultat presque aussi certain, lorsqu'on emploie le petit explorateur courbe.

L'injection étant faite, l'instrument est porté sur la face postérieure de l'organe. On tire sur la rondelle de la tige intérieure, on écarte les branches, on les incline légèrement à droite et à gauche, jusqu'à ce que leur extrémité soit tournée en bas vers le rectum. On leur imprime alors de légers mouvements de va-et-vient, on pousse la branche antérieure et le fragment est saisi. Si le corps étranger ne se trouve pas entre les branches, on incline celles-ci vers les orifices des uretères, où il est saisi sûrement. On le fixe en rapprochant les branches.

C'est ici le lieu de répéter que le lithoclaste, par l'écartement des rondelles, ne fait connaître que le diamètre antéro-postérieur du fragment saisi. L'opérateur ne sait pas si le fragment ne fait point saillie hors des branches. Il doit se préoccuper de cette éventualité, avant de pratiquer l'extraction.

Cas compliqués.— Les mouvements de l'explorateur ne sont pas aussi libres, et par conséquent, l'exploration n'est pas aussi régulière, lorsque la cavité vésicale se trouve déformée. Il faut, dans ce cas, multiplier, varier les explorations, le malade étant placé dans des positions différentes, la vessie se trouvant à demi pleine et quelquefois vide. On aura recours successivement au trilabe et aux deux lithoclastes courbes. Celui qui est à tige perforée donne la possibilité de faire passer la vessie, pendant l'exploration, de l'état de plénitude à celui de vacuité, et réciproquement. On multiplie au besoin les injections pour la plus grande certitude des recherches.

Ces explorations finales sont en général très-bien supportées, et l'on peut les répéter sans inconvénient.

Quand ces explorations, pratiquées suivant les règles, ne

font découvrir aucun débris dans la vessie, le but principal est atteint, et, alors seulement, on peut affirmer que le malade est entièrement débarrassé de son calcul.

Les mêmes explorations qui servent à constater la guérison dans certains cas font découvrir, dans d'autres cas, des débris qu'il faut saisir et morceler ou extraire par des procédés que je résumerai brièvement.

Considérations tirées du volume de la pierre, de sa position entre les branches de l'instrument, de la disposition des organes. — Trois points sont à considérer : le volume du fragment à extraire, sa position entre les branches de l'instrument, la disposition des organes. S'il faut en juger par la pratique des plus habiles chirurgiens, cette opération ne se fait pas sans difficultés ni sans désordres. On peut sans doute surmonter les difficultés et éviter les désordres; j'y ai réussi moi-même, mais grâce aux précautions qui ont été indiquées et à la perfection de mes instruments.

On a vu par la description de ces instruments (*trilabe, lithoclaste, pinces à gaîne, à bouton*, etc.), qu'à part la facilité qu'ils offrent pour saisir et fixer solidement le corps étranger, ils sont disposés de telle sorte qu'on peut jusqu'à un certain point déterminer la configuration et le volume de ce corps. Dans ces conditions, l'opérateur prudent ne s'expose pas à faire des tentatives dangereuses, ni à pincer la vessie. Il brise le fragment s'il lui paraît trop volumineux, et si son volume ne s'oppose point à l'extraction, il retire l'instrument chargé avec tous les ménagements possibles (1).

(1) Dans le *Traité de la lithotritie*, p. 240, j'ai indiqué d'autres moyens qui ont été employés; et j'ai aussi appelé l'attention sur les vices de ceux dont la routine a perpétué l'usage, entre autres, la pince de Hunter, celle d'Astley Cooper, employées par quelques chirurgiens anglais et par quelques membres de notre Faculté.

La grande difficulté consiste à saisir le corps et à savoir quelle est sa position dans l'instrument.

Pour plus de certitude, j'ai fait construire des pinces à gaîne, à deux et à trois branches, avec une tige centrale terminée par un bouton, laquelle sert à reconnaître la position du calcul et à le chasser au besoin. (*Voir* la figure ci-contre.)

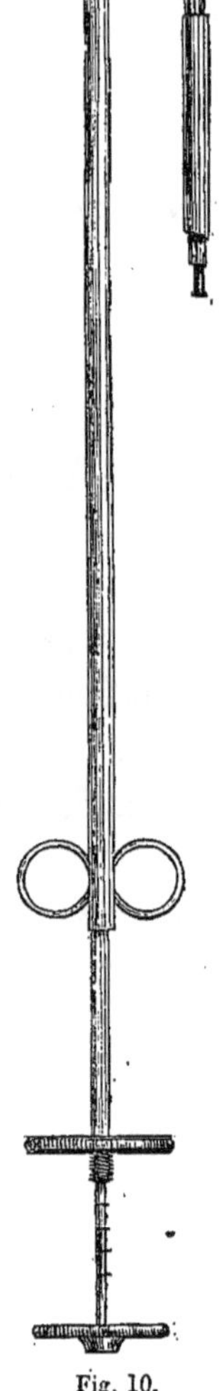

Fig. 10.

On ne saurait mettre trop de précautions à retirer l'instrument, au moment surtout où il franchit le col. On n'oubliera pas que, par sa position entre les branches de l'instrument, le fragment peut paraître moins volumineux qu'il n'est en réalité. S'il fait saillie hors des branches, il laboure le canal; et il arrive alors ce qu'on observe quand on retire sans précaution les grosses sondes à grands yeux dont on se sert pour les injections.

A la moindre douleur, à la moindre résistance, il faut s'arrêter, reporter l'instrument dans la vessie et écraser le fragment par la pression avec la main, et au besoin à l'aide de l'écrou brisé.

En général, l'éclat saisi franchit aisément le canal; on l'extrait et l'on introduit de nouveau l'instrument. On recommence ainsi quatre ou cinq fois.

Rappelons que ces manœuvres réitérées s'exécutent avec une facilité surprenante toutes les fois que la vessie conserve sa forme naturelle, l'urèthre et le col vésical étant sains d'ailleurs, et le fragment ne dépassant pas en volume le diamètre du canal.

La quantité des débris à extraire varie suivant le volume de la pierre, l'état de la vessie et la quantité de détritus expulsée par les injections.

Quand la vessie conserve une certaine contractilité, les petits éclats sont expulsés naturellement, et il ne reste que les gros, pour l'extraction desquels on emploie indistinctement le trilabe ou le lithoclaste.

Pour l'extraction des débris en poudre grossière, l'instrument à cuvette profonde est d'une grande utilité.

L'extraction est facile, rapide et, en général, peu douloureuse dans les cas dont je parle, parce que la vessie est grande, plus ou moins inerte, par conséquent peu excitable. On agit sans produire de frottements douloureux, notamment lorsque la vessie est inerte.

Les cas d'inertie de la vessie forment une catégorie à part. Quand il s'agit d'une cavité vésicale déformée, on rencontre souvent des difficultés. Pour extraire, par exemple, des fragments sur lesquels la vessie hypertrophiée se contracte avec force, l'espace manque, la manœuvre est gênée, douloureuse.

Si le col et la cavité de la vessie se trouvent déformés, l'extraction des débris devient très-difficile. Dans les cas de barrières uréthrales, l'introduction des instruments, la recherche et l'extraction des débris occasionnent de vives douleurs et parfois des désordres. J'ai dû une fois renoncer à l'extraction par l'urèthre et recourir à la taille médiane.

A la suite de ces manœuvres laborieuses, il faut prescrire un bain, le repos absolu, un régime léger, de petits lavements que le malade gardera et qui seront sédatifs au besoin.

En résumé, chez les malades dont la vessie, plus ou moins inerte, ne chasse pas les débris pierreux, on fait après chaque séance des injections à grande eau qui entraînent les débris les plus ténus; et l'on retire, par les procédés de l'art, les débris pierreux qui sont restés dans la vessie, après les avoir broyés, s'il le faut.

Quand il s'agit de petits calculs multiples, on procède comme pour les fragments. On retire ceux qui peuvent passer, on brise les autres, et l'on fait des injections pour débarrasser la vessie.

C'est surtout dans cette partie de la lithotritie qu'il faut observer les règles de la bonne pratique. On ne néglige pas les précautions que j'ai tant recommandées, sans s'exposer à des accidents et à des revers.

ARTICLE VI

Expulsion précipitée des débris pierreux par les contractions successives de la vessie. — Lorsque les débris pierreux sont chassés avec force et d'une manière insolite par les contractions trop énergiques de la vessie, l'art doit intervenir pour modérer cette expulsion et en prévenir les suites fâcheuses.

Supposons un malade dont la pierre friable produit en quelques minutes de broiement une masse considérable d'éclats et de débris qui sont chassés avec force par les contractions exagérées de la vessie. La quantité de liquide injecté avant l'opération n'étant pas suffisante, n'entraîne qu'une partie des débris. L'autre partie reste accumulée au col vésical et ne peut être expulsée, parce que l'urine qui vient des reins, s'écoulant aussitôt, ne saurait l'entraîner; on fait, dans ce cas, de petites injections, coup sur coup, qui entraînent les débris pierreux,

Lorsque la vessie se contracte avec énergie, comme il est à craindre que des éclats trop volumineux ou des quantités considérables de débris ne soient poussés dans le canal de l'urèthre, l'opérateur doit prescrire au malade de rester couché sur le dos et de n'uriner que dans cette position. S'il le faut, une grosse sonde flexible est placée en permanence dans le canal : le malade enlève le bouchon quand il veut uriner.

Quelquefois le malade ne supporte pas la sonde, et loin de diminuer, après l'opération, la contractilité vésicale augmente et les souffrances aussi, la vessie se contractant sur la masse pierreuse. Il peut se produire des phénomènes de réaction qui rendent la taille nécessaire ; dans ce cas, il faut la pratiquer immédiatement.

On ne s'est pas généralement rendu compte de l'arrêt des débris pierreux au col de la vessie. Il est cependant aisé de comprendre que lorsque la vessie contractée rejette l'injection et ne laisse pas l'urine s'accumuler en assez grande quantité pour entraîner les débris, ces derniers restent forcément dans la vessie.

Ajoutons que, dans la grande majorité des cas, les contractions vésicales sont assez modérées, et que le traitement par la lithotritie peut être continué. Parmi les accidents qui peuvent se présenter, le plus redoutable est l'arrêt des fragments dans le canal.

Arrêt des fragments pierreux dans l'urèthre. — Les graviers s'arrêtent quelquefois dans le conduit de l'urèthre, ils y séjournent et y acquièrent un volume considérable. J'en ai vu un grand nombre d'exemples. Ce n'est donc pas seulement à l'occasion de la lithotritie qu'on doit s'occuper d'une question aussi importante.

J'ai exposé ailleurs les désordres qui peuvent être la suite de l'arrêt des graviers ou des fragments de calcul dans l'urèthre (1). Le chirurgien doit prévenir autant que possible ces

(1) V. *Traité de l'affect. calcul.*, p. 339-371 ; la *Troisième Lettre sur la lithotritie.*

désordres, et les combattre énergiquement une fois produits.

Les cas varient beaucoup, suivant la position des fragments et la disposition des organes.

En traitant de l'introduction des instruments lithotriteurs dans la vessie, j'ai représenté les déviations et déformations du col vésical et de la partie profonde de l'urèthre qui s'opposent au passage des instruments. J'ai traité dans un autre chapitre des grosses pierres développées au col de la vessie et dans la région prostatique de l'urèthre, ainsi que des difficultés qui en résultent dans l'opération de la taille.

On se souviendra des dispositions anomales que peuvent présenter les organes, lorsqu'on aura lieu de supposer que des fragments volumineux existent à l'orifice interne de l'urèthre et dans la région profonde de ce canal.

A l'état normal, les cas sont généralement simples. Il est presque toujours facile de repousser dans la vessie le petit calcul ou le fragment de pierre, qui semblent fuir devant l'extrémité de la sonde. Le soulagement est immédiat. Ainsi sont soulagés ces calculeux qui, sondés pour la première fois, cessent de souffrir et se croient rassurés. Dans ce cas, le calcul n'est pas engagé dans le col; appliqué seulement contre l'orifice interne de l'urèthre, il rentre avec d'autant plus de facilité, que l'orifice uréthral présente une sorte d'évasement où le calcul n'est retenu que par les contractions vésicales.

Quand le calcul est fixé dans la portion prostatique de l'urèthre dilatée, il faut un certain effort pour le repousser. La difficulté commence avec ces cas. Elle augmente lorsque le calcul séjourne au devant d'une barrière uréthro-vésicale ou d'une tumeur médiane qui changent la direction du col. Si, en outre, le col se trouve refoulé en arrière par l'hypertrophie de la prostate, d'où une longueur insolite de cette portion du canal, la rentrée du calcul dans la vessie est encore plus difficile et parfois même impossible.

Ces diverses dispositions morbides des voies urinaires peuvent susciter au praticien des difficultés d'autant plus graves qu'elles sont imprévues. Raison de plus pour insister sur les moyens propres à faire rentrer les fragments dans la vessie. La manœuvre présente dans ces cas quelque analogie avec le procédé que l'on suit lorsque le fragment est engagé dans la portion membraneuse.

Arrêt des fragments dans la région membraneuse de l'urèthre.— C'est surtout dans cette portion du canal que s'arrêtent les petits calculs et les débris pierreux, à la suite de la lithotritie (1).

En général, les calculs arrêtés en cet endroit s'y développent sans produire de douleur locale. Les symptômes ne se manifestent qu'à une période avancée de la maladie. Les cas de ce genre ne se distinguent les uns des autres que par le nombre des calculs. Le plus souvent, il existe un rétrécissement de l'urèthre sous l'arcade pubienne (2).

Les fragments pierreux s'arrêtent aussi et séjournent dans la portion membraneuse de l'urèthre, où leur présence se manifeste plutôt par des symptômes généraux que par des douleurs locales. L'absence de ces douleurs m'a souvent abusé dans les premiers temps de ma pratique. Aussi ai-je eu l'occasion d'observer des désordres formidables.

Voici un procédé très-simple pour prévenir toute méprise. Dès que je soupçonne qu'un fragment de calcul est engagé dans le canal, j'introduis une grosse bougie de cire. A l'aide de cette introduction peu douloureuse, on obtient une certi-

(1) *Troisième Lettre sur la lithot.*; *Traité de l'affect. calcul.*, p. 330 *Traité de la lithot*, p. 362, et le *Traité pratique.*

(2) V. le tome Ier de mon *Traité pratique.*

tude que ne donnent point les signes rationnels. Quelques malades introduisent eux-mêmes la bougie. S'il y a un fragment engagé dans le canal, la bougie garde une empreinte. On peut recourir en cas de nécessité à la sonde métallique et au toucher rectal, très-utile dans la circonstance. Quelquefois le contact du fragment avec la surface du canal produit une douleur assez vive pour que le chirurgien soit obligé d'intervenir sans délai.

Comme les manœuvres opératoires pour extraire ou pour écraser le fragment arrêté dans le canal sont souvent pénibles, il faut, avant d'y recourir, multiplier les tentatives pour repousser le fragment dans la vessie. Les grosses bougies de cire sont un moyen des plus efficaces; les petites glissent entre le calcul et les parois du canal. Dans tous les cas, le fragment laisse une empreinte sur l'extrémité de la bougie.

Une grosse sonde métallique à grands yeux et à faible courbure a l'avantage de servir à deux fins : elle repousse le fragment en arrière; s'il résiste, on fait immédiatement une injection. Le plus souvent, le fragment et la sonde pénètrent dans la vessie en même temps que le liquide injecté.

Le malade doit être placé sur le lit, le sacrum fortement élevé, pour faciliter la manœuvre. Si le fragment résiste, on a recours à un petit trilabe ou à un lithoclaste uréthral. On procède à l'écrasement suivant le procédé ordinaire, avec beaucoup de précautions, afin de ménager les parois du canal.

La dernière ressource, c'est la boutonnière, procédé bien connu de tous les chirurgiens et qu'on a cherché à rajeunir sous la dénomination de taille membraneuse. J'ai pratiqué souvent la boutonnière, et j'en ai modifié le procédé de manière à extraire immédiatement de la vessie les derniers débris.

Moyen de prévenir l'arrêt des fragments dans le canal.— Les manœuvres pratiquées en vue de repousser dans la vessie, d'écraser ou d'extraire les débris pierreux arrêtés à la partie membraneuse de l'urèthre, sont toujours difficiles et douloureuses. Il importe en conséquence de prévenir cet accident.

Dans mes premiers essais de pulvérisation des calculs au moyen des instruments à deux branches, j'observai qu'avec le lithoclaste à mors plats et larges, on obtenait une plus grande quantité de poudre grossière et moins de fragments. Avec le forceps ou l'instrument fenêtré, on obtient surtout des éclats aplatis, irréguliers, et très-peu de poudre, lorsque la pierre est dure. La différence des résultats s'explique par la disposition différente des mors.

A la fin de chaque séance, avant de relever l'instrument, j'ai soin de broyer les fragments qui se présentent au col, afin d'augmenter la quantité de poudre grossière que l'urine entraîne aisément. Autant que possible, il faut éviter d'intervenir activement et ménager les organes.

Cette règle de la bonne pratique est souvent oubliée ; et dans les derniers temps de la lithotritie comme dans les autres, on suit en général des procédés différents de ceux dont l'expérience m'a prouvé l'utilité. C'est ainsi qu'au lieu de laisser la vessie expulser naturellement avec l'urine les débris pierreux, on prescrit de recourir toujours à *l'extraction immédiate*. Or, dans la majorité des cas, cette extraction est inutile ; et ce qu'on a de mieux à faire, c'est de s'abstenir de toute manœuvre opératoire. Dans les cas les plus favorables, cette extraction occasionne des douleurs qu'il faut épargner au malade; quelquefois elle provoque des accidents graves, et toujours elle prolonge la durée du traitement (1).

(1) On a prétendu, pour justifier l'emploi constant de ce procédé, qu'il a pour effet de prévenir l'arrêt des fragments dans l'urèthre. Mais c'est là une illusion. Et d'ailleurs, l'art possède d'autres moyens plus sûrs pour empêcher cet accident, dont on s'est occupé il y a quelques années, à cause de sa fréquence. On ne l'observe que de loin en loin depuis que la lithotritie est pratiquée d'une manière plus régulière et qu'on fait un usage moins fréquent des instruments fenêtrés. (V. *Traité de la lithot.*, p. 233.)

CHAPITRE V

MORCELLEMENT DE LA PIERRE DANS LA LITHOTRITIE

1° Ecrasement de la pierre avec la pince à trois branches. — 2° Ecrasement de la pierre avec le lithoclaste. — Procédé de la percussion. — Derniers temps de l'opération. — Manière de retirer l'instrument de la vessie, après la séance. — Dégorgement de l'instrument.

Le morcellement de la pierre est des principaux temps de l'opération celui que le malade supporte le mieux. Il est aussi le plus facile.

Ici, l'état des organes n'a pas la même influence que dans les autres temps de l'opération La pulvérisation de la pierre est un acte presque purement mécanique. C'est l'instrument qui agit sur un corps inerte, à peu près isolé au milieu du liquide contenu dans la vessie. On trouvera dans mes précédents ouvrages l'appréciation des divers moyens proposés pour broyer la pierre dans la vessie. Il me suffira de rappeler ceux qui sont restés dans la pratique.

Constatons d'abord que c'est par écrasement qu'on détruit le plus particulièrement les calculs vésicaux ; et c'est par la pression que l'écrasement s'effectue, pour les pierres d'un volume moyen et d'une consistance pareille. Quand la pierre est grosse et dure, on diminue sa force de cohésion par des moyens subsidiaires dont il sera question plus tard.

Ecrasement de la pierre au moyen de la pince à trois branches. — Quand on a réussi à placer une petite pierre entre les branches du trilabe (*voir* la figure), on la fixe solidement en tirant sur la deuxième rondelle; on appuie la paume de la main droite sur le cuivrot, et les doigts indicateur et médius sur la surface postérieure de la rondelle du litholabe, la main gauche restant appliquée sur la portion carrée (figure ci-contre) et la rondelle de la gaîne. Par une

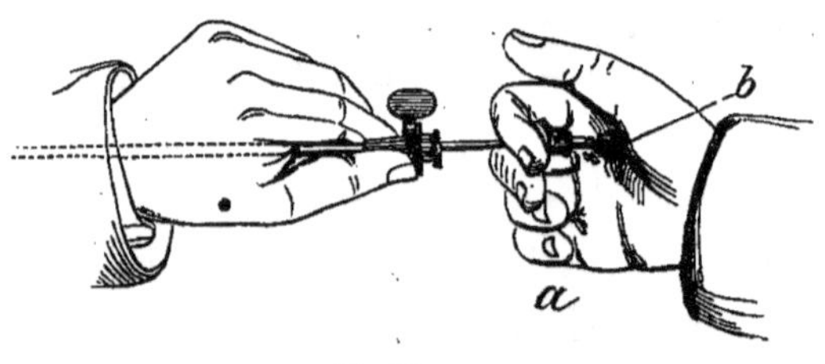

Fig. 11.

contraction forte et brusque des muscles fléchisseurs de la main, on pousse la tête du lithotriteur contre le calcul que retiennent les crochets des branches, et qui ne tarde pas à céder. La pierre se trouve brisée en un instant, sans secousses, sans mouvements de l'appareil et sans douleurs. Le chirurgien gradue à volonté la puissance mécanique de l'instrument, sans crainte de fracture ou de déviation.

A mesure que la pierre cède, on rapproche davantage les branches du litholabe, de manière à écraser en même temps les fragments qui résultent du premier morcellement, et l'opération est terminée en quelques minutes.

On broie ainsi tous les calculs et les éclats de grosse pierre dont le diamètre n'excède pas 2 centimètres, et même ceux qui ont plus de volume, pourvu qu'ils soient friables. Il y a des calculs excessivement durs, qui résistent à ces moyens de destruction.

Si le calcul résiste à la pression, le cuivrot étant saisi à pleine main, on imprime quelques mouvements de rotation à la tête du perforateur, afin d'égruger le corps étranger. Si ce moyen reste sans effet, on change de système ; on pratique une perforation.

Dans ce procédé, que j'applique depuis 1824, on remarquera la progression graduelle de la puissance mécanique, qu'il faut proportionner à la résistance de la pierre.

On agit d'abord par simple pression ; ensuite la pression se combine avec l'égrugement ; enfin la perforation précède la pression (1). Comme l'opérateur ne connaît pas d'avance la dureté de la pierre, la possibilité de proportionner ses moyens d'action à la résistance du corps étranger est une ressource précieuse.

C'est ainsi que j'ai procédé dès les premiers temps de ma pratique (2).

(1) On peut voir dans ma collection de calculs (carton n° 20) les effets de la perforation et la manière dont les pierres perforées sont réduites en éclats. Les trilabes chargés qui figurent aussi dans la collection mettent en quelque sorte sous les yeux le temps de la manœuvre.

(2) On a prétendu à tort que je détruisais les calculs par des perforations répétées ; on le prétend encore dans les cliniques officielles. Citons M. Nélaton : « Elle (la méthode des perforations) consiste à perforer le calcul dans plusieurs sens, de manière à le réduire en fragments qui sont saisis et perforés à leur tour, jusqu'à ce que leur volume puisse être réduit assez pour traverser l'urèthre avec le jet d'urine, ou permettre l'extraction avec un instrument approprié » (1858). — Ce qu'on se propose uniquement en perforant la pierre, c'est de diminuer sa force de cohésion et de faciliter ainsi l'écrasement. Ainsi procèdent tous les chirurgiens qui savent se servir du trilabe. (*Voir* l'Introduction.)

Ecrasement de la pierre au moyen du lithoclaste. — En changeant d'instrument, on ne change pas de procédé. Le principe de l'opération est le même. La pression, dans les deux cas, s'exerce particulièrement d'avant en arrière. La main est le moteur principal ; quand elle ne suffit pas, on a recours à des moyens auxiliaires, parmi lesquels figure en première ligne l'écrou brisé, dont l'emploi est facile et sûr.

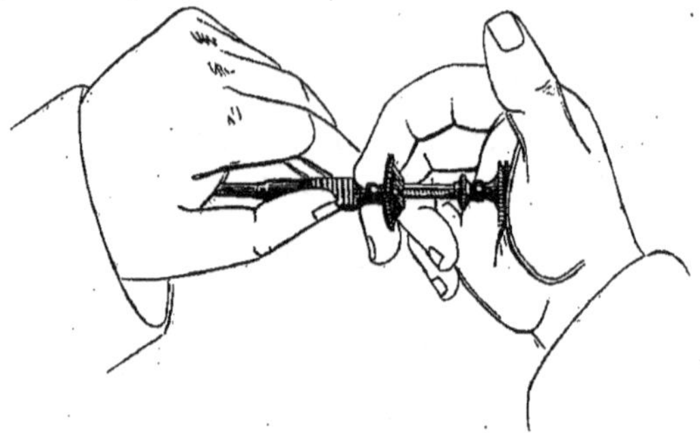

Fig. 12.

Premier procédé. — La pierre est fixée entre les branches du lithoclaste : on applique la paume de la main droite sur la dernière rondelle, et les doigts médius et index derrière la première rondelle. En rapprochant vivement les deux rondelles, les calculs placés entre les branches sont aisément écrasés (1).

(1) Les écrous, les vis de rappel et de pression sont depuis longtemps employés dans les instruments de chirurgie. Citons le quadruple vésical de Franco, la pince bilabe de Daniel Episcope, la pince trilabe de Fabrice de Hilden, le tire-balle d'Alphonse Ferri (*voir* la première planche du *Parallèle*). Les chirurgiens anglais ont adopté ces moteurs pour leurs instruments de lithotritie ; mais aucune de ces dispositions n'était applicable aux appareils lithotriteurs. L'écrou a une grande puissance ; pour l'utiliser, il fallait avant tout en régler l'action, l'arrêter ou la suspendre sans rien changer à l'appareil. L'écrou brisé qui est adapté à mes appareils lithotriteurs remplit ces conditions.

Depuis trente-six ans, j'emploie ce mode de pression aussi simple que facile, qui abrége la durée de l'opération et épargne des souffrances au malade. (Voir *Choix des moyens.*)

Deuxième procédé.— Si l'action de la main est insuffisante, l'opérateur, sans changer l'instrument de position, embrasse l'armature avec la main gauche et la tient immobile avec le pouce et l'index de la main droite ; il saisit les boutons de la boîte à écrou, les pousse de droite à gauche ou de gauche à droite, suivant le mécanisme adopté par le fabricant. Les deux moitiés de l'écrou sortent de la boîte et mordent sur la tige taraudée. L'instrument est armé ; il suffit de faire avancer de quelques millimètres l'arbre taraudé dans l'écrou, pour que la pierre soit fixée ; on la brise en continuant de tourner l'arbre taraudé ; à mesure qu'il avance, les branches du lithoclaste se rapprochent avec une force de compression croissante, et, finalement, la pierre est écrasée. Le produit de cette manœuvre est une poudre grossière qui sort facilement avec l'urine, sans s'arrêter dans le canal.

C'est ainsi qu'on écrase instantanément les petits calculs et les fragments de pierre qui ont résisté à la puissance de la

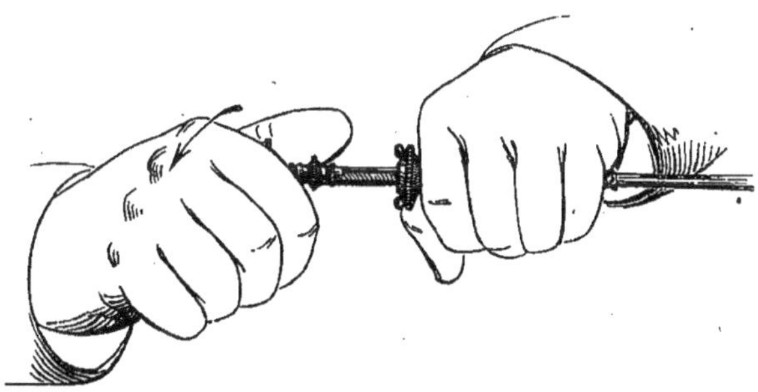

Fig. 13.

main. Avant de faire rentrer l'écrou dans la boîte, l'opérateur exécute avec la deuxième rondelle un mouvement de quart de cercle opposé à celui qu'il a exécuté pour écraser la pierre. A la suite de ce mouvement, les branches du lithoclaste redeviennent libres, et l'instrument est désarmé. Les branches fonctionnent librement pour saisir d'autres calculs ou des fragments de pierre.

L'écrou brisé agit avec une grande puissance pour morceler les calculs, et il reste muet quand on n'a pas besoin de l'employer. Il est alors comme s'il n'existait pas.

Le calcul étant fixé entre les branches du lithoclaste, on essaye, je le répète, de l'écraser, en rapprochant avec la main les rondelles de l'armature. Si l'action de la main est insuffisante, l'opérateur a recours à l'écrou. Sa manœuvre est si simple et si sûre, qu'il est difficile de se rendre compte des difficultés qui arrêtent d'habiles chirurgiens (1).

Par ce procédé, les calculs d'un petit volume sont écrasés et pulvérisés dans la vessie avec une grande facilité, quel que soit l'instrument employé, trilabe ou lithoclaste (2).

Il y a d'autres moteurs qu'on a essayé de substituer à l'écrou brisé et qui peuvent être appliqués dans des cas spéciaux. Répétons ici qu'aucun de ces moteurs ne réunit les avantages qui recommandent l'écrou brisé. (V. le *Traité de la Lithotritie*, p. 28.)

(1) L'écrou brisé, malgré son utilité incontestable, n'a point trouvé grâce devant quelques chirurgiens. L'un d'entre eux disait, il n'y a pas longtemps, que la lithotritie avait fait un pas en arrière, le jour où l'on avait substitué la pression à la percussion, et que l'addition d'un écrou brisé à l'instrument lithotriteur était une complication fâcheuse. (Voir *Cinquième Lettre*, p. 82.)

(2) J'ai souvent écrasé de petits calculs avec un petit lithoclaste sans écrou et sans crémaillère. Si le calcul résiste à la pression de la main, j'emploie utilement le compresseur indépendant. (Voir *Choix des moyens*, le Catalogue de la collection, et le *Traité de la lithotritie*, p. 32 et la figure.)

Autres procédés. — Quand il faut écraser des pierres très-dures, la manière d'exercer la pression peut être utilement modifiée. J'ai eu souvent recours à la pression par saccades, au lieu d'employer la pression continue et progressive.

Dans quelques cas, j'applique le procédé de l'écornement. La pierre étant saisie par un de ses bords, on détache des éclats de sa circonférence. Il est vrai qu'elle échappe souvent aux mors de l'instrument, avant d'avoir été entamée. Dans les cas très-difficiles, il faut recourir au besoin à la perforation (1), et quelquefois à la taille.

Percussion. — Avant que le lithoclaste fût introduit dans la pratique, j'employais souvent la perforation dans les cas de pierres moyennes, trop résistantes pour céder à la pression avec la main. La perforation facilite beaucoup l'écrasement en diminuant la force de cohésion de la pierre. Du reste, la plupart de ces pierres moyennes, malgré leur dureté, cèdent généralement à l'action de l'écrou brisé, sans qu'il soit nécessaire de les perforer préalablement.

Procédé de la percussion. — Il y a longtemps qu'on a essayé de morceler les pierres dans la vessie, par la percussion; mais ce procédé n'a pas réussi autant qu'on l'espérait.

Ce procédé renouvelé fut présenté, en 1832, à l'Académie des sciences, comme une invention récente, en même temps qu'un appareil appelé le percuteur courbe à marteau. Cet appareil devait révéler toute la puissance de l'art de broyer la pierre, renverser tout ce qui avait été fait jusque-là en lithotritie, établir, comme on le disait, *cette belle méthode* sur de nouvelles bases, et conduire à de brillants résultats.

C'était plus qu'il n'en fallait pour aiguillonner l'esprit in-

(1) *Voir* plus loin le *Morcellement de la pierre dans la cystotomie.*

ventif des jeunes chirurgiens ; on alla jusqu'à inventer une machine à percuter.

La pratique a détruit les plus séduisantes illusions. Elle a révélé dans le procédé de la percussion des dangers et des inconvénients que n'avait pas prévus la théorie. Il n'y a aujourd'hui qu'un très-petit nombre de chirurgiens qui pratiquent la percussion.

Du reste, la manœuvre est des plus simples :

Le malade, dit l'auteur de ce procédé, doit être placé sur un lit particulier, ayant un point fixe, et solidement attaché pour prévenir des mouvements involontaires qui pourraient avoir des suites fâcheuses.

La partie essentielle de l'appareil est le point fixe. La pierre étant placée entre les branches de l'instrument, celui-ci ne doit pas se déplacer dans la vessie pendant la percussion. Cette indication est remplie par le point fixe, qui a aussi pour effet de soustraire l'opéré à l'ébranlement que pourraient produire les coups de marteau. Quelques chirurgiens, trouvant ce procédé trop compliqué, ont voulu plus tard substituer au lit rectangle un appareil plus simple ; mais les modifications de l'appareil n'ont pas amélioré le procédé, et des accidents formidables ont été observés. (Voir mon *Parallèle*, p. 159.)

En résumé, le procédé de la percussion, habilement présenté, accueilli avec enthousiasme, adopté avec confiance, propagé avec une rapidité extraordinaire, appliqué avec une dextérité prodigieuse, a été insensiblement abandonné.

Quel que soit le procédé qu'on emploie, la première attaque d'une pierre moyenne et surtout volumineuse présente toujours des difficultés, aussi est-il prescrit de ne pas prolonger la première tentative.

A la seconde séance, l'opérateur connaît mieux la configuration de la pierre, la tolérance de la vessie. Il sait à quoi s'en tenir sur la consistance du corps à détruire; la position de l'instrument et les éclats détachés dans la première séance lui fournissent des indications utiles et des facilités plus grandes pour l'opération. Une pierre entamée est plus facilement saisie et fixée plus solidement. Enfin, quand la pierre est morcelée, on se débarrasse des engins ordinaires, et, comme dans les cas simples, on agit avec le lithoclaste, pour détruire les fragments.

Dans la deuxième partie de cet ouvrage, un chapitre spécial sera consacré au morcellement de la pierre dans la cystotomie.

Derniers temps de l'opération de la lithotritie. — Les derniers temps de l'opération sont moins distincts que les premiers; ils dépendent plus intimement les uns des autres.

Nous comprenons sous ce titre : les soins immédiats qu'exige le malade après l'opération, la sortie de l'instrument, l'expulsion spontanée et régulière des débris de la pierre, l'intervention de l'art lorsque les débris sont arrêtés au passage ou retenus dans la vessie, à savoir : les injections, l'extraction directe, après le passage dans le canal de l'urèthre de l'instrument chargé de débris pierreux, l'expulsion précipitée de ces débris par les contractions énergiques de la vessie, bref, toutes les circonstances et les accidents qui peuvent suivre le broiement de la pierre.

Toutes ces questions, d'une importance capitale dans le traitement des calculeux, ont été exposées longuement dans mes *Lettres sur la lithotritie* et dans le *Traité pratique*. L'attention des praticiens doit se porter sur ces questions importantes, qui sont exclues des ouvrages de chirurgie clinique et de pathologie chirurgicale.

Manière de retirer l'instrument de la vessie après la séance. — Il est toujours facile de retirer de la vessie l'instrument lithotriteur, lorsqu'on se sert du trilabe ou du forceps fenêtré. Quand on emploie les instruments à mors plats et larges, l'extraction peut offrir des difficultés par suite de l'accumulation des débris pierreux entre les branches. Celles-ci ne pouvant se rapprocher complétement, le volume de l'extrémité vésicale se trouve augmenté, et le passage par l'urèthre devient très-pénible ou même impossible.

C'est pour n'avoir pas prévu ce qui peut arriver en de pareilles circonstances, que tant d'accidents formidables ont été observés dans la pratique ordinaire.

Les instruments à mors plats et larges, vulgairement appelés écraseurs, ne s'engorgent pas quand ils sont bien construits, ou du moins il est facile de les dégorger en chassant les débris pierreux. La branche postérieure du véritable lithoclaste est aplatie, à surface lisse, entourée d'un léger rebord uni et à peine saillant vers l'extrémité libre, de telle sorte que les débris pierreux n'y sont que faiblement retenus (*voir* la fig. 1). La branche antérieure, dont la face interne est garnie de pointes destinées à pousser les débris en avant, étant moins longue et moins large, alors même que l'instrument est fermé, il reste un espace libre entre le pourtour de cette branche et le rebord de l'autre. Cette disposition essentielle facilite l'issue des débris, en même temps qu'elle empêche que la vessie ne soit pincée (1).

(1) Les praticiens ne sauraient trop surveiller la fabrication des instruments. Sous prétexte d'élégance, les fabricants persistent à mettre les deux

Pour chasser les débris pierreux qui tiennent les branches écartées, le chirurgien place ses mains sur l'extrémité externe de l'instrument. (V. les figures 11, 12 et 13.) De la main gauche il fixe l'armature, et il exécute avec la droite de légers mouvements de demi-rotation qui rapprochent et écartent alternativement les mors de l'instrument et agissent sur la masse des débris accumulés, de façon à les chasser par l'intervalle que les mors laissent entre eux en se rapprochant.

Si l'instrument est bien construit, cette manœuvre facile réussit généralement, pourvu que l'opérateur n'exécute que de petits mouvements saccadés, légers, en se serrant pour ainsi dire. Il se gardera bien d'exercer sur la masse pierreuse, comme cela se pratique trop souvent, une pression forte et continue, qui la tasse au lieu de la chasser.

Comme il est possible que les branches du lithoclaste ne soient pas tout à fait rapprochées ou que des éclats de pierre fassent saillie hors de l'instrument, l'opérateur doit redoubler d'attention au moment où cet instrument franchit le col de la vessie. Il s'arrêtera au moindre obstacle, à la plus petite plainte de l'opéré.

L'instrument étant reporté dans la vessie, l'opérateur en écarte les branches ; il exécute dans la masse liquide, avec la main et au besoin à l'aide de l'écrou, en agissant sur la branche mâle, des mouvements brusques de va-et-vient et d'avant en arrière, qui déplacent les fragments ou les chassent hors des branches. En un mot, il complète le dégorgement, en sorte que les deux rondelles finissent par se toucher.

branches en contact par leurs bords et à augmenter l'excavation de la branche postérieure. Cette disposition rend la forme de l'instrument plus arrondie et plus gracieuse, mais elle donne lieu à de graves accidents dans la pratique.

La juxtaposition des branches, indiquée par le rapprochement des rondelles, est le plus souvent le seul indice qui guide le chirurgien. Nombre de calculeux ont le col de la vessie très-dilatable, au point qu'il laisse passer sans résistance ni douleur un instrument trop volumineux pour traverser les autres parties de l'urèthre. Cette disposition est fréquente chez les enfants et dans les cas d'atrophie de la prostate.

L'opérateur fera bien, en conséquence, de ne retirer l'instrument qu'après s'être assuré, par le rapprochement des rondelles, qu'il ne reste plus de débris entre les branches.

C'est en procédant avec ces précautions, que j'ai constamment réussi à retirer le lithoclaste de la vessie sans provoquer les désordres qui se manifestent souvent dans la pratique ordinaire, et dont j'ai rapporté ailleurs quelques exemples (1).

Dégorgement de l'instrument. — Les débris de certains calculs adhèrent si fortement à la surface des branches, qu'on a de la peine à les détacher. C'est en prévision de cas semblables que j'ai fait construire les lithoclastes demi-fenêtrés, dont l'usage est assez répandu (*voir* la fig. 2). Les chirurgiens, peu familiarisés avec ce temps de la manœuvre, feraient bien de s'en servir au lieu du lithoclaste ordinaire.

On a vu que les brise-pierre à cuiller ou à cuvette ont l'inconvénient de retenir entre leurs branches des débris pierreux en quantité assez grande pour empêcher de retirer l'instrument. On a besoin de recourir à la percussion ou d'employer une espèce de rateau imaginé pour chasser les débris.

(1) V. *Traité pratique* et *Lettres sur la lithotritie.*

La percussion est employée de préférence, mais les coups de marteau frappés sur l'instrument tassent les débris au lieu de les déplacer; on obtient tout au plus par ce procédé un demi-dégorgement. Quant au rateau et au stylet qui figurent dans ma trousse, ils ne réussissent à ramasser ou à chasser les graviers, que lorsque les débris ne sont pas encore tassés par les effets de la pression continue qu'on exercè au moyen de l'écrou ou du pignon (1).

Si l'on ne parvient pas à dégorger l'instrument, il faut pratiquer la taille sans retard, comme dans les cas où les instruments lithotriteurs sont forcés ou déformés.

Ce n'est point ce parti que l'on prend d'ordinaire en de telles circonstances. Le plus souvent, l'opérateur, voyant l'écartement des rondelles, s'épuise en efforts de pression ou de percussion pour les rapprocher, sans réfléchir que le tassement des débris entre les branches rend le dégorgement impossible.

Après avoir franchi le col de la vessie, l'instrument s'engage dans la portion membraneuse de l'urèthre, et ne peut pas toujours en sortir. La boutonnière est alors l'unique ressource. On ne se laissera pas détourner par les obstacles qui pourraient entraver cette opération.

(1) C'est M. Francis Lestrange qui a proposé de perforer la tige de la branche mâle, de manière à pouvoir introduire une sorte de râteau pour dégorger l'instrument. L'auteur de cette modification ingénieuse reçut une récompense de la Société médicale de Dublin. (Voir *Traité de la lithotritie*, p. 26 et 534.)— L'idée de M. Lestrange a été souvent reproduite en France et présentée comme nouvelle. Une récompense académique fut accordée, il y a quelques années, à un praticien dont tout le mérite se bornait à avoir bien retenu un passage du recueil irlandais : *The Dublin's journal of medical and chemical science* (1834). Quant au perfectionnement prétendu, il ne se trouve pas plus dans l'instrument du lauréat que dans celui qui a été présenté récemment à l'Académie de médecine. (Voir *Gaz. des hôp.*, 38e année, n° 41, jeudi 6 et samedi 8 avril 1863, sur le *Lithotribe injecteur présenté à la Société de chirurgie*.

Les accidents que nous signalons dépendent, comme on le voit, du choix des instruments et de l'imprudence de l'opérateur, dont les manœuvres irréfléchies peuvent compromettre la vie de l'opéré. On ne saura jamais le nombre infini de ces cas malheureux; ces faits ne sont pas de ceux dont on aime à publier les détails.

CHAPITRE VI

APPLICATION DE LA LITHOTRITIE AUX CAS INTERMÉDIAIRES

Remarques préliminaires. — Principales variétés des cas de cette catégorie. — Règles pratiques pour la préhension d'une pierre moyenne dans la vessie. — Premier procédé. — Deuxième procédé. — Manœuvre consécutive à la préhension de la pierre.

Remarques préliminaires. — Dans les cas qui précèdent, la consistance, la forme et le volume du calcul n'influent que médiocrement sur la manœuvre opératoire et les résultats de l'opération. Les proportions minimes du calcul rendent facile l'application des procédés et des instruments ordinaires de la lithotritie.

Dans les cas qui suivent, les caractères physiques de la pierre ont une grande importance. Je dois en conséquence présenter quelques observations pratiques à ce sujet.

Les caractères physiques des calculs qui reconnaissent des causes diverses dépendent surtout de la structure de la masse pierreuse.

Je rappellerai seulement les principaux caractères physiques des calculs que j'ai décrits avec détail dans le *Traité de l'affection calculeuse* (1).

(1) Pages 114-213; *voir* aussi le Catalogue descriptif de ma collection.

1° *Poids et volume des calculs.* — Expressions synonymes dans la plupart des auteurs; il importe néanmoins de les distinguer pour éviter la confusion. Le poids et le volume ne sont pas toujours corrélatifs. Telle grosse pierre est très-légère et pèse beaucoup moins qu'un calcul peu volumineux. C'est surtout le volume qui intéresse le praticien; c'est en effet le volume qui détermine le choix de la méthode et du procédé opératoire. C'est aussi du volume de la pierre que dépendent les difficultés et les dangers de l'opération.

2° *Consistance des calculs urinaires.* — Avant l'introduction de la lithotritie, beaucoup de cystotomistes regardaient la dureté de la pierre comme une circonstance avantageuse pour l'extraction du calcul tout entier, excepté dans les cas où le passage de la pierre par la plaie hypogastrique ou périnéale n'était pas possible. En autres termes, la consistance des calculs à extraire n'était point considérée comme une difficulté.

Aujourd'hui la manière de voir à cet égard est bien changée. Quand la pierre est à la fois volumineuse et dure, la lithotritie est impuissante, et il faut recourir à d'autres moyens.

La friabilité de la pierre est une circonstance favorable, parce qu'elle permet d'employer la lithotritie. La facilité de broyer la pierre est en raison de sa friabilité. La consistance des calculs est donc un de leurs caractères physiques qui intéresse le plus les praticiens.

En général, les concrétions urinaires ne sont pas aussi dures qu'on l'avait cru, pour avoir étudié des pierres qui figuraient depuis longtemps dans les collections; car la dureté des calculs augmente au fur et à mesure de leur dessiccation. Telle pierre paraît fort dure quand elle est desséchée, qui se désagrégeait facilement au moment de l'extraction.

Quelquefois la matière unissante est à l'état mou ou semi-fluide; de sorte que la substance solide cède à la moindre pression. C'est Rolet qui en a fait la remarque, et l'expérience ne l'a point contredit. La dessiccation influe particulièrement sur les concrétions qui sont les plus tendres au moment de l'extraction.

Les pierres poreuses, spongieuses, dont la masse est criblée de vides ou parsemée de stries, quelles que soient d'ailleurs leur composition et leur structure, se désagrégent facilement. Elles ne résistent pas à l'action toute-puissante du lithoclaste. Beaucoup cèdent à une faible pression. Il en est à peu près de même des calculs à structure purement granulée. Plus la substance est terreuse, plus la désagrégation est facile.

Les concrétions d'une médiocre consistance présentent aussi des difficultés de diagnostic. Pendant l'exploration de la vessie, la sonde, mise en contact avec ces concrétions, ne donne pas toujours la sensation d'un corps dur. Ils ne sont pas rares, ces calculs mous dont parlent Covillard, Beverwyck, Stisser, Schurig, et qui ont donné lieu à de graves erreurs de diagnostic.

Il y a des pierres qui sont naturellement très-dures, en dehors de l'influence de la dessiccation. On voit dans ma collection un certain nombre de pierres d'acide urique, d'oxalate calcaire, et même de phosphate ammoniaco-magnésien, d'une dureté extraordinaire.

La dureté des calculs est presque toujours plus grande au centre.

Les pierres les plus dures, le praticien ne l'oubliera pas sont généralement cassantes. Les concrétions d'oxalate calcaire lamellé et d'acide urique impur, à structure irrégulière et tourmentée, sont en général les plus dures.

On voit, en résumé, que la plupart des caractères physiques des calculs, au point de vue de la pratique, dépendent de la composition et surtout de la structure de la masse lithique.

Principales variétés des cas intermédiaires. — Passons maintenant à l'examen des cas intermédiaires auxquels s'appliquent ces remarques.

1° On suppose que la pierre est d'un volume moyen d'après la résistance qu'elle oppose à la sonde. Il est difficile de la déplacer.

2° Il faut s'enquérir ensuite de l'état de la vessie. On sait combien les fonctions et la structure de cet organe peuvent éprouver de modifications sous l'influence de la pierre.

3° Plus la pierre est volumineuse, plus l'espace libre est réduit. Dans les cas où la vessie est racornie et où elle se contracte avec force, il est à peu près impossible d'injecter une suffisante quantité de liquide pour faciliter la manœuvre. La gêne des mouvements du forceps devient alors une cause permanente de difficultés et de douleur.

4° Quelquefois la contractilité de la vessie est diminuée, et sa capacité étant plus considérable, on peut introduire une grande quantité de liquide. La manœuvre devient alors plus facile, même quand elle est exécutée avec un forceps à longues branches ; mais comme la vitalité de l'organe est presque toujours pervertie, le simple contact des instruments peut, à cause même de cette apparente facilité, avoir les plus graves conséquences.

Ce qu'il ne faut pas perdre de vue, c'est qu'il est malaisé de porter un diagnostic complet dans les cas de cette catégorie.

La partie la plus essentielle de l'opération de la lithotritie, on ne saurait trop le répéter, est certainement la préhension de la pierre. Saisir la pierre est pour ainsi dire toute l'opération. C'en est du moins le temps le plus difficile, le plus douloureux, et celui pendant lequel on commet le plus de fautes.

Les difficultés sont grandes surtout lorsque la pierre est volumineuse et la vessie plus ou moins déformée; sous ce double rapport, il n'y a pas dans la pratique deux cas identiques. Que de variétés, en effet, et combien de différences, depuis le petit calcul qui tombe pour ainsi dire dans l'instrument, comme je l'ai dit dans le chapitre précédent, jusqu'à la grosse pierre qui remplit presque toute la capacité de la vessie!

Si l'on se rappelle que l'opérateur n'a, pour se reconnaître au milieu de toutes ces difficultés, que le toucher médiat, on comprendra qu'il ait fallu répéter à l'infini les expériences pour en déduire des règles pratiques; et l'on ne sera pas étonné que j'aie si longuement insisté sur la partie fondamentale de ma méthode opératoire (1).

Dans un ouvrage essentiellement pratique tel que celui-ci, je ne puis me dispenser d'appeler tout particulièrement l'attention des praticiens sur les procédés qui ont pour but de saisir et de fixer les pierres dures et volumineuses. Cette manœuvre, encore une fois, est la partie la plus difficile et la plus douloureuse du traitement des calculeux par la lithotritie.

Il ne s'agit pas ici, je le répète, de petites pierres, ni de ces cas exceptionnels où la pierre obéit librement aux lois de la pesanteur et se place d'elle-même au point le plus déclive, et où il suffit de porter l'instrument au point indiqué, pour qu'elle soit saisie entre les mors. Les choses ne se passent ainsi que dans les cas favorables, et ces cas ne sauraient servir de base à une pratique générale.

(1) Voir l'Introduction et le *Traité de la lithotritie*.

Règles pratiques pour saisir une pierre moyenne dans la vessie. — Les instruments dont on se sert dans ces cas sont le lithoclaste pour les pierres moyennes et le forceps pour les pierres plus grosses. Il y a deux procédés très-différents. L'un consiste à saisir la pierre là où elle se trouve sans la déplacer. Dans l'autre procédé, l'on fait rouler la pierre dans l'espoir qu'elle viendra se placer d'elle-même entre les branches de l'instrument.

Premier procédé pour saisir une pierre moyenne avec les instruments courbes, forceps et lithoclaste. — Les préliminaires de l'opération sont toujours les mêmes. Le malade est placé comme à l'ordinaire ; on a soin seulement d'élever un peu plus le sacrum, afin que la partie postérieure de la vessie soit plus déclive. Après l'injection, on introduit le lithoclaste ou le forceps fenêtré.

En pénétrant dans la vessie, l'instrument rencontre quelquefois la pierre. Celle-ci tantôt se dérobe au moindre choc, tantôt paraît être fixée dans le col. Nous reviendrons sur ce second cas.

Dans le premier, le chirurgien porte l'instrument jusqu'à la paroi postérieure de la vessie. Il tire à lui la branche mâle, de trois à quatre centimètres, et il incline les branches ainsi écartées vers l'un et l'autre uretère.

C'est là que la pierre se trouve ordinairement, toujours sur les côtés de l'instrument. Il suffit de rapprocher les branches pour la saisir. La manœuvre est d'autant plus facile que la pierre est moins volumineuse. Si la pierre n'a pas été saisie, on écarte davantage les branches en tirant sur l'antérieure, pendant que l'autre est poussée en arrière contre la face postérieure de la vessie ; on les incline alors de nouveau vers la pierre, qui est saisie ordinairement. Elle peut néanmoins se dérober, et, dans ce cas, les branches du lithoclaste en se rapprochant ne font qu'effleurer sa surface. On peut supposer, quand cela arrive, que la pierre est plate ou plus grosse qu'on ne l'avait pensé. On recommence la même manœuvre avec un instrument plus fort, en ayant le soin d'écarter un peu plus les branches. Les difficultés sont proportionnées au volume du calcul. Je suppose que la vessie est encore dans les meilleures conditions : la partie profonde de l'urèthre, le col, le trigone et le bas-fond sont sur le même plan, et la pierre se trouve à la face postérieure de la vessie sur les côtés de l'instrument.

Notons maintenant quelques particularités de conformation :

1° La prostate est quelquefois très-petite. Dans ce cas, la pierre se trouve plus en avant, et il n'est pas nécessaire pour la saisir de porter l'instrument aussi loin dans la cavité vésicale : l'armature du forceps reste élevée au-dessus des cuisses du malade.

2° Chez quelques calculeux, les parois de la vessie sont mobiles, lâches, dépressibles. Dans ces cas, la forme de la cavité vésicale n'est pas la même qu'à l'état normal. Au delà du rebord postérieur du trigone se trouve l'excavation du bas-fond, dans laquelle les calculs, même volumineux, sont cachés pour ainsi dire au-dessous de l'instrument, de sorte que celui-ci ne peut les atteindre, surtout lorsque la vessie a une grande capacité. On procède alors comme on le fait pour les petits calculs et les fragments de pierre : on porte l'extrémité libre des branches en bas, vers le rectum, où la pierre est saisie. En exécutant cette manœuvre, on ne perdra pas de vue les rapports de l'instrument avec les organes. Le dos de la branche mâle porte sur le rebord du trigone, le dos de la branche femelle est en contact avec la face postérieure de la vessie, et l'extrémité libre des branches repose sur le bas-fond.

Pour empêcher toute pression fâcheuse et tout frottement pénible de l'extrémité des branches sur la surface vésicale, il faut abaisser l'armature du forceps entre les cuisses du malade, proportionnellement à l'angle de la courbure de l'instrument et à la longueur de ses branches. C'est pour avoir négligé cette manœuvre si facile à concevoir, que d'habiles chirurgiens ont observé des désordres dans la cavité vésicale à la suite de l'opération.

3° En pénétrant dans la vessie, le lithoclaste heurte la pierre. Aussitôt l'opérateur s'arrête, et avec le bec de l'instrument il la repousse doucement, de manière à se ménager une petite place à l'orifice interne de l'urèthre. Ensuite il glisse entre la pierre et la paroi correspondante de la vessie la branche postérieure du lithoclaste, jusqu'à ce qu'elle ait atteint la paroi postérieure de l'organe. La branche antérieure reste immobile entre la pierre et le col vésical. C'est par cette manœuvre qu'on parvient à placer les branches sur les deux extrémités de la pierre qu'on saisit et qu'on fixe comme à l'ordinaire.

Ce procédé est applicable particulièrement aux cas de grosse pierre avec racornissement de la vessie, lorsque l'espace manque pour les mouvements. Je l'applique depuis trente ans. Cette manœuvre est de mise dans un grand nombre de cas; mais elle exige de la réserve, des précautions et des sens exercés. Du reste, elle n'est pas aussi difficile et aussi douloureuse que se le sont imaginé quelques chirurgiens. Régulièrement exécutée, elle réussit d'autant mieux que les mouvements de l'appareil sont mesurés, peu étendus, aussi rares que possible. La grande règle est de saisir la pierre sans la déplacer.

Dans quelques cas, heureusement rares, la vessie racornie s'applique avec force sur la pierre, et le lithoclaste, en pénétrant dans la cavité vésicale, se trouve tantôt au-dessus, tantôt au-dessous de la pierre. Il en résulte une grande confusion dans la manœuvre. L'instrument étant en contact avec la pierre, l'opérateur peu exercé ne se rend pas compte du frottement qui se produit. L'opérateur expérimenté fermera l'instrument et le retirera, de façon que son extrémité corresponde à l'orifice interne de l'urèthre. En l'introduisant de nouveau dans la cavité vésicale, il cherchera à faire glisser la branche postérieure sur les côtés de la pierre, comme il a été prescrit plus haut. Ces cas peuvent devenir très-embarrassants.

Deuxième procédé. — Ce n'est pas à dire qu'une pierre de moyen volume ne puisse être saisie dans la vessie d'après d'autres procédés. Et à ce propos je dois présenter de nouvelles remarques.

Dès 1828, quelques chirurgiens, entre autres M. Heurteloup, s'efforçaient de persuader au public que « pour bien exécuter la lithotritie et pour soulager les malades, il faut que la pierre vienne trouver l'instrument et que l'instrument n'aille pas chercher la pierre. »

On n'aperçut pas d'abord le vide de cette théorie qui fut généralement adoptée. On la retrouve encore dans nos traités généraux de chirurgie plus ou moins modifiée. Comme elle ne repose pas sur un principe, chacun l'a accommodée aux circonstances ou entendue à sa guise (1).

La meilleure manière de faire connaître ce procédé sera de reproduire deux passages empruntés aux écrits de deux chirurgiens éminents qui se sont occupés l'un et l'autre de la lithotritie, bien qu'à des points de vue très-différents.

(1) Ce n'est pas ici le lieu de rappeler les particularités qui accompagnèrent la présentation de ce procédé plus séduisant qu'utile. Voir la *Troisième Lettre sur la lithotritie* et le *Traité pratique* (partie historique, année 1828).

L'un, Sr. Benjamin Brodie, a pris au sérieux l'art de broyer la pierre ; il en a fait une étude expérimentale et l'a appliqué utilement.

L'autre, M. Velpeau, s'est occupé de la lithotritie, moins en praticien qu'en théoricien, passant tour à tour du blâme à l'éloge, et il n'a abouti en définitive qu'à nuire à la nouvelle méthode (1).

« La règle pour saisir la pierre, écrit Sr. B. Brodie, est aussi simple que possible. Le malade est couché sur le dos ; *le manche du forceps est élevé*, de telle sorte que la partie convexe de son extrémité courbe se trouve en contact avec la face postérieure de la vessie, dans le point qui est contigu au rectum. On ouvre alors le forceps, en tirant plus ou moins sur la branche mobile suivant la grosseur probable de la pierre, pendant qu'on pousse en même temps la branche fixe doucement, en bas, vers le rectum. »

Le but de cette manœuvre est nettement défini par le célèbre chirurgien anglais : « Le forceps, ajoute-t-il, se trouvant pour ainsi dire au-dessous du niveau des autres parties de la vessie, la pierre peut y tomber par son propre poids. » Ce procédé réussit généralement (2).

Remarquons que Sr. B. Brodie, reconnaissant lui-même l'insuffisance de ce procédé, en a adopté d'autres que nous n'avons pas à examiner. Bornons-nous à une dernière citation : « Si la pierre ne tombe pas tout de suite entre les mors du forceps, on peut commander au malade de *se promener autour de sa chambre*, ou de changer de position s'il est couché, se tournant d'abord d'un côté, ensuite de l'autre, la vessie ayant été préalablement vidée au moyen d'une sonde, et ensuite remplie d'eau chaude par une injection. De cette

(1) Voir la *Sixième Lettre sur la lithotritie*.

(2) *Medico-Chirurg. Transact.*, 2e série, vol. XXXVII, p. 169 et suiv.

façon on obtient que la pierre change de place, et il devient alors facile de la saisir. »

Voici maintenant le passage de M. Velpeau :

« Pour faire entrer la pierre dans l'instrument, le procédé consiste à introduire et à ouvrir l'instrument dans la vessie, et par un mouvement de quart de cercle qui en porte rapidement la convexité sur le milieu ou le côté du bas-fond de la vessie en poussant les branches de la pince l'une vers l'autre, on voit bientôt si la pierre est saisie. Dans le cas contraire, on renouvelle le même mouvement à droite, à gauche, en arrière, en bas, de manière à la pincer solidement. »

Ces textes n'ont pas besoin de commentaires. Ne dirait-on pas en les lisant qu'on a oublié qu'il faut agir dans la vessie? Les faits ne sont pas en harmonie avec ces préceptes de pratique. Les pierres d'un certain volume ne roulent pas aussi aisément qu'on le suppose dans une vessie d'une capacité réduite et en partie occupée par un instrument ouvert.

Quant aux mouvements qui ont pour but de pousser la pierre entre les mors en la pourchassant dans tous les sens, ce sont là des manœuvres irrationnelles et inutiles. Avec ces doctrines contraires à la pratique, on n'a réussi qu'à dénaturer la lithotritie, en la présentant sous un jour si faux qu'on ne peut ni l'appliquer ni la comprendre (1). Aussi les plus habiles praticiens opèrent-ils à l'aventure. Les succès sont tout à fait casuels.

Il n'est pas étonnant qu'avec les principes erronés qui ont prévalu dans l'enseignement officiel de la chirurgie, la plupart des chirurgiens aient renoncé à la lithotritie.

Faisons observer, en terminant ces remarques, qu'on ne doit pas confondre les cas qui précèdent et quelques autres qui se présentent de loin en loin dans la pratique; alors

(1) *Voir* l'Introduction.

même qu'on procède régulièrement, avec des moyens irréprochables, on ne réussit pas quelquefois à saisir une pierre dont le volume n'exclut pas la lithotritie. C'est au volume et à la configuration de la pierre qu'il faut rapporter les difficultés dont on ne peut pas toujours se rendre compte.

Manœuvre consécutive à la préhension de la pierre. — Après avoir saisi et fixé solidement la pierre, l'opérateur doit en déterminer le volume et la dureté, et s'assurer, avec l'instrument ainsi chargé, s'il y a d'autres pierres dans la vessie. La pression exercée sur la pierre le renseigne sur sa consistance.

C'est après ces préliminaires que le chirurgien choisira avec connaissance de cause la méthode opératoire qui lui semblera la plus utile.

Si la pierre fixée entre les branches des forceps cède à la pression, de manière à être morcelée dès la première ou la seconde attaque, on procède immédiatement au broiement et à la trituration des fragments.

Ce sont là les cas les plus favorables.

On ne perdra pas de vue qu'après le morcellement de la pierre au moyen de l'instrument d'attaque, les conditions sont complétement changées. Le malade se trouve par le fait même dans une tout autre position. La préhension des débris n'occasionnant pas de douleurs trop sensibles, les principales difficultés de l'opération disparaissent. Ces cas se confondent avec ceux de la première série. On substitue aux forceps à longues branches le lithoclaste à mors plats et larges. La manœuvre se réduit à des mouvements peu étendus et parfaitement réglés. Le traitement est de mieux en mieux supporté, et la guérison est facile (1).

(1) Voir le *Parallèle* et le *Traité de la lithotritie.*

J'ai prouvé surabondamment dans mes travaux antérieurs, que la surface de la vessie, ainsi que celle de l'urèthre, s'accoutume au contact des instruments lithotriteurs. A compter de la deuxième séance, l'opération mieux supportée n'est point suivie de réaction.

Si le traitement se prolonge, le malade souffre à peine pendant la séance; de sorte que les applications de la lithotritie peuvent se répéter impunément. Du reste, pour être retardée, la guérison n'est pas moins sûre.

C'est par l'oubli de ces considérations capitales qu'un grand nombre de calculeux ont été privés du bénéfice de la lithotritie, qui les aurait guéris plus sûrement que la taille.

Si la pierre résiste aux efforts de pression, si la manœuvre qu'on exécute pour la saisir produit de vives douleurs, il est prudent de renoncer à la lithotritie. Dans ce cas l'opérateur lâche la pierre, retire l'instrument, et pratique la cystotomie.

CHAPITRE VII

RÉSUMÉ DE LA PREMIÈRE SECTION

L'art de broyer la pierre est particulièrement applicable aux cas simples, dans lesquels un calcul petit ou moyen dans une vessie saine d'ailleurs constitue toute la maladie.

Dans ces cas, les moyens dont l'art dispose suffisent à remplir les indications essentielles. Les résultats sont prévus et presque toujours heureux. C'est d'après les cas de cette catégorie qu'il faut apprécier et juger la lithotritie.

Avant d'opérer, le chirurgien s'assure par des procédés éprouvés et d'une application facile, du volume et de la dureté de la pierre, ainsi que de l'état des organes intéressés.

Grâce aux explorations préalables, à l'aide des instruments lithotriteurs, il acquiert les notions indispensables pour procéder régulièrement à l'opération.

Le traitement préparatoire, sur lequel j'ai tant insisté, dispose favorablement le malade en modifiant la vitalité des organes, en émoussant la sensibilité générale et locale, bref, en rendant l'organisme plus tolérant.

Dans ces conditions favorables, la manœuvre opératoire devient facile et supportable. Les mouvements indispensables pour saisir et broyer la pierre n'entraînent pas de grandes souffrances; les instruments fonctionnent au milieu du liquide injecté ou de l'urine contenue dans la vessie.

En outre, le malade est placé pour l'opération dans une position qui permet à la pierre de se mouvoir librement au milieu de l'urine ou de l'eau injectée, et de se placer à la partie la plus déclive, c'est-à-dire derrière le trigone, au bas-fond de la vessie, entre les orifices urétéraux. C'est là que va la saisir l'instrument, sans la déplacer, et en quelque sorte sans la chercher. La manœuvre est des plus simples pour l'opérateur exercé.

Le champ de la manœuvre est circonscrit, en arrière et en bas par les parois postérieure et inférieure de la vessie, en avant, par le bord postérieur du trigone, et latéralement par les orifices des uretères. C'est dans cet espace bien délimité que la pierre est saisie sûrement et aisément, si l'opérateur observe les règles de la bonne pratique.

Tout en exécutant la manœuvre opératoire, le chirurgien ne doit pas perdre de vue la position et les rapports de l'instrument, faiblement ouvert au col vésical, avec les surfaces touchées. La tige porte sur le trigone et la face inférieure du col, légèrement refoulé en bas, vers le rectum. La branche postérieure du lithoclaste est en contact avec les faces antérieure et postérieure de la vessie. La branche antérieure reste près du col; et latéralement, elles sont l'une et l'autre tout près des orifices des uretères. On comprend que la pierre soit facilement saisie.

Ce temps de l'opération (la préhension de la pierre), qui est de tous le plus important, est soumis à des règles précises, rigoureuses, sanctionnées par l'expérience. Quant aux résultats, ils sont à peu près identiques, quel que soit l'instrument dont on se sert.

Le bilabe ou pince simple à deux branches est plus propre à broyer; le trilabe est plus propre à saisir. Dans les circonstances favorables, l'emploi de l'un ou de l'autre instrument produit les mêmes effets (1).

Ainsi, pour résumer, pierre d'un ou deux centimètres de diamètre, organes sains, ou du moins non déformés, convenablement préparés ; opération régulière, facile, sûre, peu douloureuse ; point d'accidents ; destruction du calcul en une ou deux séances, guérison prompte. Tel est le traitement des calculeux par la lithotritie dans les cas les plus favorables.

J'ai opéré des centaines de malades dans ces conditions, et toujours avec le même succès.

Sr. B. Brodie déclare, avec tous ceux qui se sont occupés sérieusement de la lithotritie, que dans ces cas, l'opération est si simple et la guérison tellement sûre, qu'il suffit d'énoncer les faits.

Qu'on n'oublie pas que la plupart des calculeux, au début de la maladie, se trouvent dans ces conditions favorables. Il dépend en quelque sorte des calculeux d'être traités d'après le procédé et avec le succès indiqués.

A mesure qu'on s'éloigne de cette première série de cas, on voit la lithotritie perdre de ses avantages.

Quand le calcul dépasse le diamètre de deux centimètres, son volume et sa configuration font qu'il est saisi et fixé avec

(1) Les chirurgiens qui prétendent qu'on ne réussit pas également par l'emploi des deux instruments commettent une erreur cent fois signalée et cent fois reproduite. Ces chirurgiens connaissent-ils le trilabe ? Ils ne peuvent se rendre compte de l'application de cet instrument, dont le mécanisme leur est inconnu. S'ils avaient des éléments de comparaison entre les manœuvres par les deux instruments, ils conviendraient que si la pierre est écrasée plus aisément et plus tôt au moyen du lithoclaste, elle est en revanche plus facilement saisie et plus sûrement par le trilabe, à cause de la disposition de ses branches. Il est évident qu'une pince trilabe dont on rapproche les branches, tend à ramener vers le centre le corps qu'on veut maintenir et fixer, tandis que la pince bilabe le pousse au dehors, s'il n'a été bien exactement saisi par le milieu.

plus de peine. On est obligé de modifier le procédé opératoire et d'employer des instruments à longues branches, dont les mouvements sont moins faciles, plus étendus et plus douloureux.

Au lieu d'écraser la pierre par la simple pression de la main, il faut s'aider d'un agent mécanique. La manœuvre se complique et se prolonge; les douleurs sont plus vives; la guérison plus lente.

Au lieu d'une seule séance, il en faut trois ou quatre et même davantage.

Nous devons ajouter, qu'une fois la pierre morcelée, les conditions sont à peu près les mêmes que dans les cas de la première catégorie. Le chirurgien remplace le forceps à longues branches par le lithoclaste ordinaire à mors plats et larges. La pulvérisation des éclats pierreux s'effectue facilement par la pression. La manœuvre devient toujours moins pénible; et si la guérison est différée, elle n'en est pas moins certaine.

Les difficultés augmentent proportionnellement au volume de la pierre. Quand celle-ci occupe une grande partie de la cavité vésicale, l'espace manque pour la manœuvre.

La quantité de liquide injectée étant très-petite, les mouvements de l'instrument sont gênés, et malgré le plan uni de la surface à explorer, il y a des frottements douloureux. Avec quelques précautions que l'on opère, on provoque une irritation d'autant plus fâcheuse que le volume de la pierre exige plus de séances. Dans ces cas, la lithotritie le cède à la taille.

Lorsque la pierre est à la fois volumineuse et dure, aux difficultés de la préhension s'ajoutent celles du morcellement et du broiement. La lithotritie cesse d'être applicable, et on ne peut la pratiquer qu'à titre de ressource secondaire.

Il n'est ici question que des cas où le col et le corps de la vessie conservent leurs formes normales. Dans tous ces cas, les règles de la lithotritie sont toujours les mêmes; et il suffit de les observer pour procéder avec régularité, malgré les obstacles qui se présentent au chirurgien. S'il ne peut les surmonter tous, du moins il sait comment se conduire, sa marche étant toute tracée; de sorte qu'il peut se prémunir contre les éventualités et éviter les méprises.

Il n'en est pas de même pour les cas compliqués que nous allons étudier dans la seconde section.

DEUXIÈME SECTION

CHAPITRE PREMIER

APPLICATION DE LA LITHOTRITIE AUX CAS COMPLIQUÉS

Application de la lithotritie aux cas compliqués. — Considérations préliminaires. — Article premier. Complications secondaires. — Rétrécissements uréthraux. — Dispositions anomales de l'urèthre s'opposant à l'introduction des instruments. — Article II. Complications qui rendent la lithotritie difficile ou impossible. — Lésions du col de la vessie. — Observations préliminaires. — Diagnostic différentiel de la tumeur médiane et de la barrière uréthro-vésical. — Manière de procéder à la lithotritie dans ces cas. — Première série d'obstacles. — Deuxième série d'obstacles. — Déviations multiples du col vésical, avec d'autres dispositions morbides. — Difficultés de la manœuvre pour saisir la pierre. — Allongement de la portion prostatique de l'urèthre, avec ou sans déviation. — Article III. Lésions de la vessie. — Première série de cas. — Tumeurs du col faisant saillie dans la cavité vésicale. — Deuxième série de cas. — Article IV. Contractilité exagérée de la vessie. — Arrêt des fragments pierreux au col de la vessie et dans l'urèthre. — Extraction des calculs et des fragments engagés dans la fosse naviculaire ou la partie pénienne. — Arrêt des graviers ou des fragments pierreux à la partie profonde de l'urèthre et au col vésical. — Article V. Inertie de la vessie.

Considérations préliminaires. — Nous avons vu que les principales difficultés que présente le traitement des calculeux dans les cas simples tiennent surtout au volume de la pierre, qu'on ait recours à la lithotritie ou à la cystotomie. Dans les cas compliqués, le volume de la pierre, qui a toujours son importance, est moins à considérer que l'état des organes urinaires. Ce sont précisément les altérations des organes qui constituent les cas compliqués. Il importe, en conséquence, d'accorder la plus grande attention aux organes malades. Dans les cas de cette série, la pratique de l'opération est encore loin d'être parfaite, souvent même les règles manquent.

La lithotritie, néanmoins, est souvent appliquée, trop souvent peut-être, non-seulement parce que des difficultés sont inévitables, mais surtout parce que, au moment d'opérer, le chirurgien est dans l'incertitude sur les cas compliqués d'altérations organiques. En effet, à part les productions morbides du col et du corps de la vessie, l'opérateur est presque toujours tenu dans une regrettable incertitude. Le diagnostic est insuffisant, de telle sorte que l'art ne peut toujours user sciemment de toutes ses ressources; la pratique se trouve ainsi livrée aux chances du hasard.

Combien de fois le chirurgien qui porte un cathéter ou un forceps dans la vessie ignore entièrement les difficultés qui l'attendent! Et quand il les soupçonne, ces difficultés, quand il parvient même à reconnaître une lésion, une tumeur au col ou dans l'intérieur de la vessie, il peut rarement réunir les notions indispensables pour diriger la manœuvre. Sans autre guide que ses sensations tactiles, il va forcément à l'aventure.

C'est donc sur la série de ces cas compliqués que doit se porter dorénavant l'attention des praticiens observateurs. La pratique de la lithotritie, relativement à ces cas, attend encore de l'expérience les règles et les préceptes qui donnent tant de sûreté à l'opérateur instruit et exercé quand il s'agit des cas simples. C'est dans le diagnostic qu'il faut chercher l'inspiration.

Il ne saurait être question ici des procédés nombreux dont on a décrit l'emploi et qui sont en usage dans les variétés infinies des cas compliqués, attendu que ces procédés émanent bien plus de la pratique individuelle que des règles mêmes de l'art. Je dois me borner à relater brièvement ce que j'ai fait, et à ajouter des faits nouveaux à ceux que j'ai déjà publiés, afin d'éclaircir, s'il est possible, les questions de pratique les plus importantes. J'ai voulu rendre plus claire l'exposition de ces faits, en représentant par des figures jointes au texte les principales difficultés de l'opération, résultant des altérations auxquelles est sujette la vessie, et qui ont pour effet de changer la forme et la disposition normale de cet organe (1).

Les cas compliqués, considérés au point de vue des applications de la lithotritie, forment plusieurs catégories.

Les complications les moins graves peuvent être écartées avant l'opération, et les organes sur lesquels on se propose d'agir ramenés à l'état normal. Ces complications ne sont que secondaires puisque leur influence peut être neutralisée.

Les complications les plus importantes sont celles qui persistent et qui obligent l'opérateur d'agir dans des conditions anomales, lesquelles ont une influence inévitable, soit sur la manœuvre, soit sur le résultat même de l'opération.

ARTICLE PREMIER

Complications secondaires. — On observe quelquefois à l'orifice interne de l'urèthre des végétations, des granulations, des productions morbides, peu développées, dont la présence ne gêne pas le passage et l'action des instruments.

(1) Ces figures, d'après nature, sont tirées de mon *Traité pratique sur les maladies des voies urinaires*. Comme il m'a paru suffisant de parler aux yeux, j'ai supprimé, pour abréger, toute explication.

On ne les reconnaît d'ordinaire qu'à la fin du traitement, pendant les recherches ou explorations finales. J'ai donné des soins à un assez grand nombre de malades qui présentaient ces germes de productions morbides et qui ont été opérés avec autant de succès que dans les cas simples.

Ces complications légères suscitent parfois des difficultés qui rendent le traitement laborieux et pénible. J'ai observé dans quelques cas, que le passage des instruments et l'expulsion des débris pierreux produisaient un agacement douloureux, que suivaient des phénomènes de réaction disproportionnés avec les efforts de la manœuvre.

La lithoclaste se trouve quelquefois arrêté au méat urinaire, dont l'ouverture est accidentellement ou naturellement rétrécie. — Au lieu de forcer l'obstacle, à l'exemple de beaucoup de chirurgiens, il faut débrider le méat urinaire au moyen d'un uréthrotome à bascule. L'opération est facile, simple, peu douloureuse : on la pratique souvent sans prévenir le malade, et elle réussit toujours. Cette opération suffit pour écarter le premier obstacle et pour prévenir des accidents.

Chez certains malades, l'urèthre est tellement irritable, que le contact des instruments est difficilement supporté. Il peut même provoquer de grands désordres.

C'est là un inconvénient qu'on écarte, en préparant le malade par le traitement préalable. Cette préparation locale a presque toujours pour effet de rendre inoffensive et très-supportable l'introduction des instruments.

Rétrécissements uréthraux.— Les coarctations organiques de l'urèthre et les calculs urinaires coexistent souvent. On pourra consulter pour plus de détails sur cette complication fréquente, mes travaux antérieurs (1). Je ne ferai ici que quelques réflexions pratiques.

En général, le traitement de la coarctation par les procédés ordinaires suffit pour rétablir l'urèthre dans ses conditions normales. Remarquons, néanmoins, que la partie rétrécie, lorsque le mal est invétéré, conserve, même après un traitement régulier, une rigidité qui nuit au passage des instruments et surtout des débris pierreux. Ces débris s'arrêtent parfois dans le canal : c'est un des accidents les plus graves de la lithotritie.

L'opérateur aura grand soin, avant de pratiquer la lithotritie, de détruire par l'uréthrotomie interne tout ce qui peut rester de tissus morbides indurés et rétractiles. J'ai exposé ailleurs, en grand détail, les cas de ce genre et le traitement qu'il y faut appliquer (2).

Rappelons seulement que dans certains rétrécissements, la lésion des parois du canal est si étendue et si profonde, que le passage des instruments et des débris pierreux présente des difficultés et des dangers qui obligent le chirurgien de recourir à la taille, surtout si la pierre est volumineuse. Que si l'on persiste dans ces cas à renouveler les tentatives de lithotritie, on s'expose à provoquer des accidents (3).

Dispositions anomales de l'urèthre s'opposant à l'introduction des instruments. — On a vu, dans la première section, que l'introduction des instruments lithotriteurs dans la vessie ne souffre point de difficultés,

(1) Voir *Parallèle, Troisième Lettre, Traité de la lithotritie*, p. 147. *Traité de l'affection calculeuse*, p. 330 et suiv.; *Traité pratique*, 3e édit., tome Ier.

(2) *Traité pratique*, tome Ier (3e édit.).

(3) Voir *Traité de la lithotritie*, p. 147; *Parallèle*, p. 299; *Troisième Lettre sur la lithotritie*.

lorsque l'opérateur ne s'écarte pas des règles de l'art. Il est certain, néanmoins, que d'habiles chirurgiens se trouvent quelquefois arrêtés. Au lieu de rechercher l'obstacle, ils se bornent presque tous à dire que la prostate est engorgée, comme on dit que la pierre est enkystée, lorsque le cystotomiste ne réussit pas à retirer la pierre de la vessie. Ce sont là des explications banales.

Divers obstacles peuvent empêcher l'introduction et le passage des instruments lithotriteurs.

Avant la lithotritie, on n'avait pas senti la nécessité d'étudier, au point de vue pratique, différentes régions de l'urèthre où se trouvent les obstacles à vaincre.

L'orifice externe du canal ou méat urinaire est quelquefois divisé par une lame transversale, ou retréci par une bride demi-circulaire. Dans les cas d'hypospadias, cet orifice est souvent étroit. En général, les tissus cèdent. On pratique au besoin le débridement (1).

Sans qu'il y ait coarctation organique, l'urèthre présente quelquefois, vers le milieu de la partie pénienne, une rigidité dont il faut tenir compte, soit pour l'introduction des instruments, soit pour l'expulsion des débris pierreux. Dans tous les cas, il faut éviter de trop distendre les tissus. Il vaut mieux recourir à l'uréthrotomie, comme s'il existait une coarctation organique, circonscrite. C'est à la partie profonde du canal, entre l'arcade pubienne et le col vésical, que se présentent les principaux obstacles à l'introduction du for-

(1) L'orifice externe de l'urèthre s'ouvre, comme on sait, à la surface du gland, le plus souvent vers la partie la plus déclive, d'autres fois vers le milieu et parfois beaucoup plus haut, de telle sorte que la plus grande partie du gland se trouve au-dessous. La situation variable du méat urinaire a fait admettre une prétendue courbure derrière la fosse naviculaire, qui serait un obstacle à l'introduction des instruments. Je ne l'ai jamais observée.

ceps. La tension, la rigidité, la contractilité des tissus sous-muqueux de l'urèthre peuvent rendre la manœuvre difficile, alors même qu'elle est régulière. Chez un calculeux jeune encore, je n'ai pas réussi à introduire un gros lithoclaste, et cependant les sondes pénétraient dans la vessie.

Chez les vieillards et les sujets faibles et épuisés, les parois du canal sous-pubien sont molles, dépressibles, se dérobant à la moindre pression, au bec de la sonde et du forceps. Dans ces cas les rapports anatomiques sont changés ; de là des difficultés imprévues et une confusion telle que les opérateurs les plus exercés ont de la peine à s'y reconnaître.

Le ligament antérieur de la verge est quelquefois très-court, très-tendu et oppose de la résistance lorsqu'on abaisse l'instrument pour le faire passer sous l'arcade pubienne et au delà du col vésical, alors même qu'on a le soin de presser fortement sur le pubis, afin de diminuer l'action du muscle sterno-pubien. L'arcade pubienne est quelquefois moins ouverte qu'à l'ordinaire, ce qui fait varier la courbure de l'urèthre en cet endroit.

En traitant du choix des moyens, j'ai dit que les lithoclastes trop volumineux distendent démesurément l'urèthre et le col vésical, d'où résultent des accidents quelquefois graves. Les difficultés qui se présentent dans ce cas sont analogues à celles qu'on observe à la suite de tentatives imprudentes et de violences exercées sur le col vésical et qui produisent une sorte de contracture dans cette partie. On en a vu des exemples que j'ai fait connaître (1).

Les insuccès, dans l'introduction des instruments, dépendent, il faut bien le dire, de la manière de procéder de la plupart des opérateurs. Il est bien évident qu'en introduisant

(1) *Voir* l'Introduction.

dans la vessie un lithoclaste ou un forceps, « d'après les règles du cathétérisme ordinaire, » suivant le précepte consigné dans les traités élémentaires et classiques (1), on violentera les parties de manière à provoquer des désordres formidables ; quelquefois même le forceps est arrêté.

C'est surtout à la face inférieure du col vésical, à l'orifice interne de l'urèthre, qu'on observe d'ordinaire des productions morbides en saillie dans le canal, qui changent les dispositions normales de cette région, troublent la miction et mettent souvent obstacle à l'introduction des instruments et à l'expulsion des débris pierreux.

ARTICLE II

Complications qui rendent la lithotritie difficile ou impossible. — Lésions du col de la vessie.

Observations préliminaires. — C'est au col de la vessie que se trouvent les principaux obstacles aux applications de la lithotritie. L'introduction des instruments, la préhension de la pierre, l'expulsion des débris pierreux après l'opération, peuvent être singulièrement gênées par ces obstacles qui entravent les temps principaux de l'opération. Parmi les obstacles qui gênent le plus l'introduction des instruments, nous signalerons d'abord une disposition insolite de la prostate, qu'on peut voir dans mon *Traité pratique de la lithotritie,* d'après une figure empruntée à Ch. Bell (2). Le cas heureusement est rare.

Il n'en est pas de même des tumeurs médianes et des barrières uréthro-vésicales, sur lesquelles s'est portée, dans ces

(1) Roche et Sanson, tome V, p. 244; Velpeau, tome IV, p. 638, Vidal, tome V, p. 246.

(2) Tome II, 3e édit., p. 229.

derniers temps, l'attention des praticiens. Aux considérations que j'ai présentées à ce sujet dans mes travaux antérieurs, j'ajouterai quelques développements, à cause de l'importance de ces productions morbides dans la pratique de la lithotritie. A ne considérer que leur influence sur le traitement des calculeux d'après cette méthode, elles peuvent être rapprochées.

La tumeur médiane est la plus commune. Elle se présente d'ordinaire à l'orifice interne de l'urèthre, derrière la crête uréthrale, à l'angle antérieur du trigone, sous la forme d'une excroissance plus ou moins saillante, arrondie, quelquefois oblongue, triangulaire, pyriforme (1). On observe aussi, au même endroit, un bourrelet transversal, une sorte de bride, s'étendant de l'un à l'autre des lobes latéraux de la prostate. Ce bourrelet, plus ou moins épais et proéminent, parfois résistant et tendu, d'autres fois mou et relâché, fait encore plus que la tumeur même obstacle à l'issue de l'urine et aux manœuvres de la lithotritie, et particulièrement à l'introduction des instruments.

Je me suis longuement occupé des tumeurs médianes et des barrières uréthro-vésicales dans la plupart de mes ouvrages, et en particulier dans le tome deuxième du *Traité pratique*, où j'ai réuni les faits antérieurement observés, en vue de rétablir la vérité historique, audacieusement altérée par un jeune chirurgien, auquel j'adressai, en 1850, une lettre rectificative, dont il n'a pas tenu compte (2). En rappelant l'attention des praticiens sur ces deux états morbides, je dois d'abord indiquer la manière de les reconnaître sur le vivant et de les distinguer l'un de l'autre.

(1) On la verra ci-après, dans un grand nombre de figures.

(2) Voir *Traité pratique*, tome II, p. XVII (1850). A cette lettre il n'a été répondu que par des injures.

Diagnostic différentiel de la tumeur médiane et de la barrière uréthro-vésicale. — 1° Supposons une barrière ou une tumeur médiane du col de la vessie, sans autre complication, mais assez développée pour produire une déviation au haut de l'orifice interne de l'urèthre. Dans tous les cas, cette déviation commence derrière la crête uréthrale. Elle est à pic, lorsqu'il s'agit d'une barrière uréthro-vésicale et en pente douce, lorsqu'elle est l'effet d'une tumeur médiane.

Quelques troubles de la miction et des douleurs vagues à la région pubienne font soupçonner une lésion du col. Dans ce cas, on prépare le canal comme à l'ordinaire, et les bougies dont on s'est servi indiquent souvent la lésion, par l'empreinte qu'elles rapportent. Elles sont courbées à l'extrémité. Pour plus de sûreté, on introduit de nouvelles bougies.

Cette donnée étant acquise, on introduit une forte bougie d'étain, à grande courbure, à bout arrondi, dont l'extrémité, en rapport avec la face inférieure du canal, est arrêtée derrière la crête uréthrale. Si on la pousse modérément, elle rencontre l'obstacle et s'arrête.

L'extrémité externe de la bougie métallique étant abaissée vers les cuisses du malade, l'extrémité interne est relevée à proportion; elle glisse sur la face antérieure de la barrière, en remontant de la base où elle était arrêtée, jusqu'au bord qu'elle franchit. Si la bougie passe par-dessus le bord de la barrière, elle pénètre dans la vessie.

En retirant cette bougie, on a le soin d'en appuyer le bec en bas sur la face inférieure du col vésical. Le bec de la bougie repasse par-dessus le bord libre de la barrière et saute sur la base. C'est un véritable saut, en effet, que ce mouvement brusque de haut en bas, perceptible même pour les assistants.

Ces recherches sont peu douloureuses. L'opérateur peut les varier et les répéter sans inconvénient.

2° Quand il s'agit, non pas d'une barrière, mais d'une tumeur placée à la face inférieure du col vésical, telle qu'on la voit dans la figure ci-après à base large ; l'obstacle au passage de l'instrument se trouve un peu plus en arrière, et, au lieu d'être à pic, il présente une pente douce de bas en haut et d'avant en arrière (1). L'instrument, tenu selon les règles, glisse sur cette pente ; il est introduit et retiré sans obstacle, sans secousse, toutes les fois que l'état morbide est peu avancé.

Pour compléter cette partie du diagnostic différentiel des barrières uréthro-vésicales et des tumeurs médianes du col vésical, le chirurgien introduit le lithoclaste explorateur dans la vessie, suivant le procédé ordinaire. Lorsque le bec de l'instrument a franchi le col vésical, sans le porter plus loin, il incline sa partie courbe à droite et à gauche, et s'il ne rencontre pas d'obstacle dans ce mouvement, il le complète en portant en bas, vers le rectum, la partie courbe du lithoclaste. Cela fait, la preuve est acquise qu'il s'agit d'une barrière. Dans les cas de tumeur médiane, le mouvement d'inclinaison des branches à droite et à gauche est bien possible, mais non celui de rotation complète. Il suffit de voir les figures ci-après, en se représentant la manœuvre que j'ai décrite brièvement.

Qu'on veuille bien remarquer qu'il s'agit ici du mouvement de rotation complète du lithoclaste, exécuté immédiatement derrière l'orifice interne de l'urèthre. Si l'on porte l'instrument plus loin, au delà de la tumeur médiane, au niveau du rebord postérieur du trigone, le mouvement de ro-

(1) Il n'est pas ici question des tumeurs pédiculées que j'ai observées plusieurs fois (*Voir* le chapitre *Fungus*, dans le *Traité pratique*, t. III, 3e édit.). Les productions de cette espèce n'empêchent pas l'introduction du forceps.

tation complète est possible, facile même, mais il ne fournit aucune indication dans le cas qui nous occupe. Nous reviendrons sur ce point de pratique.

Une fois que l'opérateur est fixé sur la nature de la lésion, sur la hauteur et la résistance de la barrière, sur la dureté et l'étendue de la tumeur, après s'être assuré qu'il n'existe point d'autres complications, il procède à l'opération de la lithotritie.

Manière de procéder à la lithotritie dans ces cas.

Première série d'obstacles. — Nous avons dit que le principal effet des barrières uréthro-vésicales et des tumeurs médianes est de dévier en haut le col de la vessie. En relevant suffisamment l'extrémité vésicale du lithoclaste, l'instrument pénètre dans la vessie, avec la même facilité que la sonde et l'instrument explorateur qui ont servi à établir le diagnostic.

D'après la force de pression exercée pour faire avancer l'instrument, on calcule quelle est la dureté ou la résistance des tissus qui forment l'obstacle ; et de cette notion approximative, on retire des inductions pratiques très-importantes. Si la barrière, par exemple, est élevée, tendue, résistante, et ne cède qu'à un grand effort de pression ; si la tumeur est dure au point qu'il faille pousser vivement l'instrument pour la refouler, les manœuvres ultérieures seront difficiles et douloureuses. Elles ne le seront pas, si le lithoclaste pénètre sans effort.

Quant au reste de l'opération, il suffit, pour écarter les difficultés, de porter le mors du lithoclaste en bas, vers le rectum.

Il n'est pas inutile d'ajouter qu'une violente pression exercée sur la tumeur ou le bord libre de la barrière doit produire une douleur plus au moins vive, donner lieu à des hémorrhagies, et rendre difficile l'émission de l'urine après la séance. Tous ces phénomènes présentent une certaine gravité.

Ces cas, d'ailleurs, sont les moins graves, puisqu'il n'y a d'autres complications que les obstacles assez faciles à vaincre de la tumeur médiane ou de la barrière uréthro-vésicale.

Deuxième série d'obstacles.— Les cas de la deuxième série sont plus graves. Je ne signalerai que les principaux. Ici il faut parler aux yeux.

La pièce représentée dans la première figure est remar-

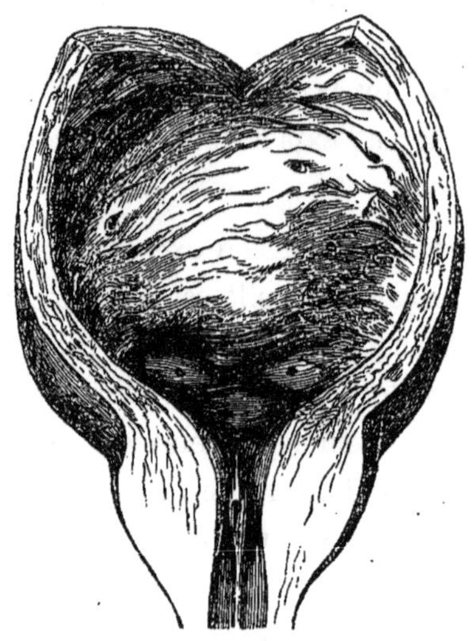

Fig. 14.

quable par sa régularité. La prostate est volumineuse et dure ; les parois vésicales sont uniformément hypertrophiées, le col vésical est refoulé en arrière, le verumontanum fait saillie. Entre celui-ci et la tumeur médiane du col, où l'on voit une dépression considérable, les orifices des uretères présentent de fortes saillies, unies par une bande transversale, formant le rebord postérieur du trigone. Chacune de ces dispositions est à considérer dans les manœuvres de la lithotritie. Je reprendrai d'ailleurs l'examen de cette pièce,

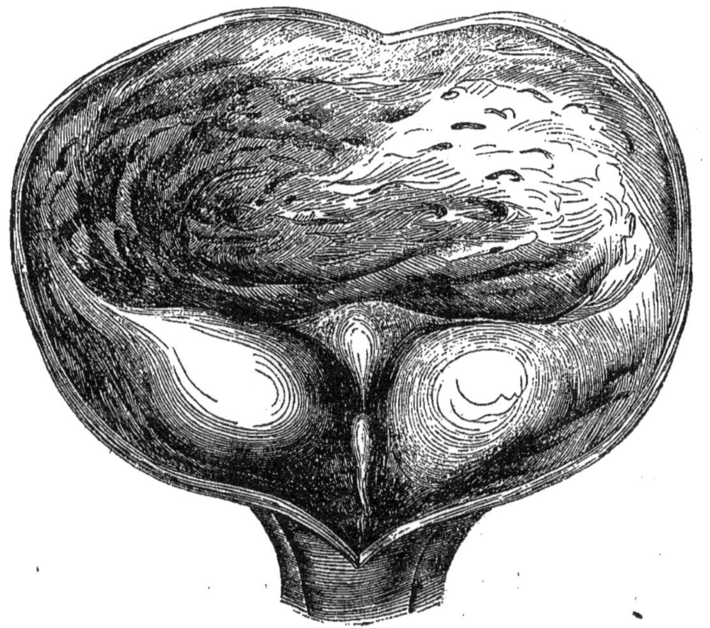

Fig. 15.

qui est un type d'hypertrophie générale de la vessie et de ses dépendances.

La déviation en haut de la partie profonde de l'urèthre et du col vésical est la plus fréquente. C'est aussi la plus facile à reconnaître et à combattre, lorsqu'elle n'est point compliquée ; mais elle l'est ordinairement, et l'on comprend que les difficultés sont proportionnées à la complication. La figure ci-contre en offre un exemple.

Déviations multiples du col vésical avec d'autres dispositions morbides. — La tumeur médiane peut se porter d'un côté du col, sans changements notables dans le développement des lobes latéraux de la prostate, d'où une

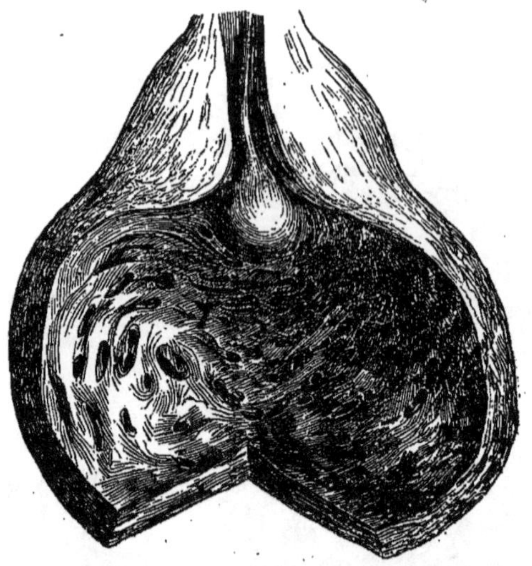

Fig. 16.

déviation latérale du col coïncidant avec une déviation en haut. Dans ce cas, l'obstacle au passage des instruments est double.

Un obstacle plus difficile à surmonter résulte du développement inégal des lobes latéraux de la prostate. On voit par exemple, dans la figure 17, le refoulement en arrière et à gauche de l'orifice vésical de l'urèthre, une saillie de la crête uréthrale, l'élévation de la tumeur médiane et une forte dépression du bas-fond de la vessie. On remarque aussi les traces des tentatives inutiles de cathétérisme. Une sonde ou un lithoclaste introduit comme à l'ordinaire viennent butter contre l'obstacle, mais ils peuvent s'engager dans la partie déviée, surtout lorsqu'elle a peu d'étendue d'avant en arrière.

Dans ce cas, les anneaux de la sonde et l'armature du lithoclaste prennent une position particulière : l'extrémité externe de l'instrument n'occupe pas le milieu de l'espace compris entre les cuisses du malade; elle se porte à droite ou à gauche, suivant la direction que prend le bec de l'instrument, au moment où il pénètre dans la vessie. C'est là un indice qu'il importe de noter.

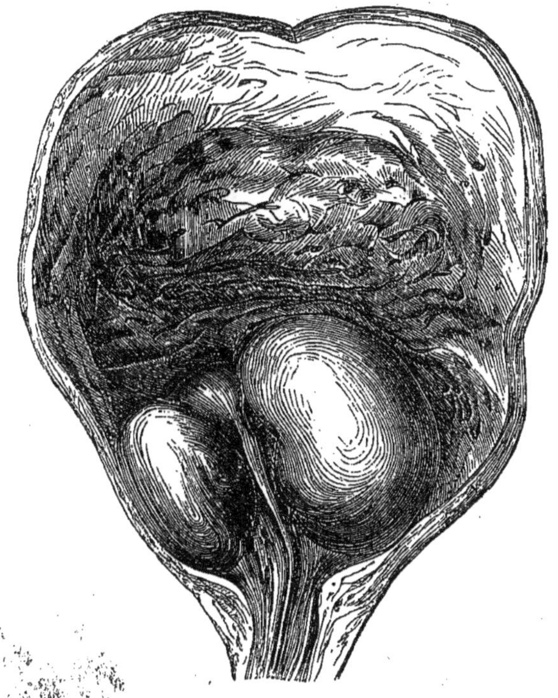

Fig. 17.

Difficultés de la manœuvre pour saisir la pierre. — Nous avons vu que dans les cas à peu près simples, la partie prostatique de l'urèthre, l'orifice interne de ce canal et le trigone sont sur un même plan. Le lithoclaste glisse sans la moindre difficulté sur ces surfaces; si l'on continuait de le pousser, son extrémité irait toucher la face postérieure de la vessie. L'instrument lithotriteur, en place, est dans une position horizontale. Sa tige appuie sur la face inférieure du col et du trigone, qui est légèrement déprimé et refoulé vers le rectum ; son extrémité externe est horizontalement placée au-devant des cuisses du malade.

Lorsque le col vésical est dévié en haut, dans les cas qui nous occupent, l'instrument ne peut pénétrer dans la cavité vésicale qu'autant que son armature est fortement abaissée entre les cuisses du malade. Son extrémité vésicale étant relevée, chemine en refoulant en arrière et en bas la bar-

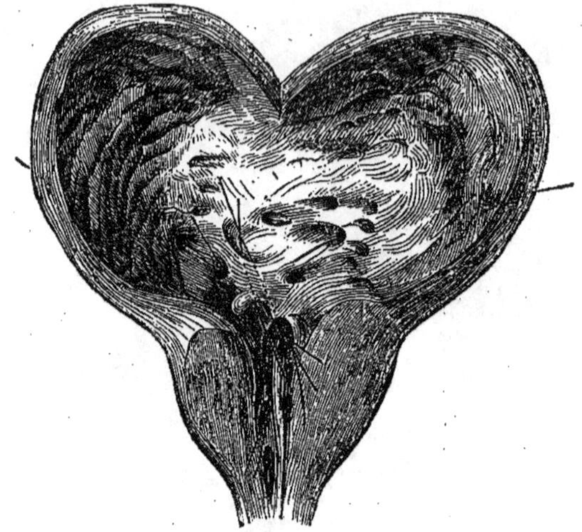

Fig. 18.

rière, la tumeur, tout ce qui fait obstacle. Au lieu d'être horizontalement placée, comme à l'ordinaire, la tige du lithoclaste parvenu dans la vessie se trouve inclinée d'avant en arrière et de bas en haut. L'extrémité interne irait toucher le sommet de la vessie, si on poussait l'instrument assez loin, l'extrémité externe restant fortement inclinée entre les cuisses du malade.

Il est aisé de comprendre qu'on ne peut toujours découvrir et saisir un calcul dans le bas-fond de la vessie au moyen d'un instrument ainsi placé. On a conseillé, en conséquence, de relever l'extrémité externe du forceps, de façon à porter

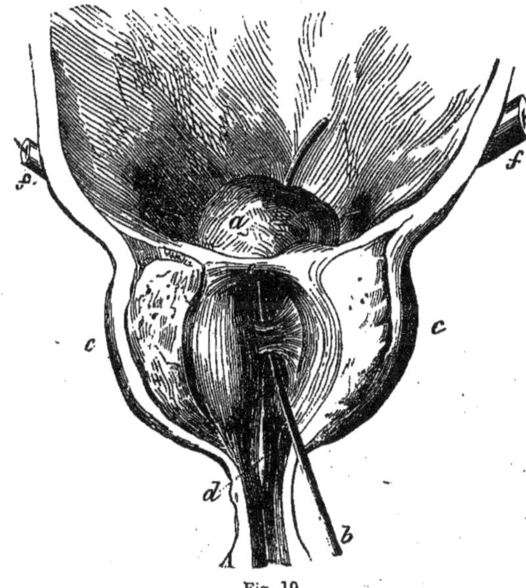

Fig. 19.

les branches de l'instrument vers le bas-fond de la vessie.

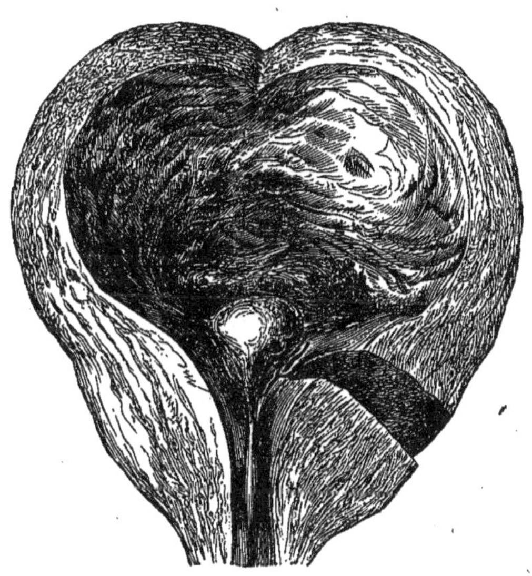

Fig. 20.

Cette manœuvre, qui est possible et même facile dans certains cas simples où les tissus conservent leur souplesse, devient difficile, pénible et dangereuse dans la plupart des cas compliqués, surtout si la prostate est volumineuse et dure et le col vésical rigide. Il est préférable, dans ces cas, de recourir à la cystotomie. Ne perdons pas de vue que les fortes pressions exercées sur le col de la vessie sont la principale cause des désordres qui surviennent après l'opération.

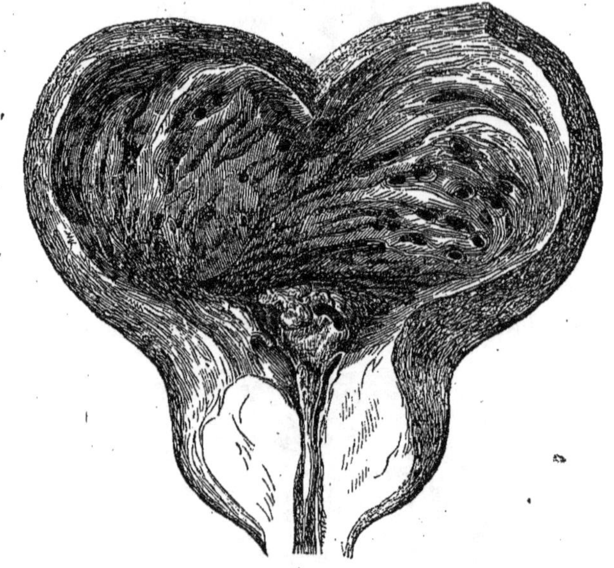

Fig. 21.

Les quatre figures ci-dessus représentent les désordres qui se produisent à la suite des efforts que fait l'opérateur, soit avec la sonde, soit avec les instruments lithotriteurs, pour franchir le col vésical dans ces conditions anomales. S'il ne s'agissait que d'une sonde conique à bout plus ou moins fin, il faudrait encore user de précautions ; à plus forte raison, lorsqu'on se sert d'un forceps volumineux et à extrémité mousse.

La simple vue de ces images représentant les principaux obstacles à l'introduction des instruments lithotriteurs et autres dans la cavité vésicale, et les désordres produits par des manœuvres imprudentes et aventurées, est une source d'instruction, surtout pour ceux qui veulent pratiquer la lithotritie.

Elle explique en même temps les graves méprises auxquelles ont été conduits les opérateurs les plus habiles, pour avoir adopté les doctrines illusoires professées par la Faculté, laquelle proscrit la préparation des malades (v. *Introduction* à cet ouvrage), et les explorations préliminaires sans lesquelles il est impossible de reconnaître les productions morbides de la vessie, et par suite de combiner les manœuvres de manière à éviter les désordres.

En plaçant sous les yeux de l'opérateur l'image des principales déformations du col et du corps de la vessie chez les calculeux, mon but a été d'appeler l'attention du chirurgien sur les productions morbides et d'inspirer la réserve et l'étude. Mais restent toujours les difficultés de distinguer le cas qui se présente. Au moment d'opérer, le chirurgien ne sait pas encore tout ce qu'il a intérêt à savoir.

Allongement de la portion prostatique de l'urèthre, avec ou sans déviation. — Lorsque la prostate a acquis un grand développement, le col de la vessie est dévié et en même temps refoulé dans la cavité vésicale. Par conséquent, la portion du canal circonscrite par cette glande est notablement allongée. Cette disposition, très-fréquente chez les malades âgés, rend extrêmement difficiles le cathétérisme et la lithotritie. En effet, l'opérateur manœuvre dans un canal déformé, dont les parois sont presque toujours indurées, résistantes. Les figures que nous venons de voir donnent une image des obstacles qui peuvent se présenter. Ces figures mettent en relief la dilatation et surtout l'allongement de la partie prostatique de l'urèthre. On aperçoit des dévia-

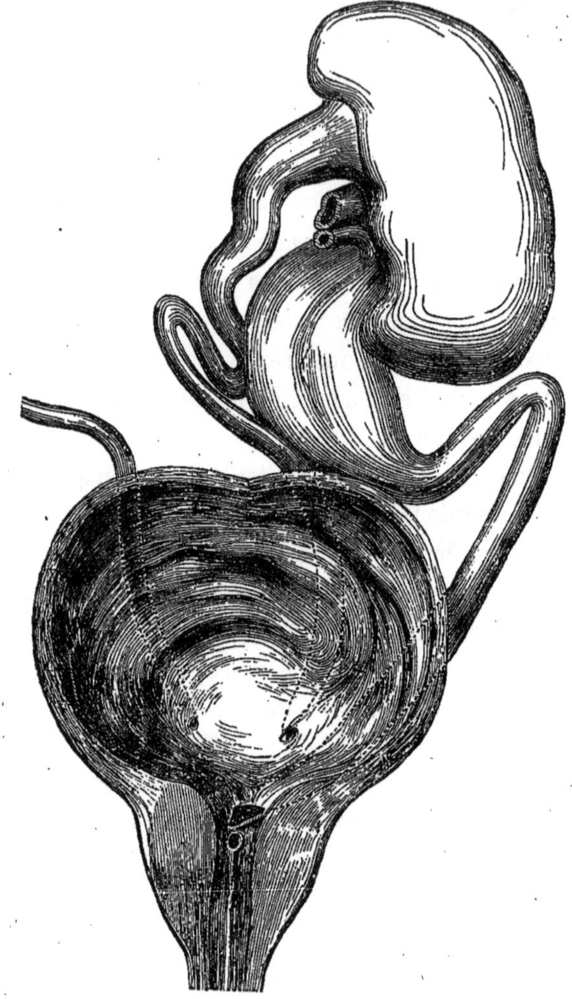

Fig. 22.

tions et des déformations qui ont pour la plupart une action importante sur le passage des instruments et des débris pierreux.

La portion prostatique du canal présente quelquefois vers le milieu un évasement, une dilatation, où peuvent séjourner des calculs qu'il faut broyer sur place, parce qu'on ne peut

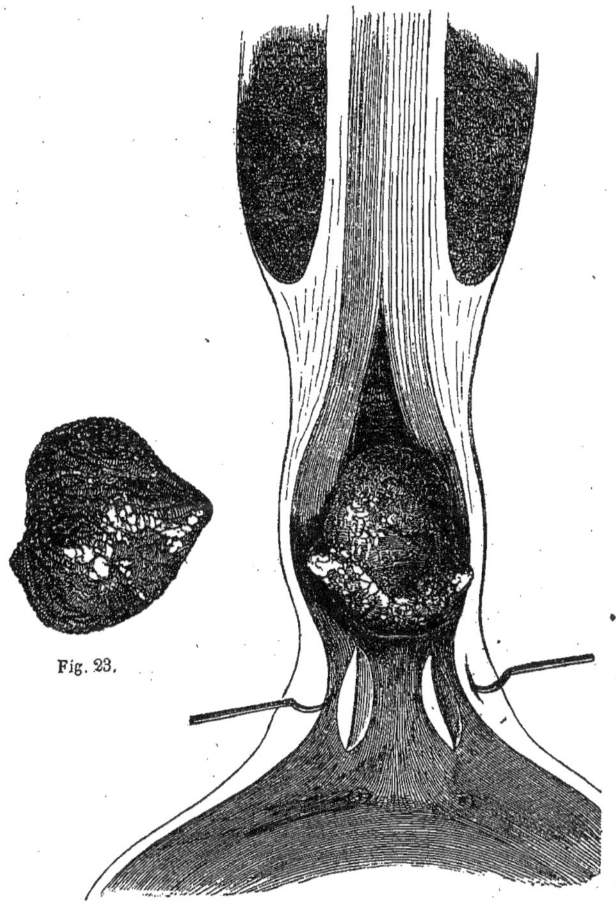

Fig. 23.

pas les repousser dans la vessie (1). On se gardera toutefois de tomber dans la méprise de quelques chirurgiens qui, prenant la dilatation de la région prostatique de l'urèthre pour la vessie, ont exécuté dans cette cavité accidentelle les manœuvres de la lithotritie, sans pierre.

(1) Voir *Traité de l'affection calculeuse*, p. 338.

C'est ici le lieu de remarquer que chez quelques calculeux le lithoclaste pénètre à une telle profondeur que la tige des instruments ordinaires est trop courte. On choisira, dans ce cas, des instruments plus longs et à faible courbure, pour éviter de labourer la face supérieure du canal.

La crête uréthrale, très-développée chez certains sujets, et les orifices des conduits qui s'ouvrent au voisinage de cette crête, sont au moins des circonstances défavorables à l'opération, de même que les uretères surnuméraires qui s'ouvrent en cet endroit et dont on peut voir un exemple remarquable dans la figure 22.

ARTICLE III

Lésions de la vessie. — Dans la plupart des cas que nous venons d'examiner, il y a presque toujours hypertrophie des tissus : la prostate est volumineuse, les parois de la vessie épaissies et sa capacité réduite.

On observe souvent des hernies de la membrane interne de la vessie entre les faisceaux musculeux. Ce désordre résulte des efforts que fait la vessie pour chasser son contenu. Le chirurgien appelé à donner des soins aux calculeux de cette classe tiendra grandement compte des dispositions organiques que nous signalons, et qui peuvent rendre impossible l'opération de la lithotritie.

Dans les cas que nous allons passer en revue, les désordres ont un caractère tout différent. Les tissus sont mous, relâchés, la prostate est peu volumineuse, les parois de la vessie ont peu d'épaisseur ; la cavité vésicale est plutôt augmentée que réduite, et elle présente rarement à sa surface interne les nombreux orifices celluleux qu'on observe dans la catégorie précédente.

J'ai consacré nombre de pages du *Traité de l'affection cal-*

culeuse et une partie considérable du troisième volume du *Traité pratique de la lithotritie,* à l'étude des lésions de la vessie. On ne trouvera ici qu'un extrait de ce double travail, extrait suffisant, grâce aux figures qui l'accompagnent, pour mettre en évidence les points essentiels.

PREMIÈRE SÉRIE DE CAS.

Tumeurs du col faisant saillie dans la cavité vésicale. — On sait que les tumeurs et les productions mor-

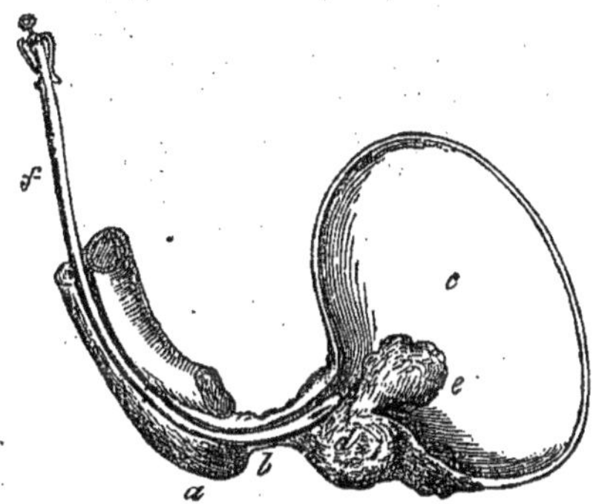

Fig. 24.

bides du col vésical s'étendent souvent en arrière et changent plus ou moins la forme de la vessie. C'est ainsi qu'on peut voir dans les figures ci-contre des tumeurs pédiculées, dont l'insertion est à la face inférieure du col vésical. Ces tumeurs se prolongent dans la vessie; elles gênent les manœuvres opératoires, en raison surtout de leur volume.

Les figures 24, 25, 26 et 27 représentent les effets de tumeurs implantées à l'orifice interne de l'urèthre et faisant saillie dans l'intérieur de la vessie.

Dans la figure 25, la vessie a peu d'épaisseur et une capacité ordinaire. La tumeur pédiculée, qui part de la face inférieure du col vésical, se prolonge dans la vessie de façon à gêner la manœuvre plutôt que le passage des instruments. Les mouvements du lithoclaste, dans ces conditions, sont difficiles et douloureux. Une petite pierre qui vient se placer entre la tumeur et le bas-fond de la vessie, échappe facilement à l'exploration. Quelquefois on la saisit en même temps que la

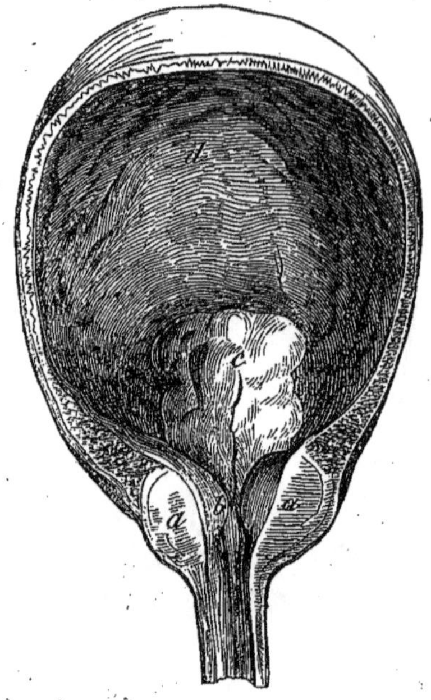

Fig. 25.

tumeur : dans tous les cas, la tumeur empêche l'instrument d'explorer toutes les parties de l'organe.

Dans la figure 26, on voit au milieu du col vésical très-dilaté une tumeur médiane s'allongeant sous la forme d'un battant de cloche. De cette tumeur partent des masses molles, fongueuses, en forme d'éventail, qui se portent en arrière et se confondent avec d'autres masses volumineuses, d'une mollesse extrême, qui naissent de la face inférieure de l'organe. La surface de la vessie était ramollie, de couleur brunâtre. La pièce provient d'un vieillard épuisé par la douleur et la misère. L'urine retirée par la sonde avait une odeur repoussante.

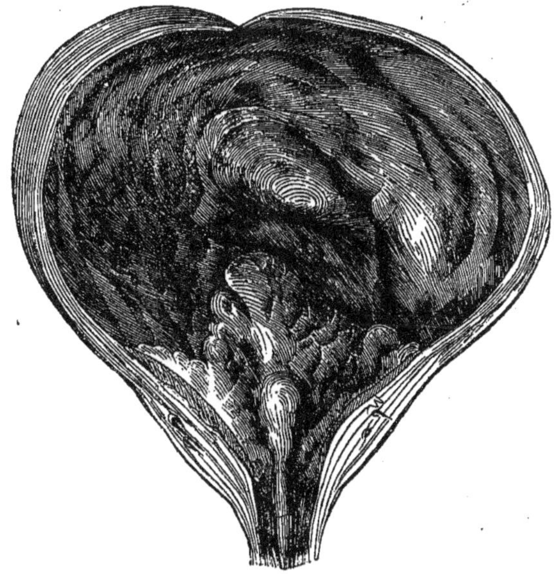

Fig. 26.

La tumeur lobulée qu'on voit dans la figure 27 n'est pas sans analogie avec la précédente; elle en diffère cependant par la nature et la dureté des tissus. L'état morbide de la surface vésicale est moins avancé. Dans les deux cas, la tumeur part de l'orifice interne de l'urèthre et se dirige en arrière en s'épanouissant.

On se rend aisément compte des difficultés que présente la manœuvre de la lithotritie dans les cas analogues à ceux que représentent les fig. 26 et 27, alors même que la capacité de la vessie permet de faire une grande injection. Ces difficultés sont d'autant plus grandes que le chirurgien ignore avant d'opérer le mode de déformation de la cavité vésicale. Il constate d'abord en pénétrant dans la vessie que les mouvements de latéralité sont gênés ou impossibles, à moins qu'on ne porte le lithoclaste vers la face postérieure de l'organe.

Même alors il y a encore des mouvements difficiles, ce qui prouve que la lésion organique s'étend aussi en arrière.

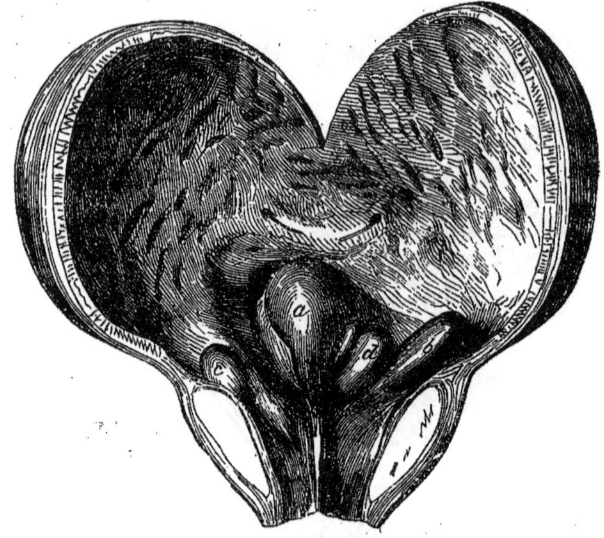

Fig. 27.

Ce qu'il faut particulièrement noter dans les pièces représentées, c'est la dilatation du col, l'atrophie de la prostate, la faible épaisseur des parois de la vessie, la grande capacité de cet organe et les dispositions de sa face interne.

Ces cas contrastent notablement avec ceux que je viens d'exposer, tant par leurs dispositions que par les difficultés qu'elles apportent à l'opération.

L'atrophie de la prostate mérite considération, au point de vue des applications de la lithotritie.

Dans les cas que nous venons d'examiner, la vessie est spacieuse, à parois minces, molles, relâchées, avec ou sans productions morbides.

Dans d'autres cas, la capacité de la vessie est réduite, et l'on sent la pierre presque aussitôt que le bec de la sonde touche la portion prostatique de l'urèthre, moins longue dans ce cas qu'à l'état normal.

Comme le col de la vessie est dilaté, la pierre s'y trouve : on la croirait dans le canal.

On assure que des chirurgiens peu expérimentés, ayant introduit le forceps dans la vessie et ne sentant pas le calcul, ont poussé l'instrument avec tant de force, que l'organe ayant été perforé, les manœuvres de la lithotritie ont été exécutées dans la cavité abdominale (1).

DEUXIÈME SÉRIE DE CAS.

Les pièces analogues à celles que représentent les deux figures suivantes offrent un grand intérêt au double point de vue de la pathologie et de la thérapeutique.

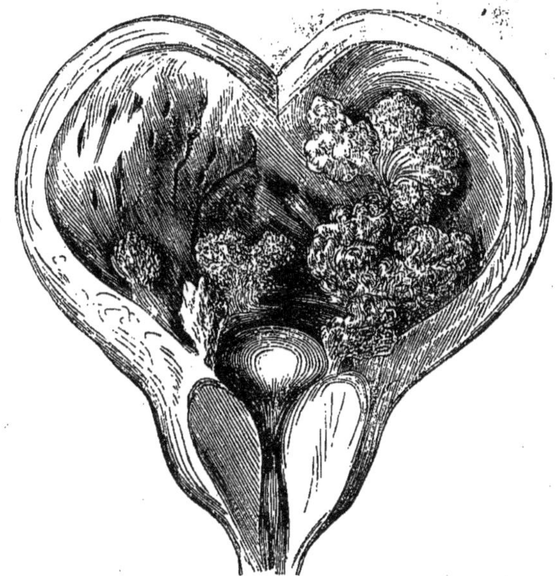

Fig. 23.

Entre les lobes latéraux de la prostate légèrement tuméfiés, on remarque en avant la crête uréthrale faisant saillie,

(1) Voir *Traité de la lithotritie*, p. 327.

et envoyant en arrière un prolongement vers la tumeur médiane, plus distante qu'à l'ordinaire du vérumontanum. Naturellement le col de la vessie se trouve refoulé en arrière. Dépression considérable en arrière de la tumeur médiane, très-remarquable par sa forme régulière et couvrant le basfond de la vessie. Une multitude de touffes fongueuses naissent à la fois du col et de la face interne de l'organe : elles abondent d'un côté, et sont remplacées de l'autre par des orifices celluleux. Les parois vésicales sont uniformément épaissies. La capacité de la vessie est faiblement réduite.

Dans cette pièce, toutes les productions morbides présentent une grande régularité. Il est aisé de se rendre compte des difficultés qu'une vessie ainsi faite doit apporter aux manœuvres de la cystotomie et surtout de la lithotritie.

Le sujet auquel appartenait la pièce n'avait pas la pierre; mais j'ai opéré il y a quelques annés, à l'hôpital Necker, un calculeux dont la vessie présentait aussi des touffes fongueuses. Je ne les avais pas reconnues au moyen de la sonde, mais j'éprouvai une certaine difficulté pour porter le lithoclaste d'un point de la vessie à un autre, et par suite la pierre ne fut saisie qu'après des tentatives répétées. L'instrument chargé de la pierre était gêné dans les mouvements d'inclinaison et surtout de rotation dans la cavité vésicale. Cependant le malade souffrit peu; je pris le parti d'écraser la pierre. Le lithoclaste rapporta des débris pierreux et une masse de touffes fongueuses.

Contre toute attente, cette extraction n'eut pas de suites fâcheuses. Au bout de huit jours un trilabe ordinaire fut porté dans la vessie, d'où je retirai, à trois reprises, des masses considérables de cette production qu'on arrachait sans douleurs et sans difficulté. Je continuai l'opération de la même manière, et dès que la cavité vésicale fut en partie débarrassée des fongosités, je morcelai la pierre. Plusieurs explorations furent faites avec grand soin, avec le lithoclaste et le trilabe, afin de débarrasser la vessie et des fongosités et des débris pierreux ; le double succès fut obtenu sans accidents. Je perdis le malade de vue, mais je l'avais gardé deux ans dans la salle après le traitement.

Dans d'autres cas, les complications morbides augmentent encore plus les dfficultés de l'opération. C'est ce qu'on voit

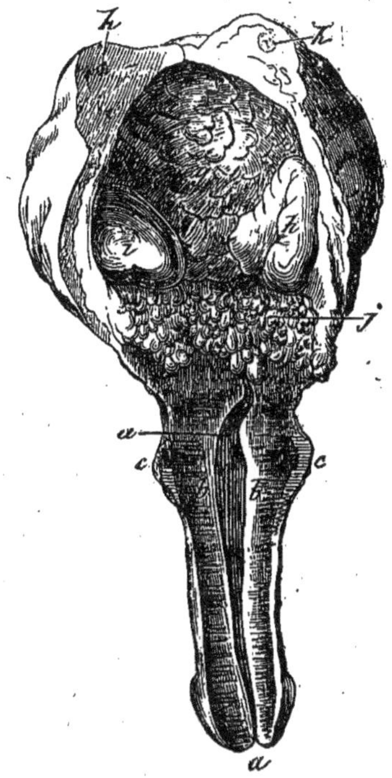

Fig. 29.

dans la figure 29, qui représente un rétrécissement du col vésical, une forte déviation de la partie profonde de l'urèthre, une masse de petites fongosités granuleuses, et, dans une vessie notablement racornie, deux grosses tumeurs polypeuses, isolées, d'un volume à peu près égal, et dans l'épaisseur des parois vésicales, les orifices de deux petites cavités.

Le malade qui a fourni la pièce avait la pierre : il fut taillé, et survécut deux ans. A l'autopsie, l'urèthre fut ouvert par la face supérieure et la vessie par la face antérieure,

Outre les difficultés que présentent les cas divers que nous venons de parcourir, il en existe d'autres, que j'appellerai incidentes, et qui proviennent de la contractilité des parois vésicales. C'est là une nouvelle complication dans les cas compliqués.

ARTICLE IV

Contractilité exagérée de la vessie avec racornissement. — On a vu que la contractilité de la vessie chez les calculeux est tantôt en excès, tantôt en défaut. Ces deux états opposés des réservoirs de l'urine ont une action considérable sur les symptômes de la pierre, sur les manœuvres exécutées dans la vessie et sur l'expulsion des débris pierreux.

Quelques observations à ce sujet :

Rappelons d'abord que, dans les cas simples, la contractilité exagérée de la vessie, quelles que soient les causes qui la produisent, est le plus souvent temporaire. Le plus souvent aussi on vient à bout des inconvénients qui en résultent pour le traitement des calculeux.

Il est des cas cependant où les contractions augmentent, se rapprochent de plus en plus et deviennent continues. La couche musculeuse de la vessie finit par s'épaissir ; ses fibres perdent insensiblement la propriété de s'allonger ; de là hypertrophie et racornissement. C'est ce qu'on observe chez les calculeux dont l'affection est très-ancienne, et ce qu'on peut constater à l'autopsie. J'ai exposé longuement ces désordres dans mon *Traité de l'affection calculeuse* (1).

(1) P. 250 et suiv.

Les contractions exagérées compliquent souvent les états morbides du col et du corps de la vessie. Cette complication est des plus défavorables, quand il faut opérer. En effet, alors même qu'on opère au milieu de l'urine contenue dans la vessie ou du liquide qu'on est parvenu à injecter, l'espace manque pour la manœuvre; les mouvements sont gênés; les

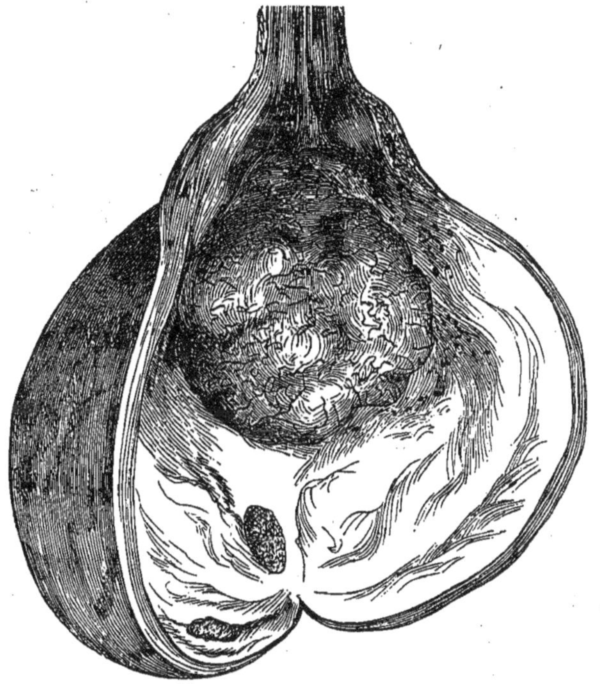

Fig. 30.

instruments sont entourés de tumeurs ou d'autres productions morbides; et, quelques précautions que prenne l'opérateur, il est difficile de soustraire complétement l'organe à des frottements douloureux. Une opération pratiquée dans des conditions aussi défavorables peut avoir des suites graves.

J'ai dit que, dans certains cas, le col vésical a peu de longueur et qu'il présente une dilatabilité anomale. L'extrémité du lithoclaste peut le franchir, sans que l'opérateur s'en aperçoive. C'est en des cas semblables, que des chirurgiens inexpérimentés, croyant que l'instrument n'était pas dans la vessie, l'ont poussé avec force contre la paroi postérieure de cet organe, et ont déterminé ainsi de graves accidents (1).

Faisons une autre remarque essentielle. Ici, comme dans la plupart des cas compliqués que je viens d'examiner, le plus difficile pour l'opérateur, c'est de déterminer l'état des organes avant l'opération.

Dans les cas simples, la principale difficulté de la manœuvre dépend du degré de contractilité de la vessie, surtout lorsque la pierre est grosse.

Dans les cas compliqués, outre que l'espace manque, les instruments fonctionnent dans une cavité déformée ; et l'opérateur ne sait pas à l'avance dans quel sens et jusqu'où s'étend la déformation. Il suffit de jeter les yeux sur les figures ci-jointes, pour se faire une idée des grandes difficultés de la manœuvre.

Supposons un cas analogue à celui que représente la figure 31. La vessie repousse l'injection; ses parois s'appliquent sur la pierre et sur les productions morbides; par conséquent le lithoclaste ne peut se mouvoir sans produire des frottements douloureux. En outre, il n'y a point de règles pour la manœuvre. On ne connaît ni la situation, ni la forme, ni la consistance de la pierre: on la sent seulement, sans pouvoir la repousser.

Il est facile de se rendre compte des obstacles qui arrêtent le chirurgien. Il ne faut pas s'obstiner à chercher une voie. Si, en répétant les tentatives de lithotritie, l'opérateur s'aperçoit que les contractions augmentent, au lieu de dimi-

(1) Voir *Traité de la lithotritie* (art. *Accidents*).

nuer, il faut, pour peu que la pierre soit grosse et dure, recourir immédiatement à la taille.

Dans les cas moins graves, le traitement par la lithotritie peut être continué; difficilement, il est vrai, faute d'espace

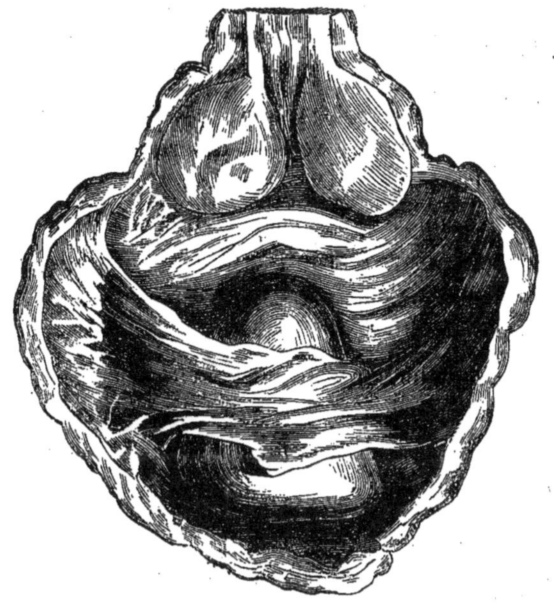

Fig. 31.

pour la manœuvre, et non sans danger, car c'est dans ces cas surtout qu'on observe l'arrêt des fragments dans l'urèthre et leur accumulation au col de la vessie.

Quelques remarques à ce sujet.

Arrêt des fragments pierreux au col de la vessie et dans l'urèthre. — Nous avons vu que les contractions énergiques et permanentes de la vessie, après les secours de la lithotritie, chassent avec force vers le col vésical et jusque dans l'urèthre des masses de débris pierreux qui s'y arrêtent et donnent lieu à de nombreux désordres.

1° *Arrêt des fragments dans l'urèthre.* — Une fois la pierre morcelée dans la vessie, les débris en sont bientôt expulsés avec l'urine, lorsque les contractions de l'organe sont normales. Lente et souvent incomplète dans les cas d'inertie, cette expulsion est prompte et parfois désordonnée, quand il y a exagération de la contractilité vésicale.

Signalons les principales circonstances qui contribuent à produire l'arrêt des graviers et des débris pierreux dans l'urèthre.

Chez les enfants et quelques adultes, de même que chez les vieillards dont la prostate est atrophiée, le col de la vessie, large, dilatable, livre passage à des fragments trop volumineux pour traverser l'urèthre (1).

L'urèthre, on le sait, n'a pas les mêmes dimensions dans toute sa longueur ; c'est derrière les points les plus étroits, que s'arrêtent les débris, à savoir, la fosse naviculaire, la partie pénienne et la portion membraneuse.

Quant aux fragments qui s'engagent dans le col vésical et la portion prostatique, ils présentent de nombreuses variétés, qu'il est souvent utile de déterminer en temps utile. L'exploration anale, malgré la recommandation de quelques habiles praticiens, n'a pas, dans cette circonstance, l'utilité qu'on a prétendu.

Dans quelques cas, heureusement rares, un éclat, arrêté dans le canal, s'oppose au passage des débris poussés par les contractions vésicales. L'urèthre peut se trouver de la sorte bourré de détritus. Le dégorgement est difficile.

Les douleurs produites par les graviers et les débris pierreux présentent des différences essentielles qui doivent régler

(1) Voir ma *Troisième Lettre*, mon *Traité de la lithotritie*, p. 339 ; le *Parallèle*, p. 165 et 314, et le chapitre de cet ouvrage sur la lithotritie appliquée aux enfants.

la conduite du praticien. La présence des menus calculs est à peine accusée par les sensations locales : le malade peut porter les calculs sans en être trop incommodé, et il n'est pas rare qu'il les garde longtemps (voir la *Troisième Lettre sur la Lithotritie)*. Il n'en est pas de même des éclats pierreux ; leur présence est des plus gênantes, et il faut se hâter d'opérer d'après les procédés que j'ai indiqués (1).

J'ai, dis-je, exposé ailleurs les principaux procédés opératoires qui conviennent dans ces cas. Je me bornerai à fournir ici quelques brèves indications.

Extraction des calculs et des fragments engagés dans la fosse naviculaire ou la partie pénienne. — Quand le fragment est arrêté à la fosse naviculaire, pour peu qu'il soit volumineux, au lieu de chercher à l'extraire, je débride le méat urinaire au moyen de l'uréthrotome à bascule, et le fragment sort presque toujours de lui-même. S'il ne sort pas, on le retire avec un crochet ou la branche femelle du petit lithoclaste. Par ce procédé, on épargne au malade de cuisantes douleurs, et le chirurgien opère avec toute la régularité désirable. Le toucher, la disposition du gland et la précision des instruments concourent à cette fin.

A la portion pénienne de l'urèthre, le cas paraît aussi très-simple, mais des difficultés se présentent quelquefois, si l'on en juge d'après ce qui a été observé dans les hôpitaux de Paris (2).

Je n'ai pas rencontré ces difficultés dans ma pratique. Je me sers d'ordinaire d'un petit lithoclaste uréthral, que j'ai fait fabriquer expressément pour les calculeux de cette classe.

(1) Voir *Bulletin de thérapeutique* (1855), p. 561.

(2) Voir *Traité de la lithotritie*, p. 356 et suiv.

Je porte l'instrument fermé jusqu'au calcul, je retire la branche antérieure de un à deux centimètres; je glisse la branche postérieure derrière le corps étranger, entre celui-ci et le canal; et quand elle est bien placée, je pousse doucement la branche antérieure jusqu'au fragment de pierre; je l'écrase, et retire ensuite les débris.

Rappelons que dans cette portion du canal, les parois sont peu élastiques. Aussi la manœuvre est gênée, d'autant plus que les fragments retenus s'enchâssent en quelque sorte dans les tissus par le gonflement de ces derniers, tout autour (1). Le calcul étant en quelque sorte recouvert, il est très-difficile de faire glisser la branche postérieure derrière le fragment, et d'appliquer au-devant la branche antérieure. L'uréthrotomie externe a été pratiquée avec succès dans cette région, pour extraire les fragments; mais les fistules consécutives sont difficiles à guérir.

Arrêt des graviers ou des fragments pierreux à la partie profonde de l'urèthre et au col vésical. — Quand les graviers ou les calculs sont arrêtés dans les parties profondes du canal ou au col vésical, on réussit souvent à les faire rentrer dans la vessie, au moyen d'une grosse sonde qu'on introduit jusqu'à l'endroit où est le fragment. On pousse ensuite une injection avec force; l'eau, la sonde, les fragments, tout pénètre à la fois dans la vessie. Il importe que le bassin soit fortement élevé pour faciliter l'exécution de cette manœuvre.

Si ce procédé ne réussit pas, on pulvérise le fragment sur place, et, au besoin, on pratique la boutonnière (2).

(1) Voir fig. 4 dans le *Traité pratique* (3e édit.), tome I, p. 97.

(2) Voir *Traité de la lithotritie*, p. 339.

ARTICLE V

Inertie de la vessie. — L'inertie de la vessie chez les calculeux est très-commune. C'est une circonstance qui a une importance capitale, par l'influence qu'elle peut avoir et sur la maladie et sur le traitement.

Les calculeux dont la vessie est inerte diffèrent essentiellement de tous les autres. Les cas d'inertie vésicale sont le plus souvent insidieux et graves ; ils se présentent sous les formes les plus variées. Quoiqu'ils soient assez fréquents, ils ont été généralement négligés. Je résumerai dans cet article les longues observations que j'ai faites sur cet état de la vessie. Ce résumé sera le complément des articles qui précèdent (1).

Dans les cas d'atonie vésicale, la vessie, au lieu de réagir, comme à l'ordinaire, et de se contracter avec force, sous la stimulation produite par la présence de la pierre, reste inerte ou se contracte faiblement. Elle n'expulse pas complétement, à chaque miction, l'urine qu'elle contient ; sa surface interne ne s'applique pas par conséquent immédiatement sur la pierre ; de telle sorte que les signes rationnels de la pierre n'existent pas.

Si cet état d'atonie persiste, la capacité de la vessie augmente, les parois se relâchent, des phlegmasies surviennent, accompagnées de fièvre, d'un trouble des principales fonc-

(1) Mes premières études sur ce sujet se trouvent dans un mémoire présenté à l'Académie des sciences en 1828 (voir les *Lettres* 2, 3 et 4 *sur la lithotritie*, le *Parallèle*, 1836, p. 112-305 ; le *Traité pratique*, t. III (1837), et le même volume dans la 3e édition du même ouvrage, où j'ai traité longuement de la stagnation et de la rétention d'urine. — *Traité de l'affection calculeuse* (1838), p. 250 et suiv., où j'ai traité des principales lésions des parois de la vessie et produit des faits nombreux pour chaque espèce de lésion, et en particulier pour l'atonie de la vessie ; enfin le *Traité de la lithotritie*, p. 138, où j'ai traité des applications de la lithotritie dans ces cas spéciaux.

tions, d'un malaise genéral, avec amaigrissement progressif, qui peut aller jusqu'à la consomption.

Ces cas se distinguent de tous les autres par une espèce d'empoisonnement. L'urine n'étant pas chassée avec assez de force, ne sort point; et cependant on ne trouve dans l'urèthre ou au col vésical aucun obstacle à son passage. La première conséquence de l'inertie vésicale est la stagnation de l'urine.

Si l'on introduit une sonde dans la vessie, le malade étant couché, l'urine s'écoule sans jet. Il faut même que le malade fasse des efforts ou que le chirurgien presse la région de l'hypogastre pour que tout le liquide s'écoule.

Dans d'autres cas, l'urine séjourne dans la vessie, retenue qu'elle est par une rigidité anomale du col vésical ou par des productions morbides de l'orifice interne de l'urèthre, productions trop peu développées quelquefois pour être reconnues sur le vivant.

Si l'on introduit une sonde dans la vessie de ces malades, l'urine est expulsée jusqu'à la dernière goutte. Quelquefois les parois vésicales viennent s'appliquer avec douleur sur l'instrument.

Il y a dans ces cas rétention d'urine par lésion du col.

Dans les deux séries de cas, la stagnation de l'urine dans la vessie occasionne de graves accidents.

Quant à la distinction établie plus haut, l'autopsie la confirme. Voici ce qu'on observe sur le cadavre. Chez les malades de la première série, les parois vésicales sont molles, flasques, dépressibles, incapables de réagir avec force sous l'influence d'un stimulant quelconque. Chez les autres, les parois de la vessie sont plus ou moins hypertrophiées et résistantes; leur contractilité, accidentellement diminuée ou suspendue, est susceptible d'être rétablie, exaspérée même, au point de provoquer des désordres après l'opération.

Dans les deux cas, d'ailleurs, les parois de la vessie ne s'appliquent pas sur le corps étranger ; et partant, les douleurs propres aux calculeux n'existent point. De loin en loin, et surtout après des mouvements ou des exercices prolongés, le malade éprouve seulement une sensation de gêne ou de malaise vers le pubis, le périnée et le sacrum. A ce symptôme s'ajoutent dans la suite les signes d'un catarrhe ou des lésions organiques de la vessie, le trouble des principales fonctions, l'amaigrissement est une sorte de prostration. Si la miction est douloureuse, elle se fait sentir au commencement plutôt qu'à la fin, et ce n'est pas au bout de la verge.

Il est difficile au praticien de saisir les indices d'un calcul vésical, au milieu de ces symptômes incohérents et vagues. Le plus souvent on rapporte les phénomènes observés à un catarrhe, aux hémorrhoïdes à un engorgement de la prostate, ou à toute autre cause ; et l'on prescrit les eaux minérales ou les produits minéraux, en vue de combattre le diabète, la gravelle, ou un excès d'acide urique dans l'organisme. Ce n'est, d'ordinaire, qu'après avoir épuisé les ressources thérapeutiques de la médecine, qu'on songe à la chirurgie. Le chirurgien, consulté un peu tard, constate la présence de la pierre. Quelquefois l'état morbide du col est trop avancé pour qu'une exploration complète puisse avoir lieu, de sorte que le diagnostic reste incomplet.

CHAPITRE II

APPLICATION DE LA LITHOTRITIE AUX CAS QUI PRÉCÈDENT

Première série. — 1° Préparation du malade. — 2° Soins consécutifs.

Première série. — Au premier examen, la plupart des malades de cette classe se trouvent en apparence dans de bonnes conditions : l'urèthre est libre, la vessie admet aisément une forte injection ; par conséquent les mouvements du lithoclaste sont faciles et peu douloureux. La pierre est petite et friable ; on l'écrase sans effort. Au point de vue de la manœuvre, ces cas sont aussi favorables que les plus simples. Mais au moment où l'opérateur compte sur le succès, il voit survenir, quelques heures après l'opération ou le lendemain, un malaise indéfinissable, un grand accablement, accompagné de fièvre le plus souvent continue, avec suppression de l'urine ou difficulté extrême de rendre celle qui est sécrétée. Le pouls devient petit et fréquent, la langue se dessèche, la prostration augmente, et le malade succombe. Un résultat aussi imprévu, à la suite d'une opération réputée simple, étonne l'opérateur, et jette son esprit dans la confusion.

Ces cas, qui ne sont pas rares, ont donné lieu à beaucoup de commentaires. Un fait certain et trop négligé, c'est que, des observations recueillies à différentes sources, il résulte que les calculeux de cette classe ne doivent pas être traités par la lithotritie de la même manière que les autres. Pour ce qui est de la manœuvre opératoire, on a vu qu'elle ne présente rien d'extraordinaire ; elle est facile et tout d'abord bien supportée. Ce qu'il faut noter comme un point essentiel chez ces malades, c'est un état morbide de la vessie, état dont j'ai retracé ailleurs les caractères, mais sur la nature duquel nous ne sommes pas définitivement fixé (1).

Evidemment la pierre n'agit pas sur la vessie de ces malades comme sur celle des autres calculeux. Au lieu de provoquer les contractions vésicales, elle a pour effet de les diminuer. Il en résulte des modifications inévitables qui sont produites par le séjour forcé de l'urine dans son réservoir naturel.

De là des accidents insolites et imprévus, sans que le contact des instruments avec les surfaces vésicales paraisse être plus douloureux qu'à l'ordinaire.

Au début de ma pratique, j'ai vu succomber un certain nombre d'opérés, dont je n'avais pas cru du tout la vie compromise.

J'entrepris, dès 1828, une suite de recherches à ce sujet, en vue de m'éclairer sur ces cas insidieux.

Voici en peu de mots quelle est ma pratique, dans ces circonstances difficiles.

Préparation du malade. — Le traitement préparatoire, tel qu'il a été exposé plus haut, doit être rigoureusement appliqué, avant de commencer l'opération.

Avant tout, il faut savoir que les phénomènes morbides, dans les cas de cette catégorie, sont, pour ainsi dire, indépendants de la pierre. C'est la vitalité de la vessie qui est atteinte

(1) Voir *Traité pratique* (3e édit.), tome III, p. 222.

et qu'il faut rétablir ou ramener à un état meilleur. On y parvient à l'aide d'injections et d'un traitement général, qui est du ressort de la médecine.

Le traitement préparatoire exige des précautions toutes particulières. Il faut introduire lentement la sonde, pousser le liquide avec mesure, et s'arrêter à la moindre sensation du besoin d'uriner. Il faut se servir longtemps d'eau tiède, avant d'employer l'eau froide. La transition brusque de l'une à l'autre impressionne les organes d'une manière fâcheuse, et peut donner lieu à des accidents. Il en est de même de la moindre distension de la vessie par le liquide injecté.

A ces soins locaux on associera un traitement intérieur bien approprié.

Quand vient le moment de l'opération, il faut procéder avec une prudence extrême. La séance ne doit pas durer plus de deux minutes. Règle générale : les séances doivent être courtes et séparées par de longs intervalles. Les mouvements seront aussi modérés que possible.

Soins consécutifs. — Les précautions les plus minutieuses sont de rigueur après chaque séance. Après avoir retiré l'instrument lithotriteur, on introduit une sonde, et l'on fait une petite injection d'eau tiède pour entraîner les débris. On veillera attentivement à ce que les malades ne se refroidissent pas, pendant ou après l'opération. L'opéré doit être recouvert de linges chauds, et si l'opération n'a pas été faite sur son lit, ce lit sera bassiné.

En hiver, au lieu de prescrire un bain, je fais couvrir l'hypogastre et le périnée avec un large cataplasme, qu'on change au bout de quelques heures. Le malade étant remis au lit, et commodément installé, prendra un bouillon ou une potion légèrement tonique. En général, le malaise disparaît, sous l'influence de ces moyens, et il ne se manifeste aucun phénomène de réaction.

Le chirurgien doit revoir l'opéré, deux ou trois heures après l'opération, afin de s'assurer que la vessie se vide. Dans le cas où l'urine ne serait pas rendue, on introduirait une sonde pour vider la vessie, sans attendre que les besoins d'uriner avertissent le malade.

La sonde sera introduite autant de fois qu'il le faudra. Le chirurgien doit être très-attentif aux fonctions de la vessie, durant toute la durée du traitement; il viendra en aide au malade, si les urines ne sont pas expulsées naturellement.

Si la première journée a été bonne, on prescrira un bouillon ou un potage le soir, et le lendemain, une nourriture plus substantielle.

Vers le cinquième jour, on fait une nouvelle séance, avec les mêmes précautions. On n'observe point de réaction. On continue avec la même prudence, et le traitement se termine d'ordinaire comme dans les cas les plus favorables, surtout si la pierre est petite. J'ai opéré avec succès un très-grand nombre de malades de cette catégorie. Notons toutefois que le plus souvent la vessie reste faible. Le chirurgien ne doit pas perdre de vue les calculeux de cette classe qu'il a débarrassés de la pierre. Il est souvent indispensable de continuer l'usage de la sonde; le malade apprendra à se sonder lui-même. On aura soin aussi de rétablir les forces par un traitement médical (1).

Ces cas sont relativement heureux. Il en est de plus graves. Le praticien se décide souvent à opérer par la lithotritie des malades plus grièvement atteints que ceux dont nous

(1) *Voir* pour plus amples détails, *Traité pratique* (3e édit.), article *Stagnation de l'urine.*

venons de parler. Dans ces cas, l'amélioration obtenue par le traitement préparatoire est plus apparente que réelle. Cette amélioration ne dure pas, et les désordres généraux ne s'arrêtent point, quoi qu'on fasse. Il n'est pas rare qu'à la suite de la première séance, une irritation persistante du col vésical et de l'urèthre provoque des besoins d'uriner plus fréquemment et oblige quelquefois de recourir à la sonde ; d'où résulte un agacement pénible.

Dans ces circonstances, le traitement doit être suspendu. Le calme se rétablit, à la vérité, au bout de quelques jours, dans la majorité des cas ; mais il n'en est pas toujours ainsi.

Les fonctions digestives peuvent être dérangées ; si elles le sont, la faiblesse augmente et l'irritabilité générale persiste.

Dans ces conditions, l'opération par la lithotritie cesse d'être possible, et l'opération de la taille est contre-indiquée (1).

Remarquons ici que notre manière de conduire le traitement dans ces cas difficiles n'est pas toujours suivie, bien qu'elle soit fondée sur une longue expérience. Il est des chirurgiens qui, ne faisant pas acception de ces cas graves, rejettent les précautions que je viens de recommander comme très-essentielles ; ils ne mettent aucune différence, entre les calculeux de cette catégorie et les autres.

Evidemment ces praticiens se font illusion.

Les faits nombreux dont les détails sont consignés dans mes *Lettres* et dans le *Traité de la lithotritie* prouvent de reste qu'ils sont dans l'erreur. Le premier de ces faits est tiré de la pratique de Dupuytren. Quant aux faits recueillis pos-

(1) Voir *Parallèle*, p. 306.

térieurement, ils montrent assez que les successeurs de ce maître célèbre n'ont pas donné à l'opération si délicate de la lithotritie toute l'attention qu'elle réclame, surtout dans les cas graves et insidieux.

Une expérience de plus de quarante années nous autorise à établir comme un principe de pratique, que l'opération de la lithotritie, faite d'emblée et sans préparation, est presque toujours suivie d'un funeste résultat. Les vieux préjugés tiennent toujours bon, il est vrai ; et l'on a vu dans l'introduction de cet ouvrage, que la méthode des opérations improvisées n'a pas cessé d'être en faveur.

C'est ici le lieu de rappeler un fait important de ma pratique, dont les détails sont consignés dans le *Parallèle des moyens de traiter les calculeux* (1).

Le professeur Antoine Dubois éprouvait depuis longues années des troubles dans les fonctions de la vessie. Malgré toutes les précautions qu'il prit pour détourner l'affection calculeuse, une pierre se forma, dont l'existence fut constatée, lorsque le corps étranger avait déjà acquis un volume considérable. Vivement impressionné, Dubois se rassura en pensant qu'il pourrait éviter l'opération de la taille. Il réclama le secours de la lithotritie, dont il appréciait les services, avant de savoir à quoi s'en tenir par sa propre expérience. La séance d'exploration eut lieu le 2 février 1829. Je trouvai une pierre, grosse comme une petite noix, légèrement aplatie et de consistance moyenne. L'exploration préliminaire ne fut suivie d'aucun accident notable. L'opération proprement dite fut commencée le 9 février et continuée le 15 et le 19 du même mois. La pierre, broyée en grande partie, avait fourni une grande quantité de débris et de par-

(1) P. 116.

celles. L'état général était satisfaisant; l'opéré vaquait comme d'habitude à ses occupations journalières.

Trois jours après la troisième séance, Dubois assista à un dîner, à la suite duquel il éprouva des accidents sérieux : évacuations alvines, fièvre et agitation pendant la nuit; besoins d'uriner très-fréquents et difficiles à satisfaire. L'urine était en petite quantité, muqueuse et fétide. Cet état dura cinq jours et fut mis sur le compte de l'opération, bien que l'opération ne fût pour rien dans tous ces accidents. La diète, le repos, des boissons abondantes et appropriées, des lavements et quelques bains ramenèrent le calme. Le rétablissement toutefois n'était pas complet : l'estomac digérait mal, le sommeil était agité, le malade dépérissait visiblement. Du reste, il souffrait à peine dans la miction; il faisait usage de la sonde. Sur l'invitation de Dubois, je fis une nouvelle séance le 8 mars; elle fut très-courte; deux fragments furent broyés. Le malade souffrit peu; cependant il passa une nuit agitée; la crise se termina par une sueur abondante. La vessie cependant ne se vidait pas; les urines étaient troubles. On fit avec succès quelques injections. Toutefois les débris n'étaient expulsés qu'en petite quantité. La convalescence fut longue; à la fin, l'équilibre se rétablit, les forces revinrent avec le sommeil, et le malade reprit ses occupations. Une course trop longue fut suivie, le 29 mars, d'un accès de fièvre. Il y eut pendant quelques jours un malaise général : pouls fréquent, appétit faible, sueurs nocturnes. Cet état persista jusqu'au 8 avril. Je fis alors une exploration très-courte; un fragment fut extrait, un autre écrasé; des débris sortirent avec les urines les trois jours suivants. Le 17 mai, nouvelle exploration : un fragment fut écrasé et les débris furent expulsés le lendemain. Trois jours après, les accidents énumérés ci-dessus reparurent. Ils durèrent deux jours et se terminèrent par une sueur abondante. L'atonie plus manifeste des parois vésicales obligeait d'introduire plus souvent la sonde pour vider la vessie. Le 26, nouveau malaise, sans cause appréciable, mais sans aucune suite. Le 27, je constatai la présence de plusieurs parcelles de pierre, dont une fut extraite immédiatement.

Les 1er, 7, 16 et 21 mai, je fis l'extraction des débris qui restaient dans la vessie. Dès lors, la convalescence marcha plus rapidement. Mais l'activité du malade amena de nombreux accidents. Dubois alla passer quelques jours à la campagne; et au retour se soumit à une dernière exploration. Le 10 juin, on s'assura que la vessie ne contenait plus rien. On s'occupa dès lors à rétablir les forces et à stimuler la contractilité de la vessie. De temps en temps les accidents observés durant le traitement se présentaient de nouveau. Le malaise ne se prolongeait pas d'ailleurs au delà de quelques jours. Le point de départ de ces dérangements, de plus en plus rares, était, d'après les sensations du malade, vers la fosse iliaque droite et le long du trajet de l'urèthre. Il est de toute évidence que l'atonie de la vessie existait avant l'opération; peut-être était-elle antérieure à la formation du calcul.

On remarquera la connexion de cet état d'inertie de la vessie avec le trouble des fonctions générales. La fatigue, l'impression du froid, une digestion pénible, le moindre désordre fonctionnel, aggravait les dispositions morbides des parois vésicales. A la suite des trois premières séances la vessie se débarrassait des débris, par les urines; après le premier dérangement de santé, il fallut introduire la sonde, pour faciliter l'expulsion des urines. Le malade supportait moins bien les manœuvres opératoires, et il fallut abréger les séances, de peur de surexciter la phlogose vésicale, cause essentielle de l'inertie de l'organe.

On aura remarqué aussi la régularité et l'uniformité des symptômes morbides : fréquence du pouls, perte d'appétit, diarrhée, sueurs nocturnes, sommeil agité. Les symptômes locaux ont constamment présenté les mêmes caractères : atonie croissante, urines fétides, chargées, muqueuses. Sur la fin du traitement et longtemps après, le dérangement se reproduisit encore, avec moins d'intensité et à de plus longs intervalles.

Il faut remarquer, en dernier lieu, que le moral d'un malade tel qu'A. Dubois devait agir fortement sur une constitution affaiblie et ravagée par la maladie. Le défaut d'équilibre entre le moral et le physique constituait une condition très-défavorable. Par suite de l'inertie de la vessie, les signes rationnels de la pierre manquaient. La pierre avait acquis un grand développement, lorsque le malade crut à son mal. On a vu qu'une imprudence, à la suite de la troisième séance, avait complétement changé l'état du malade. A partir de ce moment, le traitement chirurgical fut plus incertain.

J'ai eu récemment l'occasion d'observer des phénomènes analogues chez un auguste malade, qui faillit compromettre le résultat de l'opération, pour s'être fatigué au delà de ses forces.

Dubois, pour terminer ce qui le concerne, fit connaître en ces termes le résultat de l'opération, dans les journaux de médecine :

« Monsieur le Rédacteur, permettez-moi d'adresser par la voie de votre journal des remercîments à mes confrères pour l'intérêt qu'ils m'ont témoigné à l'occasion de ma maladie et de l'opération qu'elle a exigée. Grâce aux soins de mon ami, M. le docteur Civiale, je suis délivré de la pierre, et ma santé s'améliore de jour en jour. Je me félicite de pouvoir ajouter quelque chose aux suffrages qui ont accueilli la merveilleuse invention de la lithotritie, qui remplace si heureusement l'une des opérations les plus difficiles et les plus dangereuses de la chirurgie, et à laquelle M. Civiale a rattaché son nom. Paris, le 4 mai 1829. »

CHAPITRE III

APPLICATION DE LA LITHOTRITIE AUX PIERRES VOLUMINEUSES

Préhension de la pierre avec le trilabe. — Préhension de la pierre avec le forceps. — Premier procédé. — Deuxième procédé. — Première série de cas. — Deuxième série de cas.

Une pierre peut se développer lentement sans donner lieu à des désordres notables. La vessie est saine en apparence, et la santé générale ne paraît pas compromise. Le cas n'est pas rare, mais il est des plus embarrassants (1).

Les explorations préalables, si utiles dans les cas précédents, sont le plus souvent incomplètes ou impossibles. L'opérateur ne peut procéder qu'à tâtons dans une vessie à capacité réduite; il doit considérer le volume, la configuration, la consistance de la pierre. La dureté d'une pierre petite ou moyenne a seulement l'inconvénient de prolonger le traitement. Ici, la dureté s'ajoutant au volume, rend la lithotritie à peu près inapplicable (2).

(1) C'est une dénomination bien vague que celle de *pierre volumineuse*. Dans un article spécial du *Traité de l'affection calculeuse* (p. 114), j'ai donné sur ce sujet des renseignements qui peuvent intéresser le praticien. Il s'agit ici des pierres dont le volume se rapproche de celui d'un œuf de poule : elles marquent les limites de la lithotritie dans les cas simples.

(2) Voir le *Traité de la lithotritie*, p. 117, et mon Appendice au *Parallèle*, p. 441.

La plupart de ces cas, je le répète, sont du ressort de la cystotomie ; mais le chirurgien est quelquefois obligé d'essayer de la lithotritie. Voici, à ce sujet, quelques remarques essentiellement pratiques.

Le plus difficile étant de saisir la pierre, il importe de bien choisir l'instrument. Le trilabe et le forceps fenêtré peuvent être employés ; le premier est préférable dans les cas les plus difficiles (1).

Préhension de la pierre avec le trilabe. — Le malade étant en position, l'opérateur introduit un fort trilabe comme à l'ordinaire. L'instrument rencontre la pierre à l'orifice interne de l'urèthre. Alors l'opérateur desserre la vis de pression de la gaîne, tire légèrement à lui celle-ci et le lithotriteur, dont la tête fait au besoin l'office d'un coin pour écarter les branches.

On agrandit l'espace qui est entre le col vésical et la pierre, en repoussant celle-ci en arrière, contre la paroi postérieure de la vessie. A mesure que la pierre se déplace et qu'on tire sur la gaîne, les branches s'écartent davantage, et leur extrémité libre s'applique sur une plus grande surface du calcul. Quand elles ont atteint la circonférence, on les pousse vers les parois postérieures de l'organe, et elles glissent doucement entre la pierre et la paroi correspondante de la vessie.

La pierre est embrassée autant que le permet la longueur des branches. On calcule approximativement le volume de la pierre d'après la saillie que fait en dehors l'extrémité du

(1) Quand je commençai à me servir du forceps fenêtré, je crus que cet instrument pouvait remplacer utilement le trilabe. Mais l'expérience me fit revenir de cette opinion que j'avais exposée dans le *Traité de la lithotritie*. Le trilabe me paraît bien plus propre que le forceps fenêtré à saisir et fixer une grosse pierre. J'ai détruit à l'aide du trilabe des pierres qui avaient résisté à la plus forte pression. Toutefois, le forceps courbe est préférable quand il s'agit de briser une pierre volumineuse.

lithotriteur et l'écartement des branches. Comme dans les cas précédents, la manœuvre se divise en deux temps principaux : le refoulement de la pierre vers la paroi postérieure de la vessie et le glissement des branches du trilabe, d'avant en arrière, entre la pierre et la paroi correspondante de la vessie. Dans le premier temps, l'opérateur veillera à ce que l'extrémité de l'instrument ne glisse pas entre la pierre et les parois de la vessie.

J'ai employé ce procédé dans des cas nombreux de grosse pierre. J'ai exposé ces faits dans le *Parallèle* et le *Traité de la lithotritie*, et j'ai réuni dans ma collection une série de pierres attaquées et en partie détruites par ce procédé.

Ces pierres doivent être solidement fixées, à cause de la force qu'il faut déployer pour les perforer. Les crochets du trilabe trouvent de solides points d'appui dans les inégalités de la surface de la pierre. En examinant ces pierres, on se convaincra de la supériorité du trilabe, dont les crochets sont disposés de manière à fixer la pierre avec toute la solidité désirable.

Préhension de la pierre avec le forceps. — Pour la préhension de la pierre avec le forceps, il y a deux procédés :

1° *Premier procédé.* — Un forceps à longues branches est introduit dans la vessie. La pierre se trouve à l'orifice interne de l'urèthre, ce qui marque en général son grand volume et la petite capacité de la vessie. Ce signe est encore plus manifeste, lorsque la pierre s'oppose en quelque sorte à l'entrée de l'instrument (1).

(1) Les cas de pierre immobile au col de la vessie forment plusieurs catégories. J'y reviendrai. Il s'agit ici des pierres volumineuses que les contractions vésicales maintiennent appliquées contre l'orifice interne de l'urèthre.

L'opérateur repousse la pierre, avec le bec du forceps, vers la face postérieure de la vessie, afin de ménager un petit espace derrière le col. Il écarte ensuite les branches de l'instrument, dont le bec est incliné vers le côté gauche. La branche mâle restant immobile contre l'orifice interne de l'urèthre, la branche femelle sera poussée en arrière et à droite, entre la paroi vésicale et la surface correspondante du calcul. Le corps étranger se trouve alors placé vers l'orifice de l'uretère droit, où il est maintenu par l'instrument ouvert, dont les branches se trouvent l'une en avant, près du col, et l'autre en arrière, en contact avec la face postérieure de la vessie. Les extrémités libres de la pince, par un mouvement d'inclinaison de droite à gauche, s'appliquent sur la pierre, qu'on saisit en rapprochant les branches.

Dans cette manœuvre, il n'y a, comme dans la précédente, que deux mouvements un peu étendus. Dans le premier, la branche femelle glisse entre la pierre et la face interne de la vessie ; dans le second, les branches du forceps, écartées autant qu'il le faut, sont inclinées simultanément vers la pierre pour la saisir.

Ici se présente la même difficulté qu'on observe lorsqu'on se sert du trilabe : il arrive que les branches du forceps, en se rapprochant pour saisir la pierre, ne font que glisser à la surface. On suppose dans ce cas que l'écartement des branches n'est pas suffisant ; on recommence la manœuvre, en portant l'une des branches en avant, contre le col, et en poussant l'autre en arrière contre la paroi postérieure de la vessie ; et ensuite on les rapproche pour saisir la pierre.

Si la pierre ne se présente pas au col de la vessie, on suppose qu'elle est moins volumineuse, et que l'organe est moins contractile et a une capacité plus grande. On fait une injection en rapport avec celle-ci, et l'on procède à l'appréhension de la pierre, d'après le procédé qui a été indiqué pour les calculs moyens (1). Le forceps étant porté à la face postérieure de la vessie, on écarte les branches, en tirant sur l'antérieure, et on les incline du côté où l'on sent la pierre. Grâce à l'injection, elle est saisie sans grandes douleurs.

Comme cette partie de la manœuvre s'exécute dans un milieu liquide, la surface de la vessie est à l'abri des frottements douloureux.

2° *Deuxième procédé.* — On a souvent recours, dans ces circonstances, au procédé que j'ai exposé au chapitre précédent, et qui consiste à déplacer, à faire rouler la pierre dans la cavité vésicale jusqu'à ce qu'elle se place d'elle-même entre les mors de l'instrument.

Faut-il répéter que, dans ces circonstances, une grosse pierre ne se déplace pas aisément et ne roule pas dans une vessie plus ou moins racornie? Cette manœuvre est pleine de périls, et contraire aux règles de la bonne pratique. Ajoutons que la plupart des partisans de ce procédé dangereux ont renoncé à la lithotritie, tant ils étaient effrayés des effets produits par une manœuvre que la vraie méthode repousse avec raison.

Que fera donc le chirurgien dans ces circonstances difficiles?

En général, il faut réserver à la cystotomie tous les cas de pierres dures et volumineuses; c'est prendre le meilleur parti : la lithotritie, l'opérateur et le malade y gagnent également.

Malheureusement beaucoup de calculeux repoussent obs-

(1) Pour faire cette injection, il faut procéder comme dans les cas de racornissement de la vessie avec contractilité exagérée.

tinément la cystotomie, et l'opérateur est obligé de renouveler les tentatives de broiement.

Les difficultés sont grandes, et la plupart des chirurgiens paraissent les avoir méconnues. Il ne suffit pas, comme on paraît le penser, que la pierre soit entre les branches du forceps; il faut savoir comment elle y est placée; les manœuvres ultérieures sont réglées sur cela. Or, nous retrouvons ici toute l'incertitude que présentent les instruments à deux branches pour saisir dans la vessie, et sans y voir, une pierre à configuration variée. C'est pour n'avoir pas tenu compte de cette circonstance capitale que tant de chirurgiens, faisant la taille et surtout la lithotritie, ont éprouvé tant de regrets dans leur pratique.

Première série de cas. — Si les explorations préalables et les premières tentatives d'opération sont bien supportées, si elles ne provoquent ni réaction fébrile ni des contractions exagérées, on continuera d'opérer par la lithotritie.

On sait que des pierres très-dures en apparence sont fragiles, friables : l'écorce étant entamée, elles cèdent facilement après une première attaque.

Lorsqu'une pierre volumineuse a été écornée, il est plus facile de la fixer solidement et d'agir fortement pour la morceler. Les premiers obstacles vaincus, les difficultés diminuent graduellement et la vessie supporte mieux les manœuvres opératoires.

Dans des centaines de cas qui m'avaient paru réfractaires à la lithotritie, j'ai obtenu des succès inespérés : les opérés rendaient des masses énormes de débris pierreux, sans le moindre accident, et le résultat était on ne peut plus satisfaisant.

Il ne faut pas oublier d'autre part, qu'en de pareilles circonstances le traitement est toujours très-long; il peut survenir des accidents, les uns étrangers à l'opération, les autres s'y rattachant, tous capables de compromettre le succès. J'ai exposé un grand nombre de ces cas, les uns heureux, les autres malheureux (1). Rappelons un seul de ces faits.

Un malade adulte voulait être débarrassé d'une grosse pierre. Je proposai la taille hypogastrique, et elle fut repoussée. « Je préfère la mort, » répondit le malade. Je fis une tentative de lithotritie. La pierre fut saisie et fixée au moyen d'un gros forceps à longues branches; mais elle résista. Après plusieurs tentatives de percusssion, je parvins à entamer la couche extérieure. Le malade persistant toujours dans sa résolution, j'eus recours à un moyen qui m'a souvent réussi. A l'aide d'un fort trilabe, je pratiquai plusieurs perforations profondes qui diminuèrent la force de cohésion de la pierre. Celle-ci fut ensuite morcelée avec le forceps fenêtré agissant par pression. Les éclats furent écrasés avec le lithoclaste. Finalement le malade guérit, sans accident, et même sans avoir eu un seul accès de fièvre. Le traitement avait duré deux mois.

Deuxième série de cas. — Quelques malades se décident pour la taille après d'inutiles tentatives de lithotritie, suivies souvent de phénomènes de réaction. J'ai traité un grand nombre de calculeux dans ces conditions. Ils ont fini par reconnaître l'utilité des conseils qu'ils avaient repoussés d'abord; et la plupart ont été guéris par la taille.

Aux cas que j'ai rapportés dans le *Parallèle* et dans le

(1) *Traité de la lithotritie*, p. 121 et 205; *Parallèle*, p. 87.

Traité de la lithotritie, j'ajouterai le suivant, que j'ai recueilli tout récemment, le 29 novembre 1866.

Un homme de 36 ans souffrait de la pierre depuis sa naissance. Je m'assurai qu'elle était dure et volumineuse. Le malade repoussait la cystotomie. Il fallait essayer de broyer la pierre. Je ne réussis pas à la saisir avec un fort gros instrument fenêtré : elle se dérobait, dès que je rapprochais les branches pour la fixer.

A la seconde tentative, j'employai un fort trilabe, et la pierre put être fixée et perforée. A compter de ce moment, la pierre fut fixée à l'aide du forceps fenêtré et en partie morcelée. Le malade rendait de grandes quantités de gros fragments à la suite de chaque séance; mais une partie de ces fragments s'accumulait au col de la vessie. Les besoins d'uriner étaient rapprochés et douloureux. La position du malade devenait critique. Je me décidai à extraire ce qui restait dans la vessie par une ouverture périnéale.

L'opération fut pratiquée le 30 décembre 1866. Les éclats pierreux furent extraits avec facilité. Cependant, la moitié de la pierre était encore assez volumineuse, malgré les fragments que j'en avais détachés, pour ne pas pouvoir passer par la plaie. J'appliquai le nouveau procédé de morcellement dans la cystotomie, et la pierre broyée sortit sans effort. L'opération fut terminée comme à l'ordinaire, et le malade guérit sans accident.

A l'occasion de faits semblables que j'ai fait connaître en grand nombre, on a soulevé la question de savoir si les tentatives de lithotritie aggravent l'état des calculeux, jusqu'au point de compromettre le succès de la cystotomie.

De la discussion soulevée à l'Académie de médecine en 1847, à l'occasion de la taille et de la lithotritie, il résulte que les calculeux qui ont été taillés après avoir été soumis aux tentatives de lithotritie, avaient guéri dans la même proportion que les autres (1).

J'ai établi, contre l'opinion de Dupuytren, qu'il faut recourir à la taille, dès qu'on a reconnu l'inutilité des tentatives de lithotritie. (Voir la deuxième partie de cet ouvrage.)

(1) Voir *Parallèle*, la *Sixième Lettre* et le *Traité de la lithotritie*, p. 205, 219.

CHAPITRE IV

APPLICATION DE LA LITHOTRITIE AUX CAS DE PIERRES MULTIPLES

Calculs multiples. — Concrétions multiples. — Concrétions multiples extraites par la taille ou trouvées dans la vessie après la mort.

Calculs multiples. — La multiplicité des calculs contenus dans la vessie et des graviers rendus par les calculeux est une des questions les plus importantes du traitement. La multiplicité des calculs, qui peut dépendre, soit de l'état des reins, soit de l'état de la vessie, influe nécessairement sur le choix de la méthode opératoire. Avant l'opération, le chirurgien le plus expérimenté sait rarement à quoi s'en tenir sur la réalité, de sorte qu'il est exposé à faire fausse route. La position du malade est délicate.

Comme on ne sait rien des causes qui engendrent les calculs multiples, nous devons nous borner à citer quelques faits qui renseigneront le praticien.

On se rend facilement compte de l'influence de la multiplicité des calculs sur le traitement médical et chirurgical de l'affection calculeuse.

Concrétions multiples. — Sur les cartons 1 et 4 de ma collection, on aura remarqué des masses de graviers rendus par le même malade. Et ce n'est là qu'une faible partie de ceux qui ont été expulsés.

Le praticien Tulpius parle d'une femme septuagénaire, qui, après un violent accès de fièvre, rendit en une seule fois, *unico impetu*, plus de trois cents pierres.

Une femme de quarante ans, sujette depuis sa quinzième année à des douleurs néphrétiques, et qui avait rendu plusieurs calculs, effrayée par l'annonce d'un incendie, fut prise tout d'un coup de douleurs semblables à celles de l'enfantement, qui se terminèrent par une émission subite de calculs. Le lendemain, retour des douleurs, et expulsion de vingt-cinq pierres, dont quelques-unes grosses comme des noisettes.

Un homme de quarante-huit ans eut pendant huit jours une rétention complète d'urine; le huitième jour, il rendit tout à coup huit livres d'urine trouble et épaisse, avec une multitude de graviers gros comme des pois.

Un vieillard, sujet aux coliques rénales, fut pris d'une violente envie d'uriner. Il rendit un grand nombre de calculs, dont il parvint à ramasser une trentaine.

Un moine du Mont-Cassin, âgé de vingt-un ans, après avoir rendu pendant plusieurs semaines des calculs dont le volume allait toujours en augmentant, se croyait guéri, à la suite d'une courte rémission, lorsque l'affection reprit avec une nouvelle intensité : pendant trois semaines, il évacua tous les jours une once et demie de graviers. Le malade avait rendu plus de six livres de matière calculeuse.

Van Swieten parle d'un sexagénaire qui, chaque mois, expulsait une trentaine de pierres semblables à des pois.

On a vu un enfant en rendre, de sa treizième à sa quinzième année, environ trois cents.

Chopart rapporte qu'un homme de trente-trois ans se

débarrassa dans le cours de trois mois, après de vives douleurs rénales et une maladie assez grave, d'environ six cents graviers.

Parmi ces graviers multiples, quelques-uns sont d'un volume notable, ainsi qu'on le voit sur le carton n° 1.

Il y a aussi des calculs multiples qui sont remarquables par leur volume.

Un homme rendit deux calculs ayant seize lignes environ de tour sur cinq et trois quarts de diamètre.

Une femme rendit, l'une après l'autre, trois pierres grosses, la première comme un œuf d'oie, la seconde comme un œuf de poule, et la troisième comme une noix.

Une autre femme, après de vives douleurs néphrétiques, rendit deux pierres pesant cinq gros et quatre gros et demi, puis le lendemain, quatre, pesant chacune sept gros, un demi-gros, un gros et demi, un demi-gros, plus douze grains.

Une autre expulsa quatre gros calculs dont l'un avait trois pouces d'un côté et quatre de l'autre.

Une femme de cinquante-quatre ans rendit, sans difficulté, deux pierres grosses comme des noix.

J'en ai connu une qui expulsa deux calculs oblongs, réunis par des facettes ayant un pouce et neuf lignes de long.

Un homme de soixante-dix ans, calculeux depuis six ans, et rendant des graviers de loin en loin, fut pris tout à coup de douleurs vives dans l'urèthre, et expulsa l'un après l'autre quatre calculs pesant ensemble soixante-douze grains, et un cinquième du poids de deux cent onze grains.

Les graviers multiples sont quelquefois d'un volume notable; comme on peut le voir en examinant les pièces du carton n° 1.

Un homme âgé de 72 ans rendit en un seul jour 15 calculs assez volumineux, arrondis et sans facettes.

Parmi les pierres qui figurent sur le premier carton; il y a des masses de graviers fort gros, rendus par un seul malade.

Un homme de 70 ans, calculeux depuis 6 ans et rendant des graviers de loin en loin, ressentit tout à coup de vives douleurs dans l'urèthre, et expulsa l'un après l'autre quatre calculs pesant ensemble soixante-douze grains, et un cinquième calcul du poids de deux cent onze grains, gros comme une aveline, taillé à facettes, ayant dans son plus grand diamètre une circonférence de 43 1/2 lignes.

On pourrait produire beaucoup d'autres faits, cités par de bonnes autorités.

L'expulsion des calculs est plus fréquente chez les femmes. L'urèthre de la femme, conforme à la partie membraneuse de celui de l'homme, se prête à une grande dilatation. Le doigt peut y être facilement introduit, ainsi que des instruments d'un assez grand calibre. On assure que ce conduit fait quelquefois l'office du vagin. Dès lors il n'est pas étonnant que des calculs volumineux aient été naturellement expulsés par cette voie.

Concrétions multiples extraites par la taille ou trouvées dans la vessie après la mort. — L'opération de la taille et les autopsies ont révélé un très-grand nombre de cas de pierres multiples. J'ai réuni les plus intéressants dans mon *Traité de l'affection calculeuse* (1). Je ne citerai que les principaux.

On trouva trois pierres dans la vessie de lord Walpole.

(1) P. 141 et suiv.

Solingen en retira cinq de la vessie d'un enfant de quatre ans.

Jean Heurnius en avait sept, grosses comme des noix.

Covillard en a retiré treize.

Deschamps en a vu retirer vingt-deux à un adulte.

On en trouva vingt-neuf dans la vessie d'un sénateur d'Amsterdam; chacune de ces pierres occupait une cellule.

Bonet, Panthot, Brugnatelli, Colot, en ont trouvé cinquante chez des malades qu'ils ont opérés ou vu opérer.

Buffon en avait cinquante-cinq.

Schurig parle d'un prince qui en avait cent-sept, de couleur noire.

Desault et Dupuytren en ont trouvé plus de deux cents.

Kern en a trouvé cent quatre-vingts, dont quelques-unes avaient le volume d'une noix.

Le docteur Ribes rapporte qu'on trouva trois cents petits calculs dans la vessie d'un malade qui avait été taillé trois fois. Murat en a vu six cent soixante-dix-huit.

J'ai trouvé seize calculs chez un malade, quarante chez un autre; soixante chez un troisième; un quatrième en avait cent quinze.

En général le volume des calculs est en raison inverse de leur nombre ; plus il y en a, plus ils sont petits. Cette règle toutefois souffre des exceptions. J'ai trouvé dans la vessie d'un malade dix-sept calculs gros comme des châtaignes. J'ai retiré de la vessie d'un autre malade onze calculs gros comme des noix.

Un autre malade, opéré par la taille hypogastrique, avait seize calculs du même volume.

Smith parle d'une femme de Cambridge qui portait deux pierres, dont l'une avait trois pouces de longueur.

J'ai opéré dernièrement un homme qui avait trois pierres,

dont deux très-grosses. Dix calculs, gros comme des œufs de pigeon, remplissaient la vessie d'Albert Savonarola.

Fleurant, de Lyon, en a extrait vingt-quatre du même volume.

On trouve quelquefois dans la même vessie deux ou trois grosses pierres avec un grand nombre de petits calculs.

Deschamps cite un cas de cette espèce : on trouva dans la vessie une pierre rougeâtre, et une grande quantité de graviers qui tapissaient la surface vésicale.

J'ai retiré, par l'opération de la taille, deux grosses pierres emboîtées l'une dans l'autre; les surfaces de rapport représentaient une articulation ginglymoïdale. Elles pesaient cinq onces et demie. Ces faits, qu'il est inutile de multiplier, rendent raison de diverses circonstances qui se présentent dans le traitement, et entre autres, de la reproduction des concrétions urinaires, après l'opération, soit par la taille, soit par la lithotritie. En s'attaquant aux produits d'un état morbide de l'appareil urinaire, ces deux opérations font cesser les désordres locaux, mais elles ne changent point la disposition des organes. Il n'est pas rare de voir des malades que la reproduction des calculs oblige à subir plusieurs fois l'opération.

Dans les cas de pierres multiples, il est essentiel de bien choisir la méthode opératoire. Nous avons dit que l'opérateur ne peut acquérir, dans ces cas très-divers, que des notions vagues et incomplètes. Les déductions qu'il est possible de tirer de l'état local et général du malade permettent seulement de constater, comme cause principale de la multiplicité des calculs, l'atonie de la vessie et un état particulier du col vésical s'opposant à l'expulsion naturelle des urines et des graviers.

La lithotritie est généralement et heureusement applicable aux cas de ce genre. La manœuvre est aussi facile que dans les cas les plus simples. Le malade étant dans la position voulue, les calculs sont réunis en petits tas au basfond de la vessie. Il suffit d'y porter l'instrument légèrement ouvert, pour en saisir un ou plusieurs. La vessie ne se contractant pas, le malade souffre peu. J'ai opéré avec succès beaucoup de calculeux de cette catégorie (1).

L'opération n'est, il est vrai, facile et heureuse que dans les cas de petits calculs; et même alors le traitement peut se prolonger, surtout lorsqu'il faut retirer de la vessie des centaines de graviers ou de fragments. Il y a aussi des circonstances qui peuvent rendre la manœuvre confuse. Ainsi, deux pierres peuvent être saisies en même temps et fixées assez solidement pour qu'on croie n'avoir affaire qu'à une seule.

Toutes les fois que la vessie contient plusieurs calculs d'un certain volume, le traitement par la lithotritie, sans offrir des difficultés insurmontables, est d'une incertitude désespérante. Ignorant quel est le nombre de calculs contenus dans la vessie, l'opérateur ne sait pas combien d'opérations il faudra pratiquer pour les détruire tous.

Les opérations, du reste, peuvent quelquefois se répéter impunément; la vessie devient de plus en plus tolérante et le malade n'éprouve aucune suite fâcheuse de toutes ces manœuvres multipliées. On voit même les fonctions générales se régulariser. Parmi les cas de ce genre, celui du baron de Zach est particulièrement remarquable.

Quand la manœuvre est douloureuse, elle fatigue les organes; la longueur du traitement, outre qu'il fatigue et décourage le malade, peut donner lieu à des désordres. L'opé-

(1) Voir *Parallèle*, p. 273, *Deuxième et Troisième Lettres sur la lithotritie*.

rateur se voit alors réduit à pratiquer la taille. Il doit même se hâter de prendre ce parti.

C'est particulièrement dans les cas de pierres multiples que j'ai éprouvé le plus de mécomptes dans ma pratique (1).

Répétons, pour nous résumer, que, sauf les cas favorables, les calculeux de cette classe doivent être opérés de préférence par la cystotomie.

(1) Par suite de l'impossibilité de déterminer d'avance le nombre des calculs que contient la vessie, on est exposé à appliquer cette méthode à des cas où elle ne réussit pas.

Si la vessie s'accoutume au contact des instruments, comme cela a lieu fort souvent, si les séances de lithoclaste sont de plus en plus facilement supportées, si elles n'entraînent pas d'accidents de réaction, on peut continuer à opérer de la même manière, malgré la longueur du traitement ; ce que j'ai fait utilement dans un grand nombre de circonstances.

Lorsque les applications de la lithotritie continuent d'être douloureuses, lorsqu'elles fatiguent la vessie et sont suivies de réaction, même faible, il est prudent de changer de système sans différer. En multipliant les séances, on pourrait exalter le système nerveux, aggraver l'état général et diminuer ainsi les chances de succès que présente la cystotomie, qui a aussi ses suites fâcheuses, puisqu'on est exposé à laisser de petites pierres dans la vessie. (*Parallèle.*)

CHAPITRE V

APPLICATION DE LA LITHOTRITIE AUX CAS DANS LESQUELS LE DIAGNOSTIC FAIT DÉFAUT

Considérations préliminaires. — Observations. — Première observation. — Remarques sur cette observation. — Seconde série d'observations.

Considérations préliminaires. — Il y a des degrés dans les cas compliqués. Dans plusieurs de ceux qui précèdent, l'opérateur peut acquérir, avant d'opérer, des notions sur le volume et la dureté de la pierre, sur l'étendue et la forme des productions morbides de la vessie, sur la capacité de cet organe. Il lui est plus facile dès lors de vaincre ou de tourner les obstacles.

Ces cas sont ceux qui se présentent le plus communément, et ils rentrent dans les catégories déjà publiées.

Mais il est des cas beaucoup plus difficiles. La pierre existe, on la sent par la percussion, mais l'instrument explorateur ne pénètre pas sans difficulté dans la vessie, et quand il y est, les mouvements sont gênés, douloureux ; il y a des frottements inévitables qui rendent les sensations confuses. On n'arrive pas à déterminer les déformations de la cavité vésicale. Quelquefois la sonde exploratrice, au lieu de s'engager entre les parois de la vessie et la pierre, reste au devant de celle-ci, et il faut la pousser en arrière pour se ménager un peu d'espace.

On conçoit que les notions obtenues dans de pareilles conditions sont insuffisantes, et que la manœuvre opératoire est un peu conduite au hasard. Dans les cas de ce genre, les difficultés proviennent moins de la pierre elle-même que de la déformation de la vessie. Pour en donner une idée exacte, je citerai quelques faits de ma pratique.

Première observation. — Remplissant la vessie la masse pierreuse s'avance dans le col. L'instrument ne peut pénétrer dans la vessie.

Un ancien marin anglais, le capitaine Forbes, me fut adressé par Sr. B. Brodie. Ce grand chirurgien avait commencé lui-même le traitement.

Plus tard, le malade se rendit en Italie pour refaire sa santé; et là, deux chirurgiens renouvelèrent sans succès les premières tentatives.

Quand le malade vint à Paris, il y avait incontinence d'urine. La sonde, introduite dans l'urèthre, était arrêtée au col de la vessie. Elle s'engageait dans les anfractuosités de la pierre, au lieu de glisser entre celle-ci et les parois vésicales. De tous les côtés, dans toutes les directions, elle ne rencontrait que la pierre. La santé générale était encore satisfaisante. La sensibilité locale n'était pas augmentée. Le malade insistait pour être opéré par la lithotritie.

Ce ne fut pas sans hésitation que j'entrepris le traitement.

Je déclarai au malade que l'opération serait difficile et douloureuse, qu'elle pourrait ne pas réussir, et que, dans ce cas, il faudrait recourir immédiatement à la taille.

Toute la capacité de la vessie était occupée par la pierre; il ne fallait pas songer à faire la plus petite injection; l'urine s'écoulait à mesure qu'elle venait des reins.

Quelques débris de la masse calcaire furent enlevés au moyen d'un petit trilabe à crochets courts.

A chaque tentative, des éclats étaient détachés et extraits, sans douleur sensible.

Quand je me fus ménagé un petit espace dans la masse pierreuse, j'employai alternativement un trilabe et un petit lithoclaste uréthral. Au bout de deux mois, j'avais morcelé et extrait une grande boîte de cette substance plâtreuse.

Vers le milieu du traitement, le capitaine Forbes commença à retenir son urine, et insensiblement les fonctions de la vessie se rétablirent. La miction devint plus régulière.

Je ne faisais que de courtes séances, tous les deux jours. Les débris étaient soigneusement extraits. Le malade souffrait à peine. Aucun accident ne survint. Je fis environ trente opérations. Après la séance, le capitaine gardait le lit pendant quelques heures. Il mangeait comme à l'ordinaire. Avec la santé revint l'embonpoint. La guérison fut complète. C'est un des plus heureux résultats de ma pratique.

Mais le résultat pouvait être tout autre ; car il fallait procéder sans guide et sans règle. La masse pouvait être plus considérable; la vessie pouvait se révolter contre la manœuvre; la taille pouvait devenir nécessaire; le malade pouvait succomber. Tout est possible dans ces cas; tout le succès est dans les sens exercés de l'opérateur.

J'ai opéré plusieurs calculeux dans ces conditions, et je n'ai pas rencontré en général les difficultés auxquelles on aurait pu s'attendre. Je crois seulement que le chirurgien doit être très-attentif, très-sûr de ses sens et de ses instruments. C'est en réunissant ces conditions qu'on réussit.

Seconde série d'observations. — Moins difficiles en apparence, les cas suivants sont beaucoup plus graves.

La pierre, formée par un amas de substances plâtreuses, se

trouve dans une vessie enflammée, racornie. Le malade éprouve des sensations très-douloureuses et des troubles fonctionnels, locaux et généraux. Tous ces symptômes annoncent des altérations ou des productions morbides.

Parmi les nombreux cas de ce genre qu'il m'a été donné de voir, j'en citerai quatre des plus récents.

I. Un haut dignitaire de l'Etat a connu le supplice que Richelieu redoutait le plus à la cour, le besoin d'uriner. Ce besoin n'ayant pas été satisfait, dans une circonstance particulière, de graves désordres éclatèrent, et depuis la vessie ne fonctionnait pas régulièrement. Les douleurs firent soupçonner la présence d'un calcul. L'exploration confirma ce diagnostic. Je m'aperçus, en outre, que le col vésical était soulevé et dévié en haut, et que les parois de la vessie étaient bosselées de telle sorte, que l'instrument explorateur, gêné dans ses mouvements, occasionnait des douleurs plus fortes que ne le comportaient les manœuvres, malgré l'injection partielle qu'on avait pu faire.

La lithotritie pouvait être appliquée, mais sans notions suffisantes sur l'état de la vessie. Le traitement devait être long; on ne pouvait faire que de courtes séances. On s'opposait même à faire des tentatives sans résultat, par suite de l'incertitude du diagnostic. Les douleurs n'étaient pas tout à fait celles de la pierre dans l'état ordinaire.

Sans qu'il y eût péril imminent, les conditions générales étaient défavorables. C'était un de ces cas mal définis, qui exposent l'opérateur à commettre des méprises, et qui commandent une prudence extrême. En effet, un simple écart dans la manœuvre, un mouvement brusque, une séance un peu plus longue qu'à l'ordinaire, un débris pierreux engagé dans l'instrument à sa sortie, pouvaient donner lieu à des réactions formidables.

C'est dans ces cas qu'il faut redoubler de précautions et de soins, si l'on veut que le traitement marche d'une manière régulière, et que les explorations pour découvrir les menus débris soient bien supportées.

Une circonstance qui compensait bien des inconvénients dans le cas présent, c'est que la vessie admettait une certaine quantité d'eau ; qu'en élevant fortement le sacrum, la masse pierreuse se portait en arrière, de sorte que la manœuvre s'effectuait sur la face postérieure de la vessie, condition essentielle. Il était dès lors possible d'éviter les frottements au voisinage du col vésical où se trouvaient les productions morbides. Le traitement, après avoir marché avec la régularité désirable, s'est terminé heureusement.

II. Un magistrat célèbre, dont le nom est cher à la médecine française, avait la pierre. On n'y crut pas d'abord, tant les signes étaient vagues et incohérents. Mais tous les moyens qu'on essaya restèrent sans effets, et les douleurs devinrent si intolérables, qu'il fallut aviser.

Appelé auprès du malade, je m'assurai que la vessie contenait une matière terreuse, amorphe, brunâtre ; et en outre, des excroissances, des tumeurs au voisinage du col. L'urine laiteuse, fétide, déposait un sédiment purulent.

Les fonctions des principaux organes étaient troublées ; et on avait des craintes pour l'avenir.

Il était naturel de penser à l'opération de la taille. Mais nous n'osâmes pas la proposer au malade. Son père était mort des suites de cette opération.

Dans une consultation à laquelle prirent part MM. Michon, Guéneau de Mussy et Hallé, nous décidâmes qu'on ferait quelques tentatives de lithotritie, sauf à recourir à la taille en dernière ressource.

Le broiement de la pierre n'offrait point de difficultés. La matière était très-friable.

D'un autre côté, une assez grande quantité de liquide pouvait être introduite, pour que la manœuvre s'effectuât sans de trop grands frottements à la surface vésicale.

Ce qui me préoccupait beaucoup, c'était l'état grave de la surface vésicale, la sensibilité exaltée, la phlegmasie de la vessie, et la nature des urines.

Le passage des instruments au col de la vessie et la manœuvre occasionnaient de vives douleurs. Néanmoins la pierre fut morcelée, et tous les fragments furent extraits. Cependant le malade continuait de souffrir; et bien que les souffrances fussent plus tolérables depuis l'opération, la vie lui était dure. Il succomba quelques mois après, avec tous les signes d'une dégénérescence organique de la vessie.

III. Dans le cas suivant l'opération fut mieux supportée. La sensibilité et la phlegmasie de la vessie diminuèrent à mesure que le traitement avançait. Une fois que la pierre fut détruite, les douleurs cessèrent pendant quatre années. Le malade n'éprouva plus que de simples incommodités. Il trouvait son état satisfaisant.

Ici encore la pierre est une masse de substance terreuse, facile à détruire.

C'est aussi par une rétention d'urine que les désordres ont commencé. Leur marche a varié; mais ils se sont prononcés de plus en plus, jusqu'à faire soupçonner l'existence d'un calcul. Notons, comme une particularité importante, qu'on fut obligé de pratiquer la ponction hypogastrique contre la rétention d'urine. C'est à cette opération que le malade attribuait ses souffrances. Je fus appelé à Anvers trois ans après, et je trouvai le malade dans l'état que je viens de décrire.

La lithotritie présentait beaucoup d'inconvénients. Mais le malade ne voulait point de la taille, qui en présentait beaucoup moins.

Dans une consultation où se trouvaient avec moi les docteurs Jacques, médecin ordinaire, et Michaux, de Louvain, il fut décidé qu'on essayerait de la lithotritie.

La coarctation uréthrale à laquelle on avait cru n'existait pas. La vessie admit une quantité d'eau plus grande qu'on ne l'espérait. Le lithoclaste fut introduit sans difficulté; et grâce à l'injection, je pus, malgré les difficultés que je rencontrai à l'entrée de la vessie, où se trouvait une tumeur, du côté gauche, exécuter la manœuvre pour trouver et saisir la pierre, vers la face postérieure de l'organe. C'était, je le répète, une masse plâtreuse et friable. Je ne poussai pas l'épreuve plus loin. Je retirai le lithoclaste avec quelques débris pierreux entre les branches.

Le malade souffrit moins qu'il ne s'y était attendu. Le reste de la journée, la nuit et le lendemain, il fut calme. La fièvre, qui ne le quittait plus depuis longtemps, diminua d'une manière notable.

Nous avions acquis la certitude que le malade pouvait être opéré par la lithotritie. Je lui fis part de mes espérances, qu'il accueillit avec joie.

Obligé de revenir à Paris, je lui promis d'être de retour six jours après.

A la seconde tentative, j'étais plus rassuré. Je connaissais les dispositions de l'organe, et je voyais que le malade souffrait moins. Je fis une séance de quatre minutes. Plusieurs éclats furent saisis, brisés et extraits. Comme le malade n'urinait pas sans la sonde, c'était le cas de pratiquer l'extraction immédiate. Le bien-être continua après cette séance.

Cependant notre malade redoutait beaucoup les douleurs

de la manœuvre. A plusieurs reprises, il avait demandé qu'on le soumît aux inhalations de chloroforme. Nous cédâmes à sa demande dès la troisième séance. L'anesthésie fut pratiquée dans toutes les séances subséquentes jusqu'à la fin du traitement.

La lésion du col vésical opposait un obstacle absolu à la sortie de l'urine ; il fallait introduire la sonde toutes les heures.

A mesure que la pierre a été détruite, la capacité de la vessie a augmenté, sa contractilité restant la même.

Quant à l'état général, l'amélioration avait commencé dès le début du traitement. Avant les dernières séances de lithotritie, le malade avait recouvré ses forces et son embonpoint.

Il n'est pas rare que le malade opéré par la lithotritie éprouve un mieux notable, pendant le traitement, surtout dans les cas d'inertie vésicale simple ; mais ce qui est tout à fait rare, c'est que, dans les cas de lésions organiques, il éprouve une amélioration aussi constante et aussi remarquable que l'opéré d'Anvers.

L'opération avait lieu le dimanche, et elle était répétée le lendemain. Les lundi, mardi et mercredi suivants, le malade se sentait très-bien. Les souffrances recommençaient le quatrième jour après l'opération, et persistaient jusqu'à la prochaine séance.

Ce fait s'est reproduit huit fois de suite, sans variations notables.

On eût dit que chaque manœuvre avait pour effet de produire à la surface interne de la vessie une stimulation salutaire.

Le traitement s'est terminé d'une manière très-heureuse et sans accidents d'aucune sorte.

Quatre ans après, le 20 janvier 1865, M. Van Kerckowen, dont la santé avait rapidement décliné depuis quelques mois, succombait au milieu d'atroces douleurs vésicales. On ne trouva point de pierre dans la vessie. J'emprunte quelques détails à la relation des médecins qui pratiquèrent la nécropsie, d'après une copie qui m'a été adressée par M. Van Kerkowen, le fils.

Hormis l'appareil urinaire, tous les organes étaient sains. La vessie, avant d'être ouverte, formait une masse considérable ; elle remontait jusqu'au voisinage de l'ombilic. Du côté droit, elle était souple, dépressible ; du côté gauche, dure, bosselée, adhérente aux organes environnants. Les tissus résistent et crient sous le scalpel, ce qui indique la dégénérescence carcinomateuse. Les parois présentaient une épaisseur de quatre pouces, dont le centre commençait à se ramollir. L'incision donna issue à un liquide grisâtre, floconneux ; c'était de l'urine contenant des débris de matières fongueuses. Il y en avait environ 35 grammes.

Lorsque la vessie eut été lavée, sa capacité se trouva très-réduite ; la surface, d'un blanc grisâtre, était molle, dépressible, hérissée de nombreuses fongosités. Les recherches les plus minutieuses n'ont fait découvrir aucune trace de concrétions pierreuses ou calcaires.

Le col de la vessie et la prostate sont très-volumineux et également frappés de dégénérescence squirrheuse.

Remarques sur cette observation.— Depuis la ponction vésicale, les douleurs n'ont pas cessé dans la région hypogastrique, surtout du côté droit. Le malade avait peine à se redresser, et la vessie ne se vidait pas naturellement. Les désordres qu'a révélés l'autopsie rendent raison de ces faits.

Dans les cas simples, et c'est là un fait acquis à la pratique, la santé générale s'améliore dès le début du traitement ; et l'amélioration se confirme à mesure que les séances se renouvellent.

Cet heureux résultat s'est produit chez notre malade, quoique le cas fût compliqué. J'ai eu l'occasion de le constater dans d'autres cas graves, et notamment dans celui dont je vais m'occuper.

J'ai rarement recours aux anesthésiques dans l'opération de la lithotritie. Dans le cas qui nous occupe, l'état des poumons permettait d'obtempérer au désir du malade. Du reste, comme j'étais sûr de ma main, je n'avais pas besoin des sensations de l'opéré. Un opérateur peu exercé aurait tort de s'en priver, et d'employer le chloroforme dans ces cas compliqués, où il est si facile de saisir, au lieu de la pierre ou en même temps que la pierre, une tumeur de la vessie.

On comprend que lorsque la vessie est déformée, hérissée d'aspérités, bosselée, il est difficile de saisir les derniers débris de la pierre. C'est alors qu'il faut redoubler de soins et recourir aux explorations que j'ai tant recommandées. Le cas de M. Van Kerckowen confirme une vérité depuis longtemps acquise à la pratique, à savoir que les dernières explorations vésicales suffisent pour débarrasser entièrement la vessie.

Malgré la persistance de la lésion organique et du catarrhe vésical, la pierre, ainsi que l'a démontré l'autopsie, ne s'est point reproduite.

Il est vrai qu'on faisait régulièrement tous les jours des injections, que le malade appelait des lavages; pendant deux mois on fit de petites injections additionnées de deux ou trois gouttes d'acide chlorhydrique.

CHAPITRE VI

EFFETS DES INSTRUMENTS LITHOTRITEURS SUR LES ORGANES. — ACCIDENTS.

Article Ier. Action ordinaire des instruments lithotriteurs sur les organes non déformés. — Action ordinaire des instruments lithotriteurs sur l'urèthre et le col vésical. — Article II. Action des instruments sur les fonctions de l'économie et sur la santé générale. — Article III. Action des instruments lithotriteurs dans les cas où des productions morbides opposent des obstacles à la manœuvre. — Article IV. Effets extraordinaires des applications de la lithotritie, attribués à tort à cette méthode. — Pincement de la vessie. — Article V. Fracture, déformation des instruments lithotriteurs dans la vessie.

Après avoir exposé l'action des instruments lithotriteurs sur la pierre, il nous reste à parler des effets de l'opération sur les organes urinaires et sur l'ensemble de l'économie, et des accidents médiats et immédiats qui peuvent se présenter. Je me suis déjà occupé de cette double étude, qui est d'un grand intérêt pour la connaissance précise de la méthode, de ses divers modes d'application et même des fautes qui peuvent être commises; car elle exige des conditions particulières dont beaucoup de chirurgiens n'ont pas tenu compte, persuadés qu'ils sont qu'on peut apprécier une méthode sans s'être donné la peine de l'étudier et de l'appliquer selon les règles. Nous avons eu mainte occasion de montrer que la plupart des chirurgiens, guidés par des théories illusoires, ont suivi une mauvaise voie dans les applications de la lithotritie.

Ils se sont bornés à énumérer, sous le titre d'*Accidents de la lithotritie,* non pas les effets véritables de l'opération sur les organes, mais une foule de désordres et d'accidents qui, dépendant de causes différentes, n'ont souvent aucun rapport entre eux. Or, l'expérience m'avait appris dès 1836 à distinguer ce que l'on a tort de confondre.

Les phénomènes que l'on comprend sous la dénomination d'accidents doivent se rapporter, les uns à l'opération elle-même, les autres à la manière d'opérer (1). La plupart des accidents sont du fait de l'opérateur.

C'est pour avoir méconnu cette distinction importante, ainsi que l'action réelle des instruments sur les organes urinaires, que des chirurgiens de mérite ont réuni très-confusément, sous le titre d'accidents, des masses de faits disparates.

J'ai protesté souvent contre une doctrine sans fondements, en discutant un à un les faits particuliers dont on prétendait grossir la liste pour décréditer la lithotritie (2).

Je me borne aujourd'hui à présenter quelques remarques pratiques, afin de prémunir les jeunes chirurgiens contre de vieilles erreurs et contre les doctrines erronées de ces profes-

(1) *Parallèle*, p. 147; *Traité de la lithotritie*, p. 272-275.

(2) En 1827, dans mon premier ouvrage sur la lithotritie; en 1828, à l'Académie des sciences (voir *Revue médic.* de la même année, *Deuxième* et *Troisième Lettres sur la Lithotritie*; critique sur le rapport de la commission du prix Montyon), dans le *Parallèle* (1836), p. 144 et 314; en 1847, à l'Académie de médecine. Voir encore *Traité de la lithotritie*, p. 222 et la *Sixième Lettre*, où se trouve résumée la discussion académique sur la taille et la lithotritie. C'est dans ce dernier ouvrage qu'on trouvera en abrégé les doctrines excentriques sur les prétendus accidents et les résultats pratiques de la lithotritie, soutenues à l'Académie de médecine par les chirurgiens encyclopédistes.

seurs en chirurgie, qui ne peuvent pas comprendre que tous les opérateurs ne pratiquant pas la lithotritie de la même manière, ne doivent pas obtenir les mêmes résultats.

ARTICLE PREMIER

Action ordinaire des instruments lithotriteurs sur les organes non déformés. — Les instruments lithotriteurs agissent sur la surface de la vessie par pression et par frottement, et non pas, comme on l'a dit, en contusionnant, pinçant, distendant et déchirant les tissus. Déterminons les nombreuses variétés d'action des instruments lithotriteurs.

Dans les circonstances les plus favorables, l'action des instruments régulièrement appliqués se réduit à un simple contact, à un léger frottement de peu de durée, qui a pour effet principal d'agacer la surface de la vessie et d'en augmenter la contractilité.

Cette action est facile à apprécier pour l'observateur expérimenté qui connaît la manœuvre opératoire, les faits acquis à la pratique, notamment la tolérance de la vessie et de l'urèthre résultant du traitement préparatoire et disposant les organes à supporter sans fatigue le contact des instruments.

En résumant l'exposé des cas de la première section, j'ai dit que les malades de cette classe guérissent presque toujours facilement et assez vite, et que la manœuvre ne provoque point de phénomènes de réaction. Ce résultat s'explique très-bien. L'instrument fonctionne dans une vessie saine, au milieu d'une quantité suffisante de liquide qui tient les parois écartées ; la pierre est petite et saisie instantanément sans être déplacée ; elle est brisée sans grands efforts ;

les mouvements sont peu étendus, et, dans tous les cas, on peut éviter les frottements douloureux. Par conséquent, point de réaction. Il est facile, en opérant suivant les règles, de détruire la pierre tout en ménageant les organes.

Quand il s'agit d'un calcul plus volumineux, dans une vessie dont la capacité est réduite, les mouvements sont gênés faute d'espace; il y a des frottements douloureux, et par suite de fortes contractions de la vessie. Après la séance, on observe de fréquents besoins d'uriner, des douleurs vives durant et après la miction dans les cas graves. L'urine est quelquefois sanguinolente.

Dans les circonstances les moins favorables, l'irritation locale se généralise; il survient des troubles fonctionnels, surtout du côté du tube digestif; on observe même cette fièvre uréthro-vésicale dont il sera question plus loin.

En présence de ces phénomènes, le chirurgi.n se souviendra que trois circonstances principales concourent à les produire et à les aggraver.

Ce sont, indépendamment des difficultés qu'éprouve l'opérateur à saisir la pierre, l'oubli du traitement préparatoire, le défaut de ménagements et de régularité dans la manœuvre, enfin la durée de la séance.

L'efficacité du traitement préparatoire est hors de contestation.

Quant à la manière d'opérer, dès le début de ma pratique, je me fis une loi de procéder avec lenteur et ménagement à l'introduction et à la manœuvre des instruments lithotriteurs. J'ai exposé bien des fois les avantages de cette pratique (1).

(1) Voir le *Traité pratique*, p. 282, et les *Lettres sur la Lithotritie*.— Dans les cas les plus favorables, lorsqu'on opère avec les précautions voulues, le malade se trouve soulagé dès la première séance, et l'amélioration augmente à mesure qu'avance la destruction de la pierre. Si l'on

Rappelons encore une fois que le contact mesuré et peu prolongé des instruments avec l'urèthre et la vessie cause peu de douleur et ne provoque point de réaction. Dans ces conditions, la sensibilité des surfaces s'émousse; elle augmente au contraire si le contact est brusque et prolongé; il y a vive douleur et réaction consécutive.

C'est là une vérité pratique d'une importance extrême.

Quand je faisais, dans les premiers temps de la lithotritie, des séances de vingt à vingt-cinq minutes, presque tous les opérés souffraient beaucoup; ils avaient des accès de fièvre qui duraient quelquefois plusieurs jours, ils maigrissaient. Dans certains cas, il fallait ajourner l'opération ou y renoncer.

Ce fut l'expérience qui redressa ce qu'il y avait de défectueux dans ma pratique. J'avais observé que chez les malades extrêmement irritables, qui ne pouvaient supporter la manœuvre opératoire au-delà de quelques minutes, le traitement se terminait heureusement, sans qu'il se produisît des phénomènes de violente réaction. Partant de ce fait d'observation clinique, je réduisis à cinq minutes la durée des séances dans tous les cas indistinctement, et j'eus sujet de m'applaudir de ce changement.

Action ordinaire des instruments lithotriteurs sur l'urèthre et le col vésical. — Avec des instruments construits selon les règles et appliqués de même, la manœuvre opératoire est presque inoffensive pour la vessie;

voit, au contraire, les souffrances locales augmenter et la santé générale dépérir pendant le traitement, on peut en conclure que le cas n'est pas favorable à l'application de la lithotritie ou que l'opérateur n'a pas procédé régulièrement. Voir le *Traité de la lithotritie*, p. 278 et suiv. — Dans quelques cas exceptionnels, les malades supportent toutes les manœuvres sans qu'il y ait réaction, et ils guérissent. On trouvera, dans ce genre, des faits intéressants dans mes *Lettres* et mon *Traité sur la lithotritie*.

mais elle ne l'est pas autant pour l'urèthre et le col vésical, ce qu'on ne sait pas assez.

Or c'est de l'urèthre surtout et du col vésical que proviennent les douleurs et les phénomènes de réaction qu'on observe à la suite de l'opération.

Il est constant qu'on ne peut introduire dans la vessie un instrument droit ou courbe, algalie, forceps ou trilabe, sans produire un tiraillement sur le ligament antérieur de la verge, un frottement et une pression douloureuse à la surface interne de l'urèthre, sous l'arcade pubienne.

Les mêmes effets, beaucoup plus intenses, se produisent à la face inférieure du col vésical, qui se trouve forcément refoulé en bas vers le rectum, toutes les fois qu'on pénètre dans la vessie.

Ces effets sont inévitables, même dans les cas simples, quel que soit l'instrument employé ; mais ils varient suivant les circonstances dans lesquelles on opère et suivant la manière d'opérer. Ces effets me frappèrent d'autant plus chez mes premiers opérés que, par l'emploi du trilabe droit, le redressement de l'urèthre est plus difficile et plus douloureux. En général, l'intensité de ces effets est proportionnée à la rigidité des tissus, au volume de l'instrument et à la promptitude qu'on met à l'introduire.

Si l'opérateur introduit l'instrument avec douceur et le laisse peu de temps dans le canal, l'effet est presque nul (1).

L'indication principale est donc de procéder lentement, avec des instruments appropriés à la capacité du canal, et d'abréger la durée du contact. C'est dans ces conditions que

(1) La courbure de la sonde et du forceps, favorable à l'introduction de ces instruments, modifie peu leur action sur les organes. Une fois en place, ils agissent, tant sur l'urèthre que sur le col vésical, comme les instruments entièrement droits.

la pratique de la lithotritie, appliquée aux cas simples, est devenue de plus en plus inoffensive.

ARTICLE II

Action des instruments sur les fonctions de l'économie et sur la santé générale. — Il y a deux séries de cas. Dans l'une, l'opération a été bien supportée, et peu de temps après, l'opéré se trouve dans l'état le plus satisfaisant, ainsi qu'on l'observe dans les cas simples. Cependant il peut survenir, au moment où l'on s'y attend le moins, un accès de fièvre. J'y reviendrai.

Dans l'autre série (cas insidieux), les malades sains en apparence, mais dont les fonctions sont troublées et la sensibilité pervertie, ne supportent pas également bien les manœuvres de la lithotritie, alors même que la pratique est conforme aux règles et qu'il n'y a point de lésion organique apparente. C'est là une série de cas intermédiaires entre ceux dont je viens de m'occuper et ceux qui se compliquent de déformation des organes par des productions morbides. Les organes, chez ces malades, sont devenus tellement sensibles et irritables, qu'on n'y peut toucher sans provoquer une explosion subite de phénomènes variés, insolites, très-graves.

Ces cas, ai-je dit, forment deux catégories. Dans l'une la maladie est générale, il n'y a pas d'organe particulièrement attaqué ; le mal est dans toute l'économie et se traduit par la fièvre.

Dans l'autre catégorie, les phénomènes morbides se manifestent aussi par la fièvre; mais le mal se localise aussitôt, la fièvre change de caractère, et on ne tarde pas à observer des phlegmasies spéciales dans les articulations, les masses musculeuses et quelquefois dans les viscères.

De ce que ces phénomènes éclatent pendant le traitement par la lithotritie, on a conclu qu'ils devaient être attribués à la méthode opératoire. Et cependant les mêmes phénomènes se produisent avec une égale intensité après le simple cathétérisme ordinaire, quand on introduit des bougies molles dans l'urèthre, et même dans le cours des maladies urinaires, sans qu'une opération ou une manœuvre quelconque les ait provoqués. Ainsi, la coïncidence de ces phénomènes avec le traitement par la lithotritie ne prouve aucunement que la réaction consécutive ait la provenance qu'on indique. Mais enfin, puisqu'ils se produisent quelquefois, il faut que le praticien donne toute son attention à ces faits d'un caractère exceptionnel, qui ne sont connus que depuis quelques années. J'en ai fait ailleurs une étude spéciale. Je ne puis ici traiter la question qu'en abrégé (1).

Faisons d'abord une distinction fondée sur la gravité des phénomènes :

1° Chez les opérés par la lithotritie, il survient quelquefois un véritable accès de fièvre intermittente. Dans les cas moins graves, le frisson dure une ou deux heures. Il est suivi d'une chaleur sèche, incommode, à laquelle succède une sueur abondante qui termine l'accès. Celui-ci revient-il le lendemain, les mêmes symptômes se succèdent dans le même ordre ; seulement, la sueur est plus franche, plus abondante. Le malade se sent rafraîchi, et la fièvre ne reparaît point. L'art n'est intervenu que pour favoriser la sueur.

Voilà ce qui a lieu accidentellement dans les cas simples, après une séance de courte durée.

Les mêmes phénomènes, encore une fois, se présentent après l'uréthrotomie et le simple cathétérisme ou l'introduc-

(1) Voir *Traité pratique*, tome III, p. 533 (3e édition); *Parallèle*, p. 174 et 364.

tion d'une bougie. La sueur est presque toujours critique.

Quand les séances de lithotritie se répètent, il est rare que la fièvre reparaisse après chacune d'elles.

Il y a donc grande apparence que l'accès résulte du premier contact des instruments avec les organes.

2° La fièvre de réaction présente trop souvent un type moins régulier, surtout dans les cas d'inertie de la vessie. Quelquefois le frisson est très-irrégulier et se prolonge au-delà du terme ordinaire. On observe en même temps un abattement, une prostration, une angoisse qui deviennent inquiétants. Dans les cas les plus graves, l'urine est supprimée, ou bien elle est fortement colorée et rendue en petite quantité, avec difficulté et douleur. La position du malade s'aggrave rapidement. Les traits de la face sont profondément altérés. Ces phénomènes annoncent une terminaison fatale.

Dans les séries de cas que je viens de rappeler brièvement, la manœuvre étant régulière, les effets consécutifs diffèrent en intensité, d'après la vitalité et la sensibilité des organes.

Il résulte de cette uniformité d'action, que dans la plupart des cas, la thérapeutique doit être fort simple.

Il peut se présenter toutefois des indications particulières. Ainsi, lorsque la fièvre persiste au delà du deuxième jour, avec faiblesse générale, trouble des fonctions, il est utile de prescrire les toniques et surtout les purgatifs réitérés, avec la quinine à dose modérée.

Dans quelques cas plus graves, j'administre la quinine à haute dose, avec des résultats variables.

Quelquefois, la contractilité de la vessie, plus ou moins engourdie, se réveille subitement et avec énergie. Il en résulte ordinairement de vives douleurs dans la miction et des désordres généraux qui peuvent rendre la taille indispensable, ou qui se terminent par la mort.

Dans la majorité des cas, la vessie reste inerte et se vide incomplétement. C'est alors que l'intervention de l'art est utile. La sonde et les injections sont la base du traitement. Dans ces circonstances, il faut redoubler de soins, aider la vessie à se débarrasser de l'urine, au moyen de la sonde introduite toutes les deux ou trois heures, avec de grandes précautions. On prévient ainsi les suites graves du séjour forcé et prolongé de l'urine dans son réservoir.

Sous l'influence de ce traitement, auquel on associe les injections d'eau tiède d'abord, et puis à une température moyenne, l'urine, qui était foncée en couleur, plus ou moins épaisse et chargée de muco-pus, s'éclaircit, devient plus abondante, les douleurs cessent et le calme se rétablit ; la santé revient. Lorsqu'il survient des abcès, le cas se complique et le traitement varie selon les circonstances. Je l'ai exposé en détail dans le *Traité pratique*.

ARTICLE III

Action des instruments lithotriteurs dans les cas où des productions morbides opposent des obstacles à la manœuvre. — Dans les cas simples, on suppose que le diagnostic est complet, que les organes conservent leur forme et leurs dispositions normales. Dans ces circonstances favorables, toute manœuvre régulière est facile et inoffensive.

Il n'en est pas ainsi dans les cas où les organes présentent des dispositions anomales de forme et de capacité, d'autant plus fâcheuses qu'elles ne sont pas connues du chirurgien avant l'opération. C'est pendant la manœuvre qu'il les découvre. Ces productions morbides du col et du corps de la vessie changent la forme des organes, gênent les mouvements, les rendent toujours douloureux et quelquefois impossibles.

En exposant les applications de la lithotritie dans ces cas difficiles, je me suis appliqué à préciser les difficultés que chacun d'eux peut présenter, et les effets particuliers de la manœuvre.

Il importe de se souvenir dans la pratique des rapports qui existent entre la vessie et les autres organes. C'est là un point de pratique négligé jusqu'ici, sur lequel je n'ai cessé d'appeler l'attention des chirurgiens depuis 1827.

Mes principales observations sur ce sujet se trouvent résumées dans le dermier chapitre du *Traité pratique* (1). Je dois ajouter que, depuis quelque temps, plusieurs praticiens s'occupent des rapports de l'uréthrite et du rhumatisme. Il me semble que la question devrait être élargie et embrasser les faits analogues à ceux que j'ai réunis dans mon travail. Je ne parle pas de l'écoulement uréthral, mais des états et des lésions morbides de ce canal.

C'est en étudiant plus attentivement ces faits dans leurs rapports et leurs conséquences, qu'on achèvera de se convaincre que les accès de fièvre, les abcès multiples, les phlegmasies des articulations et des masses musculeuses, ne doivent pas être mis légèrement sur le compte de la lithotritie ou de toute autre opération pratiquée dans la vessie et les voies urinaires.

(1) 3e édition (1860).

ARTICLE IV

Effets extraordinaires des applications de la lithotritie, attribués à tort à cette méthode. — Le chirurgien n'opère pas comme l'oiseau chante. Les travaux préliminaires, l'exercice et l'expérience font l'opérateur, surtout dans l'application d'une méthode opératoire qui se trouve en dehors des pratiques ordinaires de la lithotritie.

Dans les cas les plus simples, les conditions les plus favorables sont réunies ; c'est de l'opérateur que dépend presque tout le succès. Ici l'habileté ne peut pas se passer de la prudence. Il faut se tenir en garde contre la témérité. Ce n'est pas en procédant d'emblée à l'opération, suivant les doctrines propagées par la chirurgie officielle et avec les instruments défectueux que recommandent nos professeurs de clinique chirurgicale, qu'on obtient les heureux résultats qu'on peut attendre du judicieux emploi de la méthode.

Si les précautions sont utiles dans les cas simples, elles sont indispensables dans les cas compliqués ; et ce n'est qu'à force de précautions et par des manœuvres délicates qu'on évite les écueils, les revers, les fautes et les conséquences fâcheuses d'une opération faite à l'aventure. Les désordres immédiats qu'on observe à la suite de ces opérations, tels que la contusion, la distension, les déchirures du col et de la face interne de la vessie, tous ces désordres dépendent des manœuvres précipitées, brusques, empreintes de violence, ou prolongées sans mesure.

J'ai tracé le tableau de ces désordres, dans le *Parallèle* et dans le *Traité de la lithotritie*. Je me bornerai à répéter ici qu'on ne les observe pas dans la pratique régulière, et dans les cas où la lithotritie est indiquée. On n'est donc pas fondé à rapporter ces désordres, sous le titre d'accidents, à l'art de broyer la pierre. Celse a dit que l'art n'est point responsable des fautes de l'artiste.

Les violences qu'exerce l'opérateur pendant la manœuvre (il est à peine besoin de le répéter) ont toujours des conséquences fâcheuses, quand elles n'entraînent pas la mort. Quelquefois, l'irritation qu'elles produisent est si grande, qu'il faut renoncer à continuer le traitement par la lithotritie. Dans les cas plus favorables où l'irritation et l'agacement consécutif viennent à cesser, le broiement de la pierre peut être repris et mené à bien ; mais le malade n'est pas toujours guéri. J'ai été consulté par un très-grand nombre d'opérés qui éprouvaient des douleurs profondes et opiniâtres dans la région du périnée; quelques-uns ne pouvaient plus uriner naturellement. Au commencement, le fait, qui était nouveau pour moi, me surprit. Je recherchai en conséquence la cause de cette perturbation, en explorant avec soin le col et la cavité de la vessie. J'ai constaté le plus souvent une grande rigidité du col et de la partie profonde de l'urèthre, et c'est à cette rigidité que j'ai cru devoir attribuer la rétention d'urine. En effet, une sonde étant introduite dans la vessie, l'urine est expulsée avec force ; preuve évidente que la vessie n'est point inerte.

Quelquefois j'ai découvert des débris pierreux dont l'extraction a complété la guérison du malade.

J'ai aussi appelé l'attention sur les effets de la contractilité exagérée de la vessie, à la suite de manœuvres violentes. Cette exagération de vitalité de la vessie suffit pour arrêter le traitement (1).

C'est aux manœuvres violentes que Sr. B. Brodie attribue la

(1) *Voir* dans l'Introduction : *La lithotritie à l'Hôtel-Dieu et à l'Hôpital des cliniques.*

plupart des revers qu'on observe dans la pratique de la lithotritie.

Quoi qu'il en soit, les effets consécutifs aux manœuvres irrégulières sont d'autant plus dignes d'être étudiés, qu'ils sont encore assez mal définis et qu'on ne les rapporte pas à leurs véritables causes.

Nous ne devons pas passer sous silence quelques reproches sans fondements qu'on a adressés à la lithotritie.

On a prétendu que les applications de la lithotritie étaient plus douloureuses que l'opération de la taille.

Il faut bien qu'on ait observé des douleurs violentes, puisqu'on en parle. Mais je ne crains pas d'affirmer que ces douleurs ne proviennent que des violences exercées au col de la vessie par des opérateurs qui n'observent point les règles prescrites pour la manœuvre. Ce n'est donc pas à la lithotritie qu'il faut les attribuer.

Encore une fois, dans toute manœuvre régulière, les douleurs sont très-tolérables. L'opération n'est réellement très-douloureuse que dans les cas où la lithotritie n'est point applicable.

On a parlé aussi du danger des hémorrhagies, en abusant de ce dernier mot.

Je ferai remarquer simplement, que chez quelques adultes et un grand nombre de vieillards, le plus léger contact d'un instrument inoffensif à la surface de l'urèthre, du col et du corps de la vessie, produit une exhalation sanguine, quelquefois très-abondante. On a eu tort de comparer cette exhalation sanguine à l'hémorrhagie qui se produit pendant ou après l'opération de la taille. Du reste, que cette exsudation sanguine vienne du col ou du corps de la vessie, elle mérite de fixer l'attention, dans les cas en particulier où la vessie contient des fongosités. L'écoulement de sang peut devenir considérable et former des caillots, qui, en même temps qu'ils font obstacle à l'expulsion de l'urine, deviennent fort gênants, surtout vers la fin du traitement, alors qu'il faut extraire les débris pierreux (1).

Ce sont là, du reste, des cas exceptionnels. La disposition des parois de la vessie aux épanchements sanguins oblige d'abréger la durée des séances et de multiplier les injections, afin de prévenir la formation des caillots ou de les entraîner une fois formés.

On a voulu aussi donner comme un accident des plus formidables de la lithotritie, la phlegmasie aiguë de la vessie. Mais on paraît avoir confondu la cystite avec la dysurie. Le fait est qu'on observe très-rarement la cystite, après la lithotritie pratiquée régulièrement ; tandis que la dysurie est assez fréquente dans les cas d'hypertrophie et d'inertie de la vessie.

Quant à l'orchite, qu'on observe aussi dans certains cas de lithotritie, c'est là un accident qui se produit presque toutes les fois qu'on porte un instrument dans l'urèthre, ou que ce conduit est enflammé. Je n'ai pas à y revenir.

Pincement de la vessie. — Encore un de ces prétendus accidents dont l'opérateur est uniquement responsable.

(1) La simple introduction d'une très-petite bougie en gomme ou en cire molle peut donner lieu à une perte de sang considérable. Au moment où ceci est écrit, j'ai sous les yeux, à l'hôpital Necker, un cas des plus étranges. Il s'agit d'un rétrécissement sous l'arcade pubienne. Les plus fines bougies ne passent point. En retirant une de ces bougies molles, le sang a coulé par l'urèthre, en jet, pour ainsi dire. A la fin, il coulait en bavant, mais en assez grande quantité pour que j'aie cru devoir faire surveiller le malade, et donner ordre de comprimer au besoin la partie profonde du périnée. Le sang s'est arrêté de lui-même, comme cela avait eu lieu déjà trois jours auparavant, pour une hémorrhagie moins considérable. Les écoulements de sang ont fait pâlir le malade sans l'affaiblir.

La vessie a été pincée quelquefois, à ce qu'il paraît, dans la pratique des chirurgiens qui emploient pour broyer les calculs, la pince lithoprione le brise-pierre à cuvette, l'instrument fenêtré et d'autres appareils dont les branches sont disposées de telle sorte que leurs bords se touchent lorsqu'on rapproche les branches. Ajoutons que les chirurgiens qui se servent d'instruments dangereux opèrent souvent sans avoir injecté préalablement dans la vessie une quantité d'eau suffisante pour en écarter les parois. En négligeant cette précaution indispensable, ils s'exposent à pincer la vessie et à la meurtrir s'ils rapprochent les branches avec vivacité. C'est donc l'opérateur qui est responsable de l'accident, et non pas la méthode opératoire, qu'il applique en dépit des règles fondamentales.

Des milliers de faits prouvent que les craintes exprimées au sujet de cet accident grave ne sont pas fondées. Dans les cas simples, la lithotritie étant pratiquée selon les règles, avec des instruments appropriés, au milieu d'une quantité de liquide suffisante pour écarter les parois vésicales, la vessie n'est point lésée par les instruments. Avec un peu d'habitude, et cette habitude s'acquiert par quelques expériences préalables, l'opérateur n'a point à craindre cet accident.

Sans doute il est difficile de manœuvrer avec sûreté, lorsque l'instrument lithotriteur agit dans une vessie qui ne retient ni l'urine ni le liquide injecté, et dont la surface interne, plus ou moins altérée, présente des saillies et des anfractuosités. La manœuvre est alors difficile, et l'instrument peut saisir autre chose que le calcul. Dans ces cas, l'opérateur redoublera de soins : il procédera avec les plus grandes précautions, tiendra surtout compte des sensations de l'opéré au moment où il ferme l'instrument. S'il emploie le trilabe, il fera tourner lentement l'instrument sur lui-même, au moment d'en rapprocher les branches. S'il se sert du lithoclaste, au lieu de pousser brusquement une branche contre l'autre, il les rapproche avec lenteur et il s'arrête avant qu'elles ne se touchent ; ces modifications de la manœuvre n'apportent aucun obstacle à la préhension du calcul et des fragments pierreux.

ARTICLE V

Fracture, déformation des instruments lithotriteurs dans la vessie. — On connaît un grand nombre d'exemples de fracture et de déformation des instruments lithotriteurs dans la vessie, pendant l'opération (1). Ces graves accidents sont généralement étrangers à la méthode appliquée selon les règles.

Ces deux accidents, plus fréquents depuis qu'on se sert des instruments courbes, ne doivent pas être confondus. La fracture est beaucoup moins grave que la déformation. Je l'ai observée deux fois dans les milliers d'opérations que j'ai faites. Le traitement a été continué, comme à l'ordinaire, par la lithotritie dans le premier cas, et par la taille, dans le second, à cause du volume de la pierre. Dans les deux cas, les opérés ne se sont pas aperçus de l'accident, lequel ne peut avoir de suites qu'autant qu'on éprouverait des difficultés à retirer l'instrument de la vessie.

On peut s'étonner que ces accidents ne se soient pas présentés plus souvent, surtout au début de la lithotritie, alors que les fabricants et les opérateurs manquaient également d'expérience. Il faut aussi noter des circonstances particulières sur lesquelles je dois insister.

(1) Voir le *Parallèle*, p. 144 et suiv.; *Traité de la Lithot.*, p. 307 et suiv.; les *Lettres deuxième*, *troisième*, *sixième*, et particulièrement la *troisième*, p. 83.

Les fabricants, outre qu'ils ne savent pas toujours faire de bons instruments, oublient trop souvent qu'il s'agit d'instruments de précision, et négligent les soins que réclame la fabrication. D'autre part, beaucoup d'opérateurs ont cru pouvoir pratiquer la lithotritie sans l'avoir étudiée; ils ont brisé ou forcé les instruments, faute de connaître la manœuvre.

Il dépend des mécaniciens et des chirurgiens que ces accidents ne se produisent pas. Déjà ils sont plus rares que par le passé.

Les accidents qui nous occupent peuvent être occasionnés par une pierre dure et irrégulière, mal placée entre les branches de l'instrument, ce que j'ai observé depuis peu de temps. Les branches portant à faux, l'une d'elles s'est brisée (la branche postérieure) en produisant un bruit différent de celui que produit la pierre en se cassant.

L'accident se produit très-souvent sans que le malade en ait connaissance. L'instrument est retiré, et l'opération se termine comme à l'ordinaire. Si l'extraction de la branche cassée présentait des difficultés, on pratiquerait la cystotomie, dont la gravité n'est pas augmentée par cette circonstance.

Lorsque l'extrémité vésicale de l'appareil est déformée, le plus souvent l'instrument ne peut pas être retiré. La situation de l'opérateur est alors critique, et il en augmente la gravité par des manœuvres intempestives, qui paralysent les ressources de l'art.

Je ne me suis jamais trouvé dans cette grave situation, mais j'ai cherché à remédier aux suites d'une semblable éventualité.

Dès que l'opérateur s'aperçoit que l'instrument ne fonctionne plus, que les mouvements en sont gênés et douloureux, il doit chercher à le retirer, mais sans exercer de fortes tractions. Il doit s'arrêter à la moindre résistance au col de la vessie. Il cherchera, par l'exploration de l'anus, à déterminer le mode de la déformation ; puis, il reportera l'instrument vers la face postérieure de la vessie, et pratiquera immédiatement la taille sus-pubienne, pour faire sortir l'extrémité de l'instrument qui peut être ensuite vu par la plaie, redressé ou scié suivant l'indication ; et enfin, on le retire sans difficulté.

Lorsqu'on a fait tout d'abord, pour retirer l'instrument, des tentatives prolongées qui ont distendu outre mesure le col vésical et la portion membraneuse de l'urèthre, et amené dans ces parties l'extrémité déformée de l'instrument, ce n'est point la taille hypogastrique qu'il faut pratiquer, mais la taille périnéale médiane, de manière à mettre l'instrument à découvert et à le faire sortir par la plaie. On agira alors directement sur l'extrémité déformée, soit en la sciant, soit en la redressant.

Chaque cas a ses règles, qui se tirent des circonstances et dont l'opérateur est juge.

La règle fondamentale est de s'abstenir de toute manœuvre pour forcer l'obstacle qui s'oppose à la sortie de l'instrument.

CHAPITRE VII

DE LA LITHOTRITIE CHEZ LA FEMME ET CHEZ L'ENFANT

Article Ier. Application de la lithotritie à la femme. — Article II. Application de la lithotritie à l'enfant.

ARTICLE PREMIER

Application de la lithotritie à la femme. — Dans les premiers temps de la lithotritie, on croyait que cette opération était d'une application plus facile chez la femme, parce que l'urèthre de la femme est large, court, extensible, dépourvu de courbure, de prostate, d'orifices séminifères, et qu'il se prête admirablement au passage des instruments.

Je n'ai pas besoin de répéter ici qu'on s'est étrangement mépris à ce sujet (1).

Il y eut ensuite un revirement d'opinion ; et il fut décidé que les femmes ne devaient pas être opérées par la lithotritie. Cette doctrine d'exclusion est encore professée par beaucoup de chirurgiens de la Faculté de Paris.

(1) Voir *Traité de la Lithot.*, p. 156.

Quelques chirurgiens anglais, et parmi eux, le célèbre B. Brodie, s'abstiennent d'opérer la femme par la lithotritie, sous le prétexte que la vessie de la femme ne peut retenir une quantité d'eau suffisante pour la manœuvre.

C'est là une erreur, dans la majorité des cas. Du reste, si la vessie est racornie, on opère sans injection, avec la petite quantité d'urine qu'elle contient. Et quand même le liquide injecté ou l'urine s'écoulerait pendant la manœuvre, ce ne serait pas une raison pour renoncer à la lithotritie (1).

En France, la taille est adoptée de préférence pour opérer la femme, parce que la cystotomie réussit mieux chez la femme que chez l'homme. Le fait est vrai ; mais on a tort d'en déduire des conséquences erronées.

En premier lieu, les résultats ne sont pas tels exactement qu'on les donne. Prenons des exemples dans la pratique des grands maîtres.

Sur 46 femmes opérées par frère Côme, on compte 33 guérisons et 8 morts. Dans 7 cas, le résultat n'est pas indiqué. On sait seulement qu'une de ces femmes conserva une infirmité à la suite de la taille. Remarquons à ce propos que les infirmités consécutives à la taille sont plus graves que l'affection calculeuse elle-même, et qu'on les observe souvent chez la femme.

(1) En Angleterre, on a fréquemment recours à la dilatation du col de la vessie et de l'urèthre pour extraire la pierre chez la femme. Ce moyen très-connu a été remis en honneur par M. Bryant dans un récent mémoire, (Two cases of Stone in the bladder of the female, treated by rapid urethral dilatation; with remarks on the operation. *Med.-chir. Transact.*, t. XLVII, p. 151-157. 1864), où l'on trouve les détails de deux nouveaux cas et une appréciation des divers modes de dilatation de l'urèthre et du col de la vessie, ainsi que des autres procédés pour extraire les calculs de la vessie chez la femme, etc.

Au rapport de M. Roux, sur six femmes taillées, M. Caylus en a perdu deux (1).

Dans un relevé d'opérations de taille chez la femme, sur 175 cas, j'ai trouvé 145 guérisons, 4 fistules, 4 incontinences d'urine, 19 morts et deux résultats inconnus (2).

Dans un récent mémoire de M. Bryant, sur l'extraction des calculs vésicaux chez la femme, nous avons remarqué quelques relevés qui se résument ainsi :

A. Treize cas de calculs expulsés par les efforts naturels ;

B. Vingt-huit cas de calculs extraits après la dilatation de l'urèthre ;

C. Vingt et un cas de calculs extraits après incision de l'urèthre par les procédés connus ;

D. Treize cas de calculs extraits par la lithotritie. M. Bryant est partisan de la dilatation rapide de l'urèthre, en faveur de laquelle il cite des faits et des autorités.

Quant aux faits d'expulsion spontanée, nous remarquerons que la plupart des femmes qui rendent de gros calculs ont eu le col de la vessie et l'urèthre progressivement dilatés par la pierre. A un moment donné, il a suffi, pour l'expulser, d'un effort extraordinaire. Cette dilatation lente et progressive du col vésical qu'on observe aussi, mais à un moindre degré chez l'homme, n'a rien d'étonnant pour les praticiens expérimentés.

Il n'est pas rare de voir des pierres engagées dans le col et l'orifice de l'urèthre fortement dilatés, faisant saillie au dehors, chez la femme, et occupant chez l'homme les régions prostatique et membraneuse de l'urèthre.

(1) *Gaz. des hôp.*, 1836, p. 214.
(2) *Traité de l'aff. calc.*, p. 681.

Il y a loin de cette dilatation spontanée et progressive à la dilatation brusque qu'on obtient, sous l'influence du chloroforme, par des procédés mécaniques. Cette dilatation forcée n'est pas aussi inoffensive qu'on le croit généralement. Je ne puis, à la vérité, en juger que par analogie, n'ayant jamais eu recours à ce procédé ; mais je sais par expérience que la dilatation rapide de l'urèthre et du col de la vessie peut entraîner de graves désordres.

A l'exception de quelques grosses pierres que j'ai dû extraire par la taille hypogastrique, et de quelques cas particuliers, où j'ai extrait la pierre entière après avoir débridé le col de la vessie, c'est toujours par la méthode ordinaire de la lithotritie que j'ai opéré depuis 1825 les femmes attaquées de la pierre (1). L'opération a été généralement facile et heureuse.

Je n'ai pas eu l'occasion d'observer les obstacles dont on parle ; et j'ai pu surmonter heureusement les difficultés qui avaient arrêté d'autres chirurgiens (2). Ces difficultés ne provenaient que d'une manœuvre opératoire peu régulière. Ce n'est pas la première fois que les difficultés et les dangers de l'opération ont été attribués à la méthode, au lieu de l'être à l'opérateur.

Répétons encore une fois, que si quelques femmes attaquées de la pierre ont peine à retenir l'urine ou le liquide injecté, on opère sans injection, comme chez l'homme, dans le cas où la vessie est racornie.

La manœuvre opératoire est, à peu de chose près, la même. Il faut se rappeler que la vessie de la femme a souvent un double fond. Si les parois vésicales sont minces, dépressibles, il n'est pas toujours facile de découvrir les petits calculs et

(1) Voir *Traité de la Lithot.*, p. 144.

(2) Voir *Traité de la Lithot.*, p. 261.

les fragments pierreux derrière le col de la vessie. Il importe en conséquence, pour éviter toute erreur, de se souvenir de cette disposition particulière.

ARTICLE II

Application de la lithotritie à l'enfant. — La lithotritie est applicable aux enfants : il faut seulement proportionner les instruments à la capacité des organes et conformer la manœuvre opératoire aux dispositions anatomiques.

En général, les enfants ont de petites pierres qu'il est facile de broyer quand elles ne sont pas trop dures; dans ce dernier cas, il faut multiplier les séances et ne pas se hâter. Il faut surtout procéder avec douceur et éviter les moyens de contrainte, qui n'ont d'autre effet que de provoquer des mouvements désordonnés et des contractions du diaphragme et des muscles de l'abdomen, très-contraires à l'opération.

Il suffit de prévenir les mouvements brusques qui pourraient donner lieu à des accidents ou gêner la manœuvre. Outre l'inconvénient des séances répétées, lorsque la pierre est dure, il y en a une autre qui tient à l'extrême dilatabilité du col vésical : de gros fragments peuvent s'engager dans l'urèthre et occasionner des accidents graves. Il faut donc redoubler de précautions en broyant la pierre chez les enfants. Les hématuries sont très-rares dans l'enfance, soit avant, soit après l'opération, sans doute par suite du peu de développement des capillaires du col et du corps de la vessie. Mais les hémorrhagies peuvent être produites chez les enfants, aussi bien que chez les adultes, par des manœuvres violentes. L'hématurie consécutive à l'opération résulte presque toujours de la maladresse de l'opérateur. Chez l'enfant aussi il convient de procéder avec beaucoup de soin aux explorations vésicales. Il faut constater la présence de la pierre dès le début, et ne pas attendre qu'elle ait acquis un volume considérable (1).

(1) Voir *Traité pratique et historique de la Lithotritie*, p. 266-272; *Traité pratique sur les maladies des organes génito-urinaires*, tome I, p. 685.

Nota. Cet article n'était pas entièrement rédigé lors de la mort de l'auteur. C'est tout ce que l'on a pu extraire de ses notes. (L'éditeur.)

CHAPITRE VIII

LA LITHOTRITIE PRATIQUÉE PAR UNE VOIE ARTIFICIELLE

Ponction de la vessie par l'hypogastre. — Ouverture pratiquée au périnée. — De la boutonnière pour extraire les calculs et les fragments pierreux de l'urèthre et de la vessie. — Combinaison de la taille et de la lithotritie.

Quand la lithotritie entra dans la pratique chirurgicale, on croyait que l'urèthre ne se prêterait point au passage des instruments volumineux et droits qui devaient broyer la pierre, après avoir pénétré dans la vessie par la voie naturelle. On se proposa, en conséquence, de les introduire par une ouverture pratiquée au périnée ou à l'hypogastre.

Ponction de la vessie par l'hypogastre. — Le projet de ponctionner la vessie par l'hypogastre ayant été soumis au célèbre professeur Boyer, ce chirurgien répondit avec sa finesse habituelle : « Agrandissez un peu cette ouverture, et vous retirerez la pierre entière. »

Quoique le projet fût absurde, la réponse malicieuse de Boyer ne l'empêcha pas d'être poursuivi et mis à exécution. Il est vrai que la pierre ne put être morcelée ; après de vaines tentatives, on renonça à l'opération, et l'opéré marcha désormais courbé en deux, sans pouvoir se redresser. J'ai observé un effet analogue de la ponction de la vessie par l'hypogastre, chez deux malades ; ils souffraient en se redressant.

Quand même ce projet eût été applicable, on n'en aurait retiré que peu de profit dans la pratique. Il me souvient de deux malades traités de la pierre par la cystotomie, et qui avaient conservé une fistule hypogastrique, à la suite de la taille sus-pubienne (1). La pierre s'étant reproduite, j'essayai de la broyer par cette voie artificielle ou accidentelle. L'instrument pénétra dans la cavité vésicale, et la pierre fut saisie, mais difficilement et avec douleur. Je jugeai à propos de continuer l'opération par la voie naturelle.

Chez un autre calculeux, également porteur d'une fistule hypogastrique, à la suite d'une ponction de la vessie par la région sus-pubienne, j'éprouvrai les mêmes difficultés à saisir la pierre.

Ouverture pratiquée au périnée. — C'est surtout par le périnée qu'on a cherché à faire pénétrer les instruments lithotriteurs dans la cavité vésicale. Les uns se sont bornés à élargir ou à dilater des trajets fistuleux préexistants ; d'autres n'ont pas hésité à pratiquer la boutonnière.

Dans les cas ordinaires, si l'on se propose uniquement de faciliter l'introduction des instruments lithotriteurs, ce dernier procédé n'est pas acceptable. On peut néanmoins l'utiliser dans quelques circonstances, pour remplir d'autres indications.

Supposons un malade qui soit atteint à la fois d'une coarctation uréthrale grave et d'un calcul vésical dont il souffre beaucoup. Le calcul pourra, à la rigueur, être extrait ou broyé par la voie artificielle ; il y en a des exemples.

(1) MM. les docteurs Oudet (1826) et Padilla (1852).

Quand l'opérateur peut procéder ainsi, les douleurs du calcul disparaissent avant la guérison du rétrécissement. J'ai opéré trois fois par ce procédé. D'autres chirurgiens ont opéré de même avec succès.

L'ouverture qu'on pratique au périnée pour établir une communication entre les téguments externes et la partie membraneuse de l'urèthre est d'un usage plus général.

De la boutonnière pour extraire les calculs et les fragments pierreux de l'urèthre et de la vessie. — La boutonnière a été pratiquée un grand nombre de fois pour remplir cette indication, qui se présente souvent dans la pratique par suite de l'arrêt des fragments.

Ainsi, un malade est opéré de la pierre par la lithotritie. Des fragments s'arrêtent dans la partie profonde du canal, et on ne peut les repousser dans la cavité vésicale. L'extraction par l'urèthre présente des difficultés et des dangers. Cependant les douleurs augmentent, et il devient urgent de débarrasser le canal.

Il faut dans ce cas pratiquer sans délai la boutonnière, c'est-à-dire la première partie de la taille médio-bilatérale, et se hâter d'extraire les fragments.

On procède de même lorsqu'il s'agit d'un calcul qui a grossi lentement dans le canal, sans occasionner de graves désordres. Si des troubles viennent à se manifester tout d'un coup, il faut extraire le calcul par une boutonnière (1).

Le volume, la forme et le nombre des corps étrangers à extraire obligent à modifier, en conséquence, le procédé opératoire. En général, je ne pratique la boutonnière que dans les cas d'arrêt et d'accumulation de débris pierreux à la partie

(1) Voir *Troisième Lettre : Lithotritie uréthrale*, et *Traité de la Lithot.*, p. 339 et suiv.

profonde de l'urèthre et au col de la vessie, après avoir essayé sans résultat de les faire rentrer dans la vessie.

Après avoir extrait ces fragments, j'essaye de retirer ceux qui restent dans la vessie; lorsque le col vésical est très-dilatable, il cède sans trop de résistance, mais si le sphincter est fortement contracté, si la pierre à extraire est volumineuse, je divise le col vésical; en d'autres termes, la boutonnière devient une ouverture semblable de tous points à celle que l'on pratique dans la taille médio-bilatérale. J'ai souvent employé ce procédé.

En général, l'opération de la boutonnière est facile, toutes les fois du moins qu'un cathéter cannelé peut être introduit dans la vessie.

Dans les cas où l'opérateur est privé de ce guide et réduit à diviser les tissus sur le corps étranger immédiatement, la manœuvre est longue, pénible, douloureuse.

Combinaison de la taille et de la lithotritie. — On pratique quelquefois la boutonnière chez les calculeux pour réaliser la combinaison de la taille et de la lithotritie.

Le premier essai que j'ai fait de cette opération mixte eut lieu en 1828; elle fit assez de bruit. Il est surprenant que ce fait qui a été exposé dans tous ses détails, et un grand nombre d'autres que j'ai publiés également, aient échappé à MM. Dolbeau et Bouisson, qui ont tenté récemment de rajeunir ce procédé opératoire en se l'attribuant, et de lui donner une extension dont l'utilité n'est pas encore démontrée.

Je vais rappeler brièvement le fait en question :

A la fin de 1827, on me présenta un enfant de sept ans qui souffrait depuis sa naissance. La pierre me parut dure et volumineuse, et je pensai que la taille serait préférable à la lithotritie. Néanmoins les parents insistèrent pour l'emploi de la nouvelle méthode. Voulant écarter les difficultés de l'opération, abréger le traitement et diminuer les dangers de la cystotomie, je proposai de combiner les deux méthodes ; en autres termes, d'ouvrir la portion membraneuse de l'urèthre et de porter dans la vessie, par cette voie artificielle et le col vésical, très-dilatable chez les jeunes enfants, un fort trilabe, de façon à morceler sûrement la pierre et à terminer l'opération en une séance.

Ce projet, longuement mûri, fut soumis au célèbre professeur Antoine Dubois, qui l'approuva. Je me décidai alors à le mettre à exécution. Voici l'opération, en abrégé :

Premier temps. — La portion membraneuse de l'urèthre fut divisée longitudinalement : une sonde flexible fut introduite par la plaie dans la vessie et fixée à demeure.

Deuxième temps. — Peu de jours après, je me disposai à procéder au broiement de la pierre par cette voie.

Dupuytren, consulté dans l'intervalle, blâma la combinaison des deux méthodes, et persuada à la famille qu'il guérirait l'enfant en l'opérant à sa manière, c'est-à-dire par la taille bilatérale, pour laquelle il était alors plein d'enthousiasme.

Dupuytren opéra par la taille bilatérale, avec son habileté ordinaire, et le malade mourut le septième jour après l'opération (1).

Sans juger ici la conduite de Dupuytren, nous pouvons affirmer que la combinaison des deux méthodes a son utilité dans la pratique ; je l'ai appliquée un assez grand nombre

(1) Voir *Troisième* et *Quatrième Lettres sur la Lithotritie* et le *Traité pratique*, p. 217 et 450.

de fois avec succès. Quant aux détails de ce procédé mixte, je les ai fait connaître il y a plus de trente ans (1).

Dans des cas parfaitement déterminés, cette combinaison est utile; elle a trouvé sa place dans la pratique. Il s'agit seulement de ne pas en abuser et surtout de ne pas la dénaturer, sous prétexte de la perfectionner.

(1) Voir *Troisième Lettre*, p. 75, la *Quatrième Lettre* et le *Traité de la Lithotritie*, p. 216, où j'ai présenté le tableau des principaux cas de ce genre jusqu'à l'année 1846. *Voir* plus loin le *Morcellement des grosses pierres dans la cystotomie.*

CHAPITRE IX

RÉCIDIVES DE L'AFFECTION CALCULEUSE

La reproduction de la pierre, après l'opération de la taille ou de la lithotritie, a été l'objet de beaucoup de recherches depuis quelques années. Malheureusement, la question a été réduite par esprit de système, et dans ce fait important de pathologie, on n'a vu qu'un prétexte pour attaquer la lithotritie. On a prétendu que la pierre se reproduisait, parce que la nouvelle méthode ne peut complétement délivrer les calculeux (1). Les débris qui restent dans la vessie forment, dit-on, le noyau de nouveaux calculs. Ainsi raisonnent les théoriciens prévenus. Voyons les résultats de l'observation.

Quel que soit le traitement appliqué à l'affection calculeuse, la pierre peut se reproduire une ou plusieurs fois, dans un certain espace de temps. Cela n'a rien d'étonnant. De fait, la lithotritie, aussi bien que la taille, n'agit que sur la pierre, laquelle n'est qu'un produit, les organes de l'appareil urinaire restant les mêmes, après l'opération.

Tous les cystotomistes citent des exemples de récidive, et parlent de calculeux opérés plusieurs fois. Colot parle d'un homme qui fut opéré trois fois, pour des calculs multiples, et qui finit par succomber aux atteintes répétées d'une affec-

(1) V. *Exploration finale.*

tion que l'art ne pouvait pas guérir radicalement. Deschamps a vu un calculeux qui avait subi six opérations. Chaque fois on avait retiré une pierre sablonneuse d'une once et demie. Un autre calculeux, d'après le même observateur, mourut avec une pierre dans la vessie, après avoir été taillé quatre fois dans l'espace de quatre ans. Delaunay cite le cas d'un jeune homme qui fut opéré trois fois dans trois ans, les deux premières par Tolet, qui retira d'abord quatre pierres grosses comme un œuf de pigeon, puis, six autres d'égal volume, et la troisième par Maréchal, qui retira six pierres. Atteint de nouveau, l'année d'après, le malade mourut avant d'avoir subi l'opération. On sait que l'anatomiste Riolan fut taillé deux fois. Panthot parle d'un calculeux qui fut taillé trois fois en six mois; de Haen, d'un malade qui subit autant d'opérations en dix-sept mois. Un enfant, dont parle Pallucci, fut de nouveau atteint de la pierre deux ans après l'opération. Goodrick rapporte qu'on retira quatre-vingt-seize pierres de la vessie d'une fille, et que l'affection ayant reparu, on trouva à l'autopsie une pierre énorme. M. Bignon, excellent praticien de Rouen, a été taillé plusieurs fois. Scarpa cite deux calculeux qui ont subi trois opérations. M. Belmas a cité aussi plusieurs cas de récidive, un entre autres d'un malade qui fut opéré deux fois en sept mois. Séraphin, directeur des Ombres Chinoises, fut taillé en 1779, pour plusieurs calculs; il le fut de nouveau en 1800, pour deux pierres; on en retira autant peu de temps après; on trouva, après la mort, une pierre enkystée.

Citons encore un malade de la Charité qui fut taillé le 14 février, le 13 juin et le 1er août 1829; le cas de M. Aubertot, rapporté par Roux, et qui fut taillé deux fois en deux mois; une série de cas analogues recueillis dans plusieurs hôpitaux français et étrangers. Souberbielle a eu bien des faits semblables dans sa pratique. Il a donné les noms des malades : Huet fut taillé en 1819 et en 1823; Suwiter, taillé d'abord dans un hôpital de Paris, le fut ensuite par Souberbielle; le comte de Luçay subit deux opérations en moins d'un an; Damny fut successivement taillé en 1818, en 1822, en 1823, en 1825, en 1827 et en 1828. J'ai parlé ailleurs du nommé Labarre, taillé cinq fois en quinze années; de Soisson, taillé en août 1826 et lithotritié en janvier 1827; de Gervais, opéré trois fois en dix-huit mois; du docteur Clever, jeune homme de vingt-six ans, taillé en 1816, en 1818, en 1820, en 1823 et en 1824, et opéré de nouveau par la lithotritie; enfin, du docteur Oudet, dont l'observation complète figure dans un autre ouvrage. M. Crosse rapporte qu'un soldat fut taillé en 1816. L'opération dura plus d'une heure; elle fut suivie d'une fistule, avec écoulement de matières fécales par l'urèthre; au bout d'un an, nouvelle opération; la division de la cicatrice causa de vives douleurs; on fut obligé d'extraire le calcul par fragments; le malade fut guéri en six semaines, et la fistule rectale disparut. Un ecclésiastique, taillé en 1829 à l'infirmerie de Marie-Thérèse, fut obligé de se soumettre à l'opération de la lithotritie, au bout d'une année. Sur cinq cas rapportés par M. Leroy, en 1832, il y en avait trois dans lesquels une nouvelle pierre se forma au bout de quelques mois. Un malade a été taillé trois fois en six mois.

Récidives après la lithotritie. La pierre se reproduit aussi après la lithotritie. On peut en voir la preuve dans les relevés que j'ai présentés en 1828, 1836, 1838, 1846, et qui résument les faits de ma pratique jusqu'à cette date. Depuis cette époque, j'ai recueilli d'autres faits de récidive, et en plus grand nombre; ce qui n'a rien d'extraordinaire, en dépit des inductions que des chirurgiens prévenus contre la lithotritie ont prétendu tirer de cette particularité. Ils n'ont pas réfléchi que la taille donne lieu à un nombre moindre de récidives, parce qu'elle cause souvent la mort; dans les cas malheureux, il n'y a point de récidive. Les adversaires de la lithotritie n'ont pas tenu compte de cette différence entre les deux méthodes, dont l'une tue souvent, et l'autre très-rarement. L'expérience a démontré d'ailleurs, que sous l'influence de causes diverses, la pierre se reproduit indifféremment après la taille comme après la lithotritie. Dans les deux cas, il n'est pas juste de compter parmi les récidives, les nouvelles pierres formées par des débris ou fragments laissés dans la vessie après l'opération. Il est évident que si la vessie n'est pas entièrement vidée, la récidive est imminente. On trouvera un résumé de cette question de pratique dans deux de mes ouvrages, qui présentent en abrégé les opinions que j'ai soutenues à ce sujet devant l'Académie de médecine (1).

La récidive de la pierre, par rapport à la pathologie des voies urinaires, est une question d'un puissant intérêt. J'entends parler seulement des cas où la nouvelle pierre s'est formée de toutes pièces.

Quelquefois, la pierre nouvelle est de même composition que l'ancienne. Dans les cas les plus favorables, la santé générale du calculeux est bien conservée, et la pierre se reproduit longtemps après le traitement. Le plus souvent, la pierre de nouvelle formation est du phosphate calcaire ou ammoniaco-magnésien, quelle que soit d'ailleurs la nature de la première. En général, la formation de ces nouveaux dépôts est assez rapide, et presque toujours précédée et accompagnée d'un état morbide ou phlegmasique de l'appareil urinaire.

(1) V. ma *Sixième Lettre* et le *Parallèle*.

Quant à la marche que suivent ces reproductions de la pierre, j'ai constaté des différences notables. Chez le calculeux Clever (1), la pierre s'est reproduite sept fois, de 1816 à 1827. Le malade fut taillé sept fois; je l'opérai par la lithotritie en 1827. Depuis lors, il n'y a pas eu de récidive. J'ai opéré également par la lithotritie, tous les neuf mois, pendant quatre années consécutives, pour des amas de matière calcaire d'un blanc de nacre, un homme rachitique et d'une constitution épuisée. A la suite de chaque traitement, ce malade se portait bien pendant quatre ou cinq mois, et après cet espace de temps, les douleurs reparaissaient.

Un officier qui s'était trouvé à la retraite de Moscou eut la pierre, il y a une vingtaine d'années. Il fut opéré avec succès par la lithotritie. Le bien-être dura douze années, au bout desquelles survint un catarrhe vésical. La pierre se reproduisit et fut facilement détruite. Il fallut recommencer six mois après; et le traitement fut repris ensuite tous les huit mois, pendant trois ans. Le brave officier subissait toutes ces opérations avec beaucoup de courage. Depuis deux ans et demi la pierre ne s'est pas reproduite; la santé générale est excellente. Je pourrais citer beaucoup de cas analogues.

Encore quelques remarques essentielles dans l'étude de la récidive de la pierre.

Lorsque le traitement par la lithotritie est interrompu ou suspendu pendant quelque temps, ce qui reste de la pierre dans la cavité vésicale se recouvre d'une couche grise ou cendrée, dont l'épaisseur est proportionnée à l'intensité de la phlegmasie de la vessie.

Beaucoup de malades atteints de la gravelle rendent de petits calculs d'acide urique et d'oxalate calcaire. Survient-

(1) *Deuxième Lettre*, p. 75.

il une phlegmasie vésicale, les graviers qui restent dans la vessie se recouvrent d'une couche semblable.

On observe quelque chose d'approchant, chez quelques-uns de ces malades qui vont aux eaux de Vichy : la pierre ou la gravelle augmente de volume et se recouvre d'une couche grise. Une sonde placée en permanence dans leur vessie ne tarde pas à se recouvrir d'une couche de même composition.

Les bornes de cet ouvrage ne me permettent pas de m'étendre plus longuement sur ces faits curieux, et si propres à expliquer les récidives de la pierre. Je renvoie pour de plus amples détails à mes écrits antérieurs (1).

(1) *Deuxième Lettre* (1828), p. 62 et suiv.; *Parallèle* (1836), p. 383; *Traité de l'affect. calcul.*, p. 689; *Sixième Lettre*, p. 85; *Traité de la lithot.*, p. 371.

CHAPITRE X

LA LITHOTRITIE PEUT-ELLE OCCASIONNER LA MORT?

L'examen de cette question tant de fois soulevée servira de complément au chapitre des accidents. Remarquons tout d'abord que la mort peut survenir à la suite de la plus insignifiante opération chirurgicale. L'introduction d'une bougie molle dans l'urèthre a provoqué quelquefois des accidents mortels. Qui ne se souvient du fait cité par Deschamps, d'un homme qui mourut pendant la section du filet du prépuce?

Mais, de ce que la lithotritie peut être suivie de la mort, comme n'importe quelle opération de chirurgie, il n'est pas permis de conclure que l'application de la nouvelle méthode soit souvent mortelle. Les adversaires de la lithotritie, qui ont raisonné de la sorte, n'ont pas raisonné juste (1).

Il ne s'agit que de bien poser la question. La lithotritie est-elle, de sa nature, une opération dangereuse jusqu'à compro-

(1) Un triste spectacle a été donné à l'Académie de médecine de Paris en 1835 et 1847 : l'élite des chirurgiens de la capitale réunit ses efforts pour attaquer la lithotritie, et à force d'interprétations et de commentaires plus fautifs les uns que les autres, on vint nous dire que la lithotritie occasionnait la mort plus souvent que la cystotomie. Il faut lire dans chaque bulletin de l'Académie les arguments présentés à l'appui de cette thèse. Jamais, sans nul doute, on ne vit se produire autant d'erreurs. (Voir le *Parallèle* et la *Sixième Lettre* sur la lithotritie.)

mettre la vie de l'opéré? Répondons sans hésiter négativement.

La lithotritie, pratiquée suivant les règles et dans les cas où elle est applicable, ne produit point de ces lésions organiques, de ces troubles fonctionnels qui sont des causes de mort.

Les faits sont là pour attester la vérité de cette assertion.

C'est l'expérience qui a prononcé; et on verra par les quelques considérations suivantes combien il est peu raisonnable d'aller, par esprit de système, contre ses décisions.

Un opérateur expérimenté et habile, pratiquant la lithotritie chez un malade placé dans des circonstances favorables et ayant une petite pierre sans complication, peut garantir l'heureux succès de la cure.

Il y a toutefois des réserves dont on se rendra facilement compte :

1° Il y a des cas exceptionnels qui sortent de toutes les règles. On ne peut toucher aux organes urinaires sans produire des désordres. (Voir *Traité pratique*, 3me édition, p. 208-209.)

2° La lithotritie n'a pas un champ d'action illimité, et parce que les moyens d'exploration ne suffisent pas toujours pour tracer ses limites d'une manière rigoureuse, et parce que le chirurgien est exposé à appliquer la méthode dans de mauvaises conditions et hors de sa sphère d'action. (*Parallèle*, p. 174 et 264; *Traité de lithotritie*, p. 330-339. — Voir plus haut, *Cas compliqués*.)

A moins qu'il ne survienne un de ces accidents imprévus et extraordinaires, le pronostic sera vrai. L'essentiel est de savoir que l'opération n'entraînera point de conséquences fâcheuses, ou que les accidents qui pourront intervenir ne seront pas assez graves pour mettre l'existence du malade en péril.

Ajoutons à ces considérations quelques développements, tirés de l'analyse des faits cliniques.

On pourra demander pourquoi les calculeux qui sont opérés par la lithotritie ne guérissent pas toujours, et pourquoi cette opération a été suivie quelquefois d'accidents mortels.

Les deux questions sont connexes. Une seule réponse suffira pour toutes les deux.

Il faut se rappeler que la lithotritie n'a point un champ d'action illimité, et qu'elle ne présente tous ses avantages que dans les cas favorables. Appliquée dans de mauvaises conditions, elle ne produit point le résultat désiré; et c'est quand elle agit hors de sa sphère que les résultats peuvent être fâcheux.

Le diagnostic étant maintes fois insuffisant, l'opérateur peut rencontrer des difficultés insurmontables, des obstacles imprévus, un état organique de la vessie de nature à nuire au succès.

D'un autre côté, l'état des organes étant connu, les conditions peuvent être fâcheuses; et l'opérateur se voit alors obligé d'intervenir par humanité, tout en doutant du bon effet de l'opération. Dans ces cas difficiles, il est plus aisé de prévoir les accidents graves que de les conjurer.

Les calculeux se présentent souvent à l'opérateur dans des conditions peu favorables : grosse pierre, lésions organiques plus ou moins sérieuses, affection chronique, état général peu satisfaisant, etc. Dans les cas de cette espèce, le succès est incertain, et toutefois la lithotritie présente beaucoup plus de chances que la taille.

Le devoir du chirurgien est d'opter pour la méthode la moins dangereuse; il pratiquera la lithotritie de préférence à la cystotomie, parce que les conséquences de la première sont infiniment moins graves. D'ailleurs, il est toujours temps de recourir aux moyens extrêmes. La cystotomie tue ou guérit; il n'y a point de milieu. Il n'en est pas de même de la lithotritie.

En résumé, pour apprécier les résultats de la lithotritie en toute équité, il faut tenir largement compte de la nature des cas, des conditions favorables ou contraires, des limites de son action efficace, et de la différence qui existe entre les deux méthodes.

Il nous reste maintenant à traiter des causes de la mort après la lithotritie.

On a vu, par ce qui précède, que ces causes ne sont pas en grand nombre. De ces causes, les unes tiennent à l'opération, et les autres à la constitution de l'opéré. En d'autres termes, l'opération peut être considérée, suivant les cas, comme une circonstance tantôt essentielle, tantôt accessoire.

Parlons d'abord des causes inhérentes à l'opération elle-même. Celle-ci peut avoir pour effet d'exciter les contractions de la vessie et d'exaspérer les accidents ordinaires de la pierre, accidents qui peuvent amener la mort, s'ils ne sont conjurés à temps. Un fragment de calcul arrêté au col de la vessie ou dans la portion membraneuse de l'urèthre peut provoquer une irritation locale, qui, s'irradiant et se propageant aux organes voisins, pourra troubler toute l'économie, et produire des désordres fonctionnels capables de produire la mort. Quant aux causes de mort plus particulièrement inhérentes à quelques procédés opératoires de la lithotritie, elles agissent surtout par les lésions profondes de la vessie ou de l'urèthre. Mais je ne puis pas invoquer, pour expliquer les faits de ce genre, les souvenirs de ma pratique. Pour ce qui est de l'état antérieur de l'opéré, la plupart des causes de mort, dans l'opération de la lithotritie, ont leur centre d'action dans les reins. Ces organes sécréteurs peuvent être profondément altérés et désorganisés, sans que des signes extérieurs ni l'excrétion des urines puissent fournir les moindres indices. C'est là un fait d'observation. Les altérations chroniques des reins, quand elles sont très-avancées, entraînent la perte du malade, même sans opération. Or, si la mort survient dans ces circonstances, quelle que soit d'ailleurs l'opération pratiquée, il serait injuste de l'attribuer soit à la cystotomie, soit à la lithotritie. L'une ou l'autre de ces deux opérations ne peut être, dans ces cas, qu'une circonstance occasionnelle. J'ai perdu nombre de malades dans ces conditions. Les phlegmasies profondes des parois vésicales produisent le plus souvent des désordres consécutifs dans toute l'étendue de l'appareil urinaire. Hâtons-nous de dire qu'il est rare d'observer ces inflammations de la vessie à la suite des applications de la nouvelle méthode. Je les signale ici à cause de la fâcheuse influence qu'elles exercent sur les reins, de façon à compromettre le succès de l'opération.

Quelques calculeux, indépendamment des lésions profondes que je viens de signaler, se trouvent dans un état général qui rend dangereuses les opérations les plus simples. Il est évident que les résultats malheureux qui sont la conséquence immédiate d'une disposition morbide, ne doivent pas être attribués à la méthode. Il faut bien distinguer les causes purement occasionnelles des causes efficientes. Il faut tenir compte aussi des conditions d'application de la lithotritie. Quand le traitement se prolonge, la répétition des séances peut, par exemple, exagérer la sensibilité ou l'impressionnabilité de l'opéré, sans que la manœuvre opératoire exerce d'ailleurs aucune fâcheuse influence sur un appareil particulier d'organes. Dans de telles dispositions, une cause occasionnelle complétement étrangère à l'opération peut provoquer des accidents formidables. Un de mes opérés a succombé par suite d'un refroidissement subit et d'un simple écart de régime. Il y a grande apparence que sans l'excès d'irritabilité qu'avait produit un long traitement, ces causes n'auraient pas suffi pour produire la mort. Je ne m'arrêterai pas à l'examen des causes de mort qu'on a cru trouver dans quelques dispositions spéciales des instruments, ou dans quelques particularités de l'opération et des procédés opératoires. La lithotritie, pas plus que la cystotomie, ne saurait échapper à des explications futiles qu'on a mises en avant pour rendre raison des succès ou des revers. C'est assez de nous être arrêté à l'examen des causes sérieuses.

CHAPITRE XI

OBSERVATION CURIEUSE

Observation. — Remarques sur cette observation. — Récidive de la pierre. — Traitement.

Le cas suivant mérite à tous égards de fixer l'attention. Il s'agit du roi des Belges, Léopold Ier, dont j'exposerai l'observation avec quelques développements. Elle ne sera pas inutile pour rectifier bien des erreurs que la grande et la petite presse ont accueillies légèrement et mises en circulation.

Le fait est capital, à ne considérer que les applications de la lithotritie; et comme la pierre n'est pas, après tout, une de ces maladies que l'on cache, j'ai cru que je pouvais communiquer aux chirurgiens le cas le plus difficile et le plus instructif en même temps que j'aie rencontré dans ma longue pratique.

Quand le roi fut sondé la première fois, pour une rétention d'urine, il s'était manifesté depuis quelque temps des troubles fonctionnels, dont on ignorait la cause, du côté du rectum et de la vessie. Un petit gravier se trouva engagé dans les yeux de la sonde. D'autres furent expulsés avec l'urine.

En se rendant à Biarritz, Sa Majesté fut obligée d'interrompre son voyage. L'urine, muqueuse et sanguinolente, coulait avec difficulté ; les fonctions digestives étaient fortement troublées. Ces symptômes diminuèrent d'intensité, et le voyage fut repris; mais ils ne tardèrent pas à se reproduire.

Les exercices prolongés occasionnaient des épreintes vésicales, des troubles de la digestion et de la miction, qui cessaient par le repos et les sédatifs.

Le malade étant à Londres, vers la fin de 1861, survint une nouvelle crise plus grave.

Des chirurgiens réunis en consultation crurent à l'existence d'une pierre. Sr. B. Brodie conseilla au roi de me faire appeler (1).

Observation. — Le 1er mars 1862 je fis ma première visite au château de Laecken. Aux renseignements qu'on m'avait donnés, le roi ajouta quelques explications au sujet d'un rétrécissement, pour lequel on avait employé la dilatation et la cautérisation.

Les accidents survenus en dernier lieu reconnaissaient évidemment d'autres causes que les coarctations de l'urèthre ; mais ils n'avaient point de caractère assez précis pour qu'on pût s'accorder sur leur véritable origine. On les rapportait à l'urèthre, à la vessie, au rectum, au cœur, avec quelque raison, car tous ces organes étaient intéressés.

Le pouls était intermittent. Le rectum fonctionnait irrégulièrement ; la miction était fort troublée, la santé générale profondément atteinte.

On ne doutait pas de la présence d'une pierre.

Pour moi, je me préoccupais davantage des autres causes

(1) Je ne fais qu'indiquer les antécédents. Les renseignements que j'ai pu recueillir ne s'accordent pas entièrement. Ce qu'il y a de certain, c'est que la pierre existait depuis plusieurs années. Ce qui le prouve, c'est son volume et sa consistance extraordinaire. On avait craint sans doute d'affliger le roi en lui parlant d'une maladie qu'il redoutait extrêmement.

de désordre, qu'il importait de déterminer, autant que cela était possible, dans un cas aussi compliqué.

Une exploration complète était indispensable ; elle fut proposée et acceptée.

La sonde pénétra aisément et sans douleur vive jusqu'au col de la vessie, où elle se trouva arrêtée. Sans la pousser, j'en relevai l'extrémité vésicale ; et elle s'engagea dans le col, non sans difficulté. Le moindre mouvement produisait une sensation pénible. Il s'écoula un peu d'urine sanguinolente.

Deux injections d'eau tiède furent bien supportées.

Je ne découvris pas la pierre, que je ne cherchais point, à vrai dire. Il y aurait eu de l'imprudence à prolonger cette première exploration.

Je proposai de renvoyer au surlendemain la suite des recherches ; ce qui fut accepté.

Il y eut un petit accès de fièvre, dont le frisson dura une demi-heure. La sueur fut abondante. L'accès ne revint pas.

L'exploration complète m'apprit qu'il y avait plusieurs calculs dans la vessie et une production morbide au col vésical, notamment du côté droit. Elle était douloureuse et saignait au simple contact de l'instrument.

La prostate était un peu tuméfiée ; l'orifice interne de l'urèthre refoulé en arrière et dévié en haut. Par suite de la petite capacité de la vessie, les mouvements de la sonde étaient gênés.

On demandait que l'opération fût commencée immédiatement ; mais il y avait des précautions à prendre. Les phénomènes observés et l'exploration annonçaient un cas compliqué.

Le contact prolongé des instruments pouvait provoquer une grave perturbation.

La lésion du col vésical devait être prise en grande considération. Le pouls était misérable et intermittent. Les nuit étaient agitées ; la faiblesse était grande.

En soumettant toutes ces observations au docteur Koepl premier médecin du roi, je désirais que l'état du malade fû constaté d'une manière authentique. Mon habile confrère me fit entendre qu'on ne voulait point de consultation.

C'était donc à nous deux de résoudre les questions suivantes :

Est-il urgent d'opérer ?

Quel procédé faut-il adopter ?

La durée des dernières crises, leur fréquence, l'aggravation progressive de l'état local, la santé générale compromise, tout indiquait la nécessité de débarrasser la vessie.

Différer l'opération, c'était en augmenter les difficultés et les périls.

Nous fûmes parfaitement d'accord sur ce point et sur l'utilité des remèdes internes.

Le point à discuter, c'était le choix de la méthode opératoire.

J'avais été appelé pour pratiquer la lithotritie.

Etait-elle possible ? Sans doute.

Devait-on la préférer à la taille ? Oui.

Mais il y avait plusieurs pierres et des lésions organiques, et partant la durée du traitement pouvait se prolonger beaucoup. Les suites de l'opération étaient à craindre.

Ce n'est point une question indifférente que celle de la multiplicité des pierres. L'opérateur qui ne s'en inquiète point se jette dans l'inconnu, il se prépare des regrets.

Il faut se préoccuper aussi de la durée du traitement. S'il dépasse la limite ordinaire de quinze à trente-six jours, chez un malade dont les fonctions ne s'exécutent pas régulièrement, il est à craindre que la cure ne soit interrompue par des accidents ou que le malade ne se décourage.

Il fallait songer aussi aux lésions du col vésical qui opposeraient un obstacle à l'expulsion des débris.

La vessie était racornie et d'une capacité très-réduite, conditions fâcheuses pour la facilité de la manœuvre. Le catarrhe vésical et la disposition de la vessie à saigner ajoutaient encore aux difficultés.

Dans de pareilles circonstances, la lithotritie n'était pas sans danger. On ne pouvait pas répondre que l'opération serait terminée.

Cependant elle était l'unique ressource. On ne voulait pas de la cystotomie, contre-indiquée d'ailleurs par l'état général du malade.

Il fut décidé qu'on aurait recours à la lithotritie, en procédant comme j'ai l'habitude de le faire dans les cas analogues. Il fallait prévoir, par de petits essais ménagés, comment les organes supporteraient le contact des instruments.

En général, je commence par faire une, et au besoin plusieurs tentatives de lithotritie. Si elles ne sont pas bien supportées, si la manœuvre est laborieuse et trop pénible faute d'espace, si la pierre résiste à la pression du lithoclaste, si à chaque tentative succède une réaction fébrile, je renonce à la lithotritie pour la taille.

Si, au contraire, les organes tolèrent les instruments, si les douleurs diminuent avec les difficultés, à mesure que les séances se renouvellent, je poursuis le traitement commencé.

Il n'y avait pas d'autre parti à prendre, dans un cas mal déterminé, où les indications précises manquaient.

Après la préparation ordinaire, je fis une première séance de lithotritie le 12 mars 1862. Elle dura deux minutes. L'extraction de quelques débris avec le lithoclaste et l'expulsion d'autres éclats avec l'urine produisirent une impression très-favorable.

La seconde séance, qui eut lieu le 14, fut aussi courte et aussi bien supportée que la première. De nouveaux débris furent expulsés. Point de réaction sensible (1).

Le 20 et le 22 mars, nouvelles opérations ; même tolérance, même résultat.

Loin d'augmenter, comme on s'y était attendu, par la répétition des séances, les douleurs locales diminuèrent progressivement ; l'état général s'améliorait à vue d'œil, si bien qu'on se croyait au terme du traitement (2).

La cinquième opération fut pratiquée le 3 avril. De nouveaux débris furent expulsés. Un de ces fragments, arrêté au col vésical pendant quelques heures, détermina une crise de douleur de courte durée. L'amélioration progressive ne fut point interrompue. Le roi sortait et faisait même de longues promenades.

Le 13 avril, sans avoir consulté personne, le roi se rendit à Bruxelles, roulant sur un pavé infernal. Il donna des au-

(1) « Notre malade va à merveille, m'écrivait M. Koepl le 17 mars. La fièvre et les palpitations ont cessé, les douleurs sont réduites à leur plus simple expression ; les besoins d'uriner sont peu fréquents. Le roi vous attend pour l'opération, jeudi. »

(2) M. Koepl m'écrivait le 27 mars : « Le malade va très-bien, la vessie s'est comportée de la manière la plus admirable ; les spasmes ont cessé, le mucus diminue, les douleurs même, après l'excrétion de l'urine, sont nulles ; il n'y a ni épreintes, ni frisson : des fragments pierreux, très-anguleux, ont été rendus sans la moindre souffrance, à différentes reprises. Depuis avant-hier, un coryza s'est établi ; j'ai été chargé de vous prier d'ajourner votre voyage à la semaine prochaine. » — Je fus appelé le 2 avril. Le coryza avait cessé.

diences, reçut les félicitations de la Cour, et ne rentra à Laecken que plusieurs heures après, toujours par le même chemin.

Les suites d'une pareille imprudence ne se firent pas attendre.

Le lendemain, 14 avril, un fragment se présentait au col. Je le retirai facilement. Mais l'opération ne fut pas continuée. Le malade était sous une influence fâcheuse. Le 16 avril éclatèrent des phénomènes assez graves pour donner de l'inquiétude (1).

Je fus appelé le 20. Des douleurs semblaient annoncer la présence de quelque gravier; mais ce n'était pas le moment d'introduire des instruments dans la cavité vésicale.

Les choses en étaient au même point le 23. Cependant on insistait pour que l'opération fût reprise. « Les douleurs sont intolérables, disait M. Koepl, l'appétit se perd, la faiblesse augmente. » Je fis observer à mon habile confrère, qu'il n'y avait pas urgence, la pierre se trouvant dans la vessie et non engagée dans le col; de manière que l'urine pouvait s'écouler librement.

Je représentai qu'il serait imprudent d'agir par une nouvelle manœuvre sur des surfaces irritées, enflammées. On insista, et je refusai formellement d'opérer.

Sa Majesté apprécia les motifs de mon refus, et se résigna à attendre un moment plus favorable. L'opération fut ajournée.

Une nouvelle séance eut lieu le 4 mai. Plusieurs éclats

(1) M. Koepl écrivait le 26 avril : « La journée d'hier était bonne, ainsi que la première moitié de la nuit. Il n'en a pas été de même ensuite : les douleurs sont intolérables et continues. Des spasmes vésicaux, des évacuations fréquentes par l'anus, qui sont d'une nature particulière. Elles sont muco-sanguinolentes, et n'accompagnent pas les selles ordinaires, comme antérieurement. C'est du sang pur. Outre cela, il y a des mouvements fébriles, de l'abattement, de la faiblesse. Pas de frissons. »

furent extraits sans douleur trop sensible. Tout alla pour le mieux. Quelques heures après, je revenais à Paris, où m'appelaient d'impérieux devoirs.

Cependant l'état général du malade laissait beaucoup à désirer : malaise, mauvais appétit, sommeil agité, faiblesse considérable.

Le 5 mai, à 2 heures de l'après-midi, il survint inopinément une sorte de suffocation, avec gonflement spontané de la région épigastrique. Je fus frappé de cette complication nouvelle. Le roi s'en aperçut ; il chercha à me rassurer en disant qu'il avait éprouvé la même chose plusieurs fois, et sans en avoir ressenti des effets fâcheux.

En présence de ces événements, je résolus de suspendre le traitement par la lithotritie. Sur mes instances, la huitième opération fut ajournée.

Ce fut fort bien fait ; car ces suffocations répétées précédèrent de bien près des troubles graves qui éclatèrent dans les poumons, et qui mirent en péril les jours de Sa Majesté.

Mandé de nouveau le 7 mai, je passai à Laecken le 8 et le 9, uniquement pour être agréable au roi, car il ne fallait pas songer à l'opération.

Le 14, bien que l'état du poumon se fût amendé, il y avait encore de la matité. L'opération fut encore ajournée.

Le rectum, le cœur, le poumon étaient successivement affectés, sans cause appréciable ; et les douleurs de la vessie recommençaient dès que ces organes cessaient de souffrir.

« Nous allons bien du côté de la poitrine, m'écrivait M. Koepl, le 6 mai, mais il y a eu ce matin une crise vésicale effroyable. »

Il écrivait le 13 : « La vessie va très-bien, et depuis trente-six heures les urines sont abondantes et de meilleure nature. »

Le 17, je trouvai un mieux sensible du côté des poumons. Une nouvelle pierre, placée derrière le col vésical, occasionnait de violentes douleurs. Malgré sa dureté, elle fut brisée sans difficulté.

Nouvelle séance le 20. Même résultat. Le lendemain, ténesme vésical, qui se termina par l'expulsion d'un fragment de pierre.

Depuis un mois, le roi était dans son lit, couché sur le dos. Il essaya de se promener dans sa chambre; mais le ténesme de la vessie reparut aussitôt, avec des besoins fréquents d'uriner et des douleurs en urinant. C'était, en petit, ce qu'on avait observé le 14 avril, à la suite de la course à Bruxelles (1).

Le 5 juin, un fragment de calcul est saisi, broyé et extrait avec facilité.

Le 6 juin, nouvelle séance, excellent résultat. Les organes supportent sans fatigue ces deux opérations faites coup sur coup. Le roi nous disait le 15, que pendant les trois jours qui suivirent, il n'avait pas souffert de la vessie, qu'il n'avait éprouvé ni frisson ni réaction fébrile. Les souffrances locales n'avaient recommencé que le quatrième jour (2).

(1) « L'urèthre et la vessie ont été très-malades, écrivait M. Koepl le 1er juin; mais les douleurs se calment, les urines sont moins sanguinolentes et rendues plus facilement et en plus grande quantité; les besoins ne reviennent que toutes les deux ou trois heures. »

(2) A cette date, M. Koepl m'écrivait : « J'ai le regret de vous annoncer que le roi a été pris subitement d'une violente douleur au côté droit de la poitrine, avec oppression, toux, crachats sanguinolents, fièvre, etc. C'est une complication dans le genre de celle du mois passé. » Il écrivait quelques jours après : « Les douleurs sont moindres, mais elles n'ont pas tout à fait cessé. Plusieurs fragments de pierre ont été expulsés avec l'urine; mais un point douloureux vient de se manifester du côté gauche, avec les symptômes ordinaires : fièvre, oppression, toux, crachats sanguinolents. »

Le 23 juin, état général notablement amélioré ; douleurs locales moindres. L'aspect et le maintien du malade étaient plus satisfaisants. Nous entrions dans une nouvelle période.

Dans une nouvelle séance de lithotritie, qui fut très-bien supportée, plusieurs éclats furent saisis, broyés et en partie extraits.

Le 25, nouvelle opération très-heureuse et à peu près sans douleur. La manœuvre est moins gênée ; le lithoclaste est porté sans difficulté sur divers points de la vessie.

Le 27, on observe des phénomènes qui indiquent la présence d'un fragment au col de la vessie. J'en fis l'extraction. C'était la dernière. Je m'assurai par six opérations pratiquées dans l'espace de quinze jours, avec la plus minutieuse attention, qu'il ne restait plus de matière calculeuse dans la vessie. L'exploration finale fut faite le 17 juillet.

Dans l'intervalle, il survint des troubles fonctionnels de la vessie. Le rectum était douloureux ; le malade et son médecin se préoccupaient beaucoup de cette douleur.

Il était cependant facile de comprendre qu'un organe malade depuis plusieurs années, soumis à des manœuvres douloureuses, et dans les conditions où se trouvait le roi, ne pouvait passer subitement d'un état chronique très-grave à l'état normal. L'art avait détruit les calculs ; mais l'organe restait tel qu'il était auparavant. L'extraction et l'expulsion des débris n'avaient pas modifié les parois de la vessie, dont les altérations profondes donnaient lieu aux troubles fonctionnels.

M. le premier médecin du roi n'envisageait pas les choses à ce point de vue ; il ne se rendait pas compte des phénomènes morbides, après l'expulsion des débris pierreux. Il m'écrivait le 2 août : « Notre malade va mieux ; depuis quelques jours, les douleurs vésicales sont moins continues... Le malade sort; son état général se consolide. » Il m'annonçait, quatre jours après, que cette amélioration ne se soutenait pas, bien que l'urine eût éprouvé un changement favorable et que l'état général continuât de s'améliorer (1).

Le premier médecin m'écrivait le 22 septembre 1862 : « C'est après-demain que le roi fera son entrée à Bruxelles. Son état général est très-satisfaisant ; il n'en est pas tout à fait de même de l'affection vésicale. »

Cette affection vésicale, qui avait pris tant de formes, n'était pas aussi sérieuse qu'on le disait; et la preuve en est que Sa Majesté put prendre une grande part aux fêtes publiques qui ont lieu tous les ans en Belgique, à la fin de septembre, et recevoir les délégués de toutes les communes du royaume, qui venaient lui présenter leurs félicitations sur son rétablissement. Ce sont là des faits de notoriété publique (2).

(1) Lettre du 22 août : « Les injections et les moyens que nous sommes convenus d'administrer chaque jour ne réussissent pas. Je n'ai pas encore exploré la vessie avec l'explorateur. Il faut craindre les accidents. Je ne suis pas sûr qu'il y ait encore une pierre; mais je suis convaincu que d'ici à peu de temps il y en aura une, si la production des phosphates continue ainsi. Les urines changent parfois de nature, sans rime et raison appréciables. Elles sont alcalines et muco-purulentes. »

(2) Bien que je fusse moralement convaincu, par des explorations répétées, que la vessie ne contenait plus de débris pierreux, le retour obstiné et la persistance des troubles fonctionnels de la vessie me déterminèrent à proposer de nouvelles recherches. Je disais à M. Köepl, le 2 août, dans une lettre confidentielle qui fut communiquée au roi : « Permettez-moi de parler de l'auguste malade. Le mieux qui s'est opéré dans son état était prévu, et j'ai la certitude qu'il se consolidera de plus en plus, à mesure qu'on s'éloignera de l'époque du traitement.

« Vous ne me parlez pas des injections que nous sommes convenus de faire. Il serait d'autant plus regettable de les négliger, que la quantité des débris rendus peut donner à penser qu'il y a lieu de s'assurer si de nouveaux dépôts ne se forment pas. Je me mets pour cela à la disposition de Sa Majesté. » Je ne reçus point de réponse.

Remarques sur cette observation. — Dans le traitement du roi des Belges, il y a trois périodes distinctes :

La première, qui s'étend du 1er mars au 13 avril 1862, comprend le traitement préparatoire et les six premières séances de lithotritie. Elle ne présente rien d'extraordinaire.

Le diagnostic de ce cas compliqué était incomplet. Il fallait procéder un peu à tâtons. La manœuvre, néanmoins, a été régulière, bien supportée ; il n'y a pas eu d'accidents sérieux ; la santé générale, fort ébranlée, s'est notablement améliorée à dater du 12 mars, jour où fut pratiquée la première opération.

La deuxième période commence le 16 avril et finit le 17 juillet. Dans l'intervalle il s'est produit des phénomènes généraux très-divers, dont quelques-uns fort graves. Les médecins se sont préoccupés spécialement du cœur, du rectum et surtout du poumon. L'application de la lithotritie, dans cette période, n'a été qu'accidentelle et tout à fait secondaire.

La complication des phénomènes morbides, provenant d'organes, autres que la vessie, donnait lieu à une confusion inévitable. Ceux qui n'ont pas été témoins des faits ne peuvent s'en faire une idée. Ce qu'il y a de certain, c'est que les témoins de tous les jours et de toutes les heures, qui ne perdaient pas le malade de vue, cherchèrent vainement à débrouiller cette confusion, qui persista même après le traitement par la lithotritie, ainsi que l'atteste la lettre de M. Koepl alléguée ci-dessus.

A ne considérer que le traitement local, trois circonstances des plus défavorables étaient réunies dans ce cas : le nombre des pierres ne permettait pas d'en déterminer la durée ; les lésions organiques et la déformation de la cavité vésicale rendaient les manœuvres difficiles et douloureuses; les désordres dans les principales fonctions obligeaient d'interrompre le traitement. J'ai essayé de faire la part de chacune de ces influences.

Dans ce long traitement, il y a eu seize séances de lithotritie et huit explorations préliminaires et finales.

La durée de chaque opération n'a pas dépassé deux minutes. Si on additionne ces fractions de temps, on voit que l'instrument lithotriteur n'a pas séjourné dans la vessie plus de 50 minutes.

Les opérations ont été supportées avec un courage admirable. L'opérateur recevait souvent les encouragements du malade.

Quand on procède avec prudence et douceur, les souffrances sont tolérables, et l'on prévient les phénomènes de réaction. Si l'on excepte la première séance, les malades se trouvent généralement mieux, pendant quelques heures et même plusieurs jours de suite, après l'opération. M. Kœpl a remarqué qu'après chaque séance, les souffrances étaient notablement moindres, pendant 24 ou 36 heures.

La troisième période comprend les suites du premier traitement, la récidive de la pierre et la deuxième opération.

Si le roi eût été un simple mortel, il y a grande apparence que cette troisième période serait passée inaperçue. Du moins ne présente-t-elle qu'un intérêt secondaire, au point de vue des applications de l'art et de la marche des phénomènes morbides.

Le calcul était petit et friable. Il a suffi de trois séances pour le morceler. La manœuvre a été parfaitement supportée, comme il arrive, toutes les fois que le malade a subi un premier traitement. Le calme ne tarda pas à se rétablir après l'extraction de la pierre, parce que les organes étaient dans de meilleures conditions, et sous l'influence du traitement primitif. C'est un fait connu de tous les chirurgiens, qu'un calculeux guérit plus facilement à la seconde opération, soit par la taille, soit par la lithotritie.

Récidive de la pierre. — Traitement. — Nos prévisions étaient fondées. La pierre se reproduisit. Neuf mois après le premier traitement, le roi éprouva, non plus des troubles passagers dans les fonctions de la vessie et du rectum, mais les symptômes d'une seconde pierre. L'art fut obligé d'intervenir de nouveau. Un habile chirurgien de Berlin fut consulté. On n'a pas dit ce qu'il avait tenté. Ce qu'il y a de certain, c'est que les phénomènes morbides persistèrent et s'aggravèrent de jour en jour.

Déjà Sr. J. Clark, envoyé à Bruxelles par la reine d'Angleterre, pendant le premier traitement, m'avait demandé mon opinion motivée sur l'état du roi. Ma réponse a peut-être suggéré l'idée d'envoyer auprès de Sa Majesté mon ami le docteur Henri Thompson. Ce dernier découvrit aussitôt, près du col de la vessie, un petit calcul friable.

On laissa croire au malade, pour calmer ses inquiétudes, qu'il s'agissait d'un fragment échappé à la première opération, et qui *s'était fixé dans les parois de l'urèthre* (1).

M. Thompson, dans une lettre qu'il m'écrivait le 12 juin 1863, à l'époque même de l'opération, déclare que son opinion personnelle, conforme à celle des docteurs Koepl et Vimmer, médecins du roi, est que ce calcul était de formation nouvelle. La présence de ce calcul dans la vessie occasionnait les accidents habituels, qui s'aggravèrent rapidement, comme il arrive dans les cas de récidive.

(1) Un ancien a dit : « Il faut, autant qu'on le peut, éviter le commerce des princes ; mais, si l'on est appelé auprès d'eux, il faut leur dire la vérité. » Je n'ai point à regretter d'avoir suivi ce conseil.

Deux séances de lithotritie, avec le lithoclaste à mors plats, à quatre jours d'intervalle, suffirent pour morceler ce petit calcul friable. Les principaux débris furent expulsés avec l'urine. Les autres furent brisés six jours après, le 18 juin. Les manœuvres opératoires ne présentèrent pas de difficultés sérieuses; du moins M. Thompson n'en fait pas mention dans sa lettre, qu'il termine ainsi : « J'espère, mon cher maître, que vous approuverez les procédés de votre élève ; je désire seulement fournir une nouvelle preuve de l'efficacité de la lithotritie dans un cas qui n'est pas des plus faciles. » Naturellement la convalescence fut moins longue après le deuxième traitement. L'état local étant moins grave, et les opérations ayant été moins nombreuses, la vessie devait reprendre plus facilement ses fonctions normales. Cette déduction paraît avoir échappé à la sagacité de quelques médecins.

Quelques journaux anglais se sont singulièrement mépris en rendant compte du second traitement sous ce titre : *Honours to english Surgery*. Le journal *The Lancett*, du 16 juillet 1864, raconte de quelle manière le roi Léopold a récompensé M. H. Thompson, et il ajoute : « Le cas, comme on se le rappelle, était des plus difficiles et entraînait une grande responsabilité; et l'on sait enfin dans toute l'Europe, que M. Civiale, de Paris, et le célèbre chirurgien allemand Langenbeck avaient été tous deux mandés quelque temps auparavant, et avaient échoué, après de patients efforts. » Les détails qui précèdent nous dispensent de toute rectification. En reprenant la thèse qu'elle avait soutenue un an auparavant pour établir la supériorité de la chirurgie britannique sur celle des nations voisines, la feuille anglaise a oublié que la véracité est d'obligation pour ceux qui écrivent l'histoire.

Lorsque je me suis trouvé auprès de grands personnages, je me suis rappelé Solon qui dit : « Il ne faut pas approcher les princes, mais quand ils vous appellent il faut toujours les conseiller le mieux qu'on peut et ne leur dire jamais que la vérité. »

On peut s'offenser d'un langage qui est peu connu dans les hauts lieux, mais il ne faut pas moins le respecter, surtout lorsqu'il s'agit de la vie.

On m'a fait presque un crime de lèse-majesté d'avoir dit que la pierre pourrait se reproduire si l'on négligeait les moyens propres à l'expulser. La pierre s'est reproduite un an après : une nouvelle opération est devenue nécessaire. Ce fait a eu plus d'influence que mes paroles. Le roi, passant à Paris en 1864, me fit dire qu'il ne négligeait pas le régime que je lui avais prescrit, et qu'il n'y avait manqué que deux ou trois fois.

FIN DE LA PREMIÈRE PARTIE

Sceaux (Seine). — Typographie de E. Dépée.

EN VENTE A LA MÊME LIBRAIRIE :

Collection de Calculs urinaires et d'Instruments de Chirurgie, du Dr J. Civiale. 1 volume in-8. — Prix. . . . . 3 fr.

Cet ouvrage forme un Complément indispensable à la présente publication.

EN PRÉPARATION :

Histoire de la Lithotritie et Biographie du Dr J. Civiale, d'après sa correspondance et des documents inédits.

PUBLICATIONS DIVERSES :

La Pustule maligne. — Charbon, sang de rate, fièvre et maladies charbonneuses. Etude critique et pratique au point de vue vétérinaire et médical, à l'usage des médecins et des vétérinaires, par Charles Babault, docteur en médecine, ancien interne des hôpitaux. 1 volume in-18 relié. — Prix . . . . . . 2 fr.

Les Eaux naturelles, études physiologiques et médicales sur les eaux thermo-minérales, salées, minérales et douces en bains et boissons. Avec deux tableaux synoptiques indiquant les stations thermales et maritimes les plus renommées en France et à l'étranger, et leur usage, par Théophile Josset, docteur en médecine. 1 volume in-18. — Prix . . . . 1 fr. 50 c.

L'Origine de la Vie (le Pour et le Contre de la *Génération spontanée*), par Georges Pennetier, docteur-médecin. Avec une Bibliographie sur la Génération spontanée et une Introduction de F.-A. Pouchet, directeur du Musée de Rouen. 1 volume illustré de nombreuses vignettes sur bois; 3e édition. — Prix. . . . 3 fr.

La Science populaire. Revue du progrès des connaissances et de leurs applications aux arts et à l'industrie en 1868, par J. Rambosson, rédacteur de la *Gazette de France*. 1 volume in-18 relié, prix 1 fr. — Prix des 3 volumes ensemble, années 1866, 1867 et 1868, formant une série complète (au lieu de 3 fr.). . . . 2 fr.

Causeries scientifiques, Découvertes et Inventions, Progrès de la science et de l'industrie en 1868, par Henri De Parville. 1 beau volume de 400 pages, avec 75 gravures et une chromolithographie. — Prix 3 fr. 50 c. — En reliure de fantaisie, tranche dorée, prix . . . . 5 fr.

Herbier-Forestier de la France. Reproduction par la photographie, d'après nature et de grandeur naturelle, de toutes les plantes ligneuses qui croissent spontanément en forêt, avec une Description botanique, par Eugène De Gayffier, inspecteur à la Direction des forêts. — Ouvrage orné de 200 photographies faites d'après nature, format grand in-folio. — Prix de chaque livraison ornée de 5 photographies, avec le texte, 10 fr. — *Les livraisons* 1 à 18 *sont en vente*.

Le Monde des Bois. Faune et Flore forestière de la France, par le Dr Hœfer, illustré de 27 gravures sur acier et de 300 vignettes sur bois. — Prix : 25 fr.; demi-reliure maroquin . . . . 30 fr.

Le Monde des Papillons. Texte et dessins de Maurice Sand, avec Préface et une Etude sur les Papillons, de George Sand, augmenté de la *Faune des Papillons d'Europe*, avec 50 chromolithographies, par A. Depuiset. — Magnifique ouvrage in-4o, orné de 66 dessins sur bois, par Maurice Sand, et de 50 planches en chromolithographie. — Prix : broché, 30 fr.; relié. . . . . 35 fr.

Les Chats, par Champfleury. Histoire, — Mœurs, — Observations, — Anecdotes; illustrés de 80 dessins, par E. Delacroix, Viollet-le-Duc, Mérimée, Manet, Prisse d'Avennes, Ribot, Mind, Ok Sai, etc. 4e édition. — Un beau volume imprimé sur papier teinté. — Prix. . . . . 5 fr.

Les Plantes à feuillage coloré. Histoire, description, culture, emploi des espèces les plus remarquables pour la décoration des *parcs, jardins, serres, appartements*. Précédé d'une Introduction par Charles Naudin, membre de l'Institut. — 1 vol. grand in-8, illustré de 60 chromotypographies et de 60 gravures sur bois; 2e édition. — Prix : broché, 30 fr.; en demi-reliure, tranche dorée . . . . . 35 fr.

Les Fougères. Choix des espèces les plus remarquables pour la décoration des serres, parcs, jardins et salons, précédé de leur histoire botanique, pittoresque et horticole, par A. Rivière, jardinier en chef du Luxembourg, E. André, E. Roze. Suivi de l'*Histoire botanique et horticole des Sélaginelles*, par M. E. Roze. — Superbe ouvrage en 2 volumes grand in-8, de plus de 600 pages de texte, orné de 156 gravures en chromotypographie et de 239 vignettes sur bois. — Prix de l'ouvrage complet : broché, 60 fr.; en demi-reliure, tranche dorée. . . . 70 fr.

Les Plantes fourragères. Album à l'usage des gens du monde. — Atlas grand in-folio, représentant ces plantes en grandeur naturelle sur 60 planches. Chaque planche est accompagnée d'une légende, par V.-J. Zaccone, sous-intendant militaire. — 2e édition. — Prix de l'ouvrage relié : avec figures noires, 25 fr.; avec figures coloriées . . . . 40 fr.

Les Promenades de Paris. Bois de Boulogne, — Bois de Vincennes, — Parcs, — Squares, — Boulevards, par A. Alphand, directeur des promenades de la ville de Paris. — Ouvrage de luxe orné de chromolithographies et de gravures sur acier et sur bois, publié en livraisons grand in-folio, au prix de 5 fr. — Edition sur papier de Hollande, 10 fr. — *Les livraisons* 1 à 24 *sont en vente*.

Sceaux (Seine). — Imprimerie de F. Dépée.

www.ingramcontent.com/pod-product-compliance
Lightning Source LLC
LaVergne TN
LVHW020533230826
846091LV00002B/267